Oda Kückelhaus

Blauer Vogel wird fliegen

Die Geschichte zweier leukämiekranker Mädchen

Oda Kückelhaus

Blauer Vogel wird fliegen

Die Geschichte zweier leukämiekranker Mädchen

SICH

Impressum:

Bibliografische Informationen der Deutschen Bibliothek.
Die Deutsche Bibliothek verzeichnet diese Publikation in der Deutschen Nationalbibliografie; detaillierte bibliographische Daten sind im Internet über http://dnb.ddb.de abrufbar.

Oda Kückelhaus
Blauer Vogel wird fliegen
Die Geschichte zweier leukämiekranker Mädchen

2., unveränderte Auflage 2016

ISBN: 978-3-942503-02-0

SichVerlag in der SichVerlagsgruppe
Wolfgang Sich

E-Mail: sichverlag@t-online.de

Text: Oda Kückelhaus
Illustrationen: Lilo Sorge, Förderndes Mitglied in der Deutschen José Carreras Leukämie-Stiftung e.V.
Beate Eckardt
Umschlaggestaltung: Fredi Fröschki
Lektorat und Betreuung des Projektes: Sich Verlag
Druck und Bindung: Westarp & Partner Digitaldruck,
www.unidruck7-24.de
Printed in Germany

Aus Datenschutzgründen wurden die Namen der behandelnden Ärzte, Schwestern und einiger Privatpersonen geändert und die Arztberichte anonymisiert.

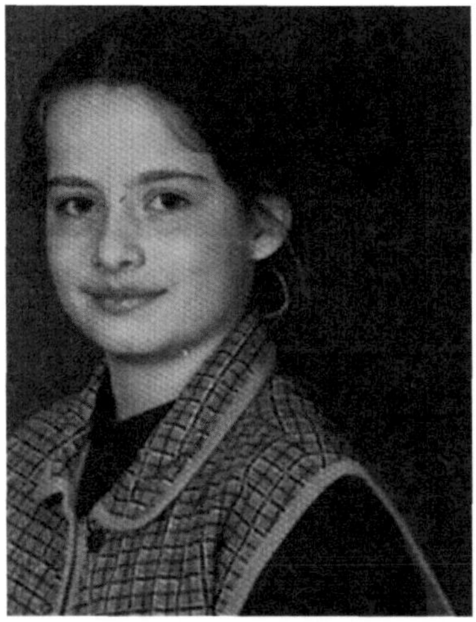

Vorwort

Elisa ist dreizehn, als die Diagnose Leukämie ihr Leben und das ihrer Familie völlig auf den Kopf stellt. Ein Kampf um das Leben des Mädchens beginnt, aber zum Entsetzen der Mutter, der Freunde und der Familie lehnt Elisa den Kampf ab. In den ihr noch verbleibenden einundvierzig Tagen Lebenszeit ordnet sie auf beeindruckende Art und Weise ihr kurzes Leben, lässt uns teilhaben am Wunder der Schöpfung, und hilft uns so zu verstehen, dass der Tod nicht das Ende ist. Parallel zu Elisas Schicksal verläuft die Geschichte des Mädchens Stefanie. Die kleine Leidensgefährtin, gleichaltrig und gleich schwerkrank, stellt sich dem Kampf, voll tiefer Überzeugung ihn zu gewinnen.

„Blauer Vogel wird fliegen“ – eine Geschichte vom Sterben, aber auch eine Geschichte vom Leben, von Hoffnung und Wiederkehr und dem Beweis, dass es noch Wunder gibt.

Inhaltsverzeichnis

Danksagung

Als ich vor fast drei Jahren begann, die Geschichte meiner Tochter aufzuschreiben, wagte ich nicht zu träumen, dass aus meinen Aufzeichnungen tatsächlich ein „richtiges Buch“ werden würde.
Mein Dank soll all die erreichen, die mich so tatkräftig unterstützt haben, sei es mit nachdenklich stimmender Kritik, oder mit guten Ratschlägen und Ermunterungen. Wenn die Computertechnik streikte, half Eric Hensel, und erwies sich als Retter in der Not!
Mein besonderer Dank gilt Wolfgang Sich und seinem Team, die diese Veröffentlichung überhaupt erst möglich gemacht haben. Ursula Hensel und Skadi Lückerath danke ich für die gute Zusammenarbeit und ein herzliches Dankeschön geht an Martina Wiehle, die mich mit dem SichVerlag bekannt gemacht hat. Ohne Euch würde mein Manuskript noch immer ungelesen auf dem Schreibtisch liegen.
Ich möchte all denen danken, die mich in der Zeit des Abschieds, der Trauer und des Neubeginns nicht allein gelassen haben.
Danke: Margitta Quast, Iris Sowa, Heidi Ristenbieter, Christine Raupach, Margrit Kückelhaus, Ines Kieren, Tatjana Gherasim, Anika und Fahrie.
Ein großes Dankeschön an Petra und Peter Henze, die mich so an ihrem und Stefanies Leben teilhaben ließen und ohne die dieses Buch niemals möglich gewesen wäre. Ich bin sehr froh und dankbar für die gute und ehrliche Freundschaft, die uns aus dem Schicksal unserer Töchter heraus verbindet.
In guter Erinnerung denke ich an Elisas Lehrerinnen, Lehrer und Klassenkameraden und Klassenkameradinnen der Grundschule „Weitlingstraße“ und der Sekundarschule „Johannes Gutenberg“ in Magdeburg.
Danke für alles!

Ein besonderes Dankeschön gebührt auch den beiden Künstlerinnen Lilo Sorge und Beate Eckardt, die mit ihren wunderbaren Zeichnungen dem „Blauen Vogel“ sein Gesicht gegeben haben.

Es erscheint mir wichtig an dieser Stelle auch all denen zu danken, die sich Tag für Tag, sei es beruflich oder ehrenamtlich für die Belange schwerstkranker Menschen und ihrer Familien engagieren.
Der weltweiten Hospizbewegung, der Vereinigung „Verwaiste Eltern e.V." mit ihren vielen Selbsthilfegruppen, all den kirchlichen Institutionen wie der Stiftung „Netzwerk Leben", die in Zusammenarbeit mit der ökumenischen Klinikseelsorge zum Beispiel jedes Jahr im Advent zum Gedenkgottesdienst für unsere verstorbenen Kinder aufruft. All diesen Menschen gebührt ein stilles Dankeschön.

Ich hoffe, mit meinem Buch auf die überaus schwierige Situation schwerkranker und sterbender Kinder und ihrer Eltern aufmerksam machen zu können. Meinen künftigen Leserinnen und Lesern sei herzlichst gedankt, da sie alle mit dazu beitragen, dass Kinder wie Elisa und Stefanie nie vergessen werden.

Oda Kückelhaus

Magdeburg, 14.Dezember 2005

Zeichnerinnen

Frau Lilo Sorge, eine fünfundsiebzigjährige Lehrerin aus Blankenburg, jetzt im Ruhestand, widmet sich seit vielen Jahren der Malerei. Einige ihrer Werke waren bereits in verschiedenen überregionalen Ausstellungen zu sehen. Die Geschichte von Elisa und Stefanie hat die Künstlerin so berührt, dass sie eigens für dieses Buch die wunderschönen Bilder malte.
Ihr Engagement gilt weiterhin dem Schicksal krebskranker Kinder und spiegelt sich in ihrer langjährigen und fördernden Mitgliedschaft in der „Deutschen José Carreras Leukämie - Stiftung"e.V wieder.

Beate Eckardt, 1962 in Magdeburg geboren und gelernte Bauingenieurin, zeichnete die beiden anrührenden Portraits der beiden Mädchen. Neben ihrer Tätigkeit in einem Büro für Straßen- und Verkehrsplanung ist sie liebevolle Mutter eines neunzehnjährigen Sohnes, interessiert sich für Literatur, Fremdsprachen und ist nach wie vor auf der Suche nach dem Sinn des Lebens.

Autorin

Oda Kückelhaus wurde 1963 in Blankenburg/Harz geboren. Nach einer Berufsausbildung als Zootierpflegerin widmete sie sich ausschließlich dem Wohl ihrer Tochter Elisa. Ein Leben, gemischt aus Harmonie, Tagträumerei und Lebenskunst. Mit der Krebserkrankung Elisas und ihrem Sterben, bricht die heile Welt auseinander und stürzt die Mutter in ihre tiefste Lebenskrise. Nach Jahren der verdrängten Trauer und der Suche nach Antworten gelingt endlich der nicht mehr geglaubte Neuanfang.
Die Autorin ist seit dem Sommer 2004 an einer Schule für Ganzheitliche Naturheilverfahren immatrikuliert. Nach ihrem Abschluss möchte sie als Psychologische Beraterin und Trauerbegleiterin tätig werden und Betroffenen auf ihrem Weg durch die Trauer helfen.
Zusammen mit ihrem Sohn lebt sie heute in Magdeburg.

Für Elisa, Stefanie und Jannik Elias

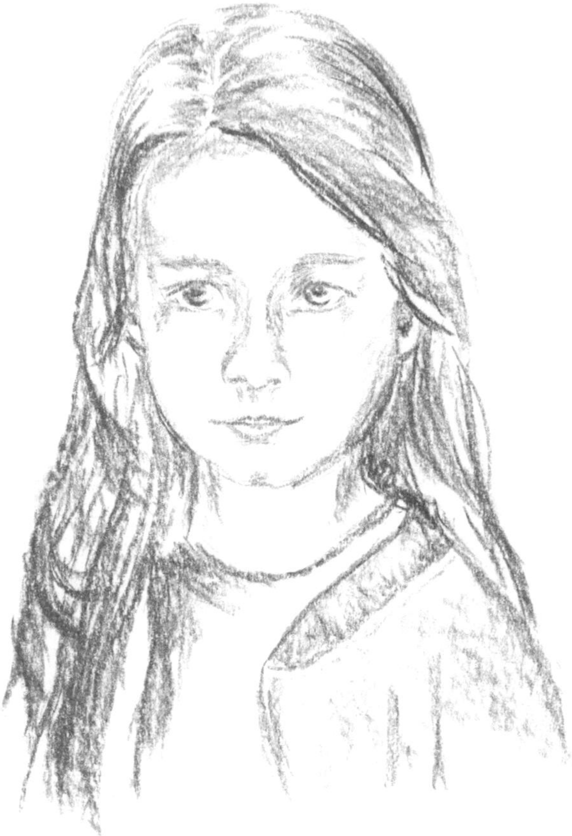

... und weißt du, was ich mir wünschen würde?
Einmal im Leben wäre ich gerne ein Vogel.
Und dann möchte ich einfach losfliegen,
so hoch und so weit, bis der Himmel zu Ende ist.
Und wenn ich alles gesehen habe,
dann komme ich zu dir zurück

Elisa

Prolog

20. Dezember 1999
Trauergottesdienst für Elisa

Liebe Mutter, und alle Verwandten und Freunde von Elisa!
Zum Abschied sind wir hier beieinander, zum Abschied von Elisa, die nur dreizehn Jahre alt geworden ist und vor wenigen Tagen an Leukämie starb. Wir sind erschüttert und ratlos über ihren Tod, und auch zornig. Was sollen wir glauben, was sollen wir denken? Traurigkeit und Ratlosigkeit schnüren die Kehle zu und machen das Herz schwer. Kann man da noch Worte machen und auf Worte hören?
Wir haben den verzweifelten Wunsch, es möge nicht geschehen sein, was geschehen ist – alles nur ein böser Traum. Es ist so sinnlos.

Mancher von Ihnen und Euch fragt vielleicht – wo war Gott, wenn es ihn gibt? Ist er uns jetzt nicht noch fremder geworden? Für einige unter uns ist das, was mit Elisa geschehen ist der Beweis, dass es keinen Gott gibt, für andere ist es ein harter Prüfstein in ihrem Glauben.
In Gedenken an Elisa und ihre schwere Krankheit habe ich Verse gefunden, die sie so vielleicht gesagt hätte:

Komm und nimm mich weg von hier.
Befrei' mich von der Last, die Leben heißt.
Und mach' mich so leicht, dass ich frei sein kann,
dass ich bei dir sein kann.

Ich weiß, das Wunder kann jeden Augenblick geschehen.
Still, unangekündigt packt es mich,
und trägt mich von hier
zu unbekannteren Gefilden, zum ersehnten Frieden.

Ich weiß, dass sich hinter jedem Schatten Licht verbirgt,
das wärmt und mir leuchten wird – bis in die Ewigkeit.
Amen

Aber ist das Band jetzt zerrissen zwischen Ihnen und Ihrem Kind? Zerrissen wie das Band zwischen den beiden kleinen Vögeln, von denen Elisa jetzt einen bei sich hat und Sie den anderen in Ihrer Hand halten?

Was ist mit dieser Beziehung, von der Sie sagen, sie bestand schon lange vor Elisas Geburt, eine Beziehung, die sich nicht in Worte fassen lässt? Wie geht es jetzt weiter? Wo ist Elisa jetzt, wer kümmert sich um sie, was braucht sie? So viele quälende Fragen, aber auch der Wunsch zu schreien, Gott anzuklagen: Wo war er, und warum ist das alles geschehen?
Vor mir auf dem Schreibtisch stand – während ich mich auf diesen Tag heute vorbereitet habe – ein Foto von Elisa. Ich musste es immer wieder ansehen, sie tanzt darauf – ein bildhübsches Mädchen. Auch mir fällt es schwer zu begreifen, was geschehen ist. Obwohl ich Elisa in jener Nacht gesehen habe, nachdem sie gestorben war – sie war so voller Frieden.
Ich begreife in Facetten die Tiefe Ihrer Verbindung und Liebe – so tief und so weit wie das Meer, das Elisa so liebte; oder bis zum Mond und wieder zurück.
Die Musik, die wir hier heute hören, war Elisas Musik, und darum gehört sie auch hierher, wie die Gitarre und die Sonnenblumen.
Was würde Elisa dazu sagen, dass so viele Menschen hier und jetzt beieinander sind, an sie denken und für sie beten? Was würde sie dazu sagen, dass ihre Schulklasse am Mittwoch nach Hause gegangen ist? Als Euch mitgeteilt wurde, dass Elisa gestorben ist, wart Ihr unfähig Unterricht zu halten, so als wäre nichts geschehen. Was würde sie sagen, dass Ihr jetzt alle hier seid?
Elisa, die die Musik der Kellys liebte und sie bis in ihre Kleidung verehrte, die kein flippiges Modepüppchen war und Stress nicht ausstehen konnte. Vielleicht sieht sie uns ja zu, von der anderen Seite.
Und was hat sie selbst gesagt? „Das Ende soll nicht traurig sein!" – Worte von ihr im Krankenhaus gesprochen und, wie ich glaube, doppeldeutig gemeint: Das Ende der erzählten Geschichte und mein Ende sollen nicht traurig sein.
Schwerkranke und sterbende Kinder wachsen oft in ihren letzten Lebenstagen über sich hinaus, bekommen eine neue und weite Sicht, gerade mit dem inneren Auge der Seele. Sie zeigen ihren Eltern, dass sie alleine gehen können. Und manchmal lassen sie uns über die Schwelle sehen, indem sie uns daran Anteil geben.
Das Ende soll nicht traurig sein!
Nicht traurig sein – das geht nicht, das kann keiner hier von uns. Wo wir erleben, dass alle Lebensprogramme und Vorstellungen auf den Kopf gestellt werden, all unsere Rechnungen nicht aufgehen, wenn eine Mutter am Sarg ihres Kindes stehen muss.
Ja, so geht es uns als Menschen auf dieser Welt. Aber Elisa ist nicht mehr in dieser Welt, sondern in Gottes Ewigkeit. Und deswegen konnte sie an der Schwelle stehend sagen: „Das Ende soll nicht traurig sein!" – weil sie mehr gesehen und verstanden hat als wir.
Das Ende soll nicht traurig sein kann auch heißen: Seid nicht traurig, seid nicht traurig, Mutti und ihr Lieben alle.

Fürbitte

Gott im Himmel und auf Erden, wir stehen hilflos und betroffen, verschreckt und untröstlich vor Dir.
Es scheint so vieles jetzt ohne Sinn.
Und es quält uns die bange Frage, wie soll das Leben ohne Elisa weitergehen?
Gib uns einmal eine Antwort auf unsere Fragen – irgendwann.
Gott, wir bitten Dich für Elisas Mutter, ihre Angehörigen, Freunde und Freundinnen – lass sie nicht ohne Trost und Halt.
Schenke ihnen Menschen, die für sie da sind und sie in ihrer Trauer begleiten.
Gott, ich möchte Dir auch danken für all die Liebe und Freundlichkeit, die Elisa in ihrem Leben und zuletzt im Krankenhaus durch Mitarbeiterinnen und Mitarbeiter, andere Patienten und deren Eltern erfahren hat.
Ich bitte Dich auch für alle krebskranken Kinder, hier auf unserer Station und anderswo,
dass sie Hilfe in ihrer Krankheit finden.
Ich danke Dir für alles, was Elisa für ihre Mutter, für ihre Familie und andere Menschen gewesen ist,
und gebe ihr Leben in Deine Hand zurück, mit der Hoffnung:

Am Ende steht nicht das Leid, Herr, am Ende stehst Du.
Du Herr, der Du der Weg bist, die Wahrheit, das Leben.
Du stehst am Ende, Herr, am Ende dieses Weges.
Lass das Leid meine Augen nicht verdunkeln,
leuchte hell, Herr, locke mich an,
der Du das Licht bist, nicht das verbrennende, sondern das wärmende, schützende Licht.
Am Ende steht nicht die Nacht, Herr, am Ende stehst Du.
Amen.

Auszug aus der Predigt – gehalten von unserer Pfarrerin und Krankenhausseelsorgerin zu Elisas Beerdigung

Teil I
Abschied ohne Namen
Tagebuch einer Diagnosestellung

Wie alles begann

14. August 1999

Die Luft riecht nach Meer. Riecht nach Seetang, nach Muscheln. Riecht nach Sonne und Wind, nach Freiheit und fliegen. Als Kind habe ich zum ersten Mal diesen unverwechselbaren Duft gerochen. Völlig überwältigt von dieser unendlichen Weite, von diesem Blick auf das wohl nicht endende Meer. Tagelang bin ich am Strand der Sonne entgegengelaufen und konnte sie doch nie erreichen. Tränen am Tag der Abreise. Alles Schöne hat irgendwann ein Ende. Ein letzter wehmütiger Blick auf mein Meer. Ich stelle mir vor wie ich hierher zurückkehren werde. Als Erwachsene will ich wieder hier stehen und meinem Kind das Meer zeigen. Und vielleicht wird es meine Gedanken und Empfindungen nachvollziehen können.

Jetzt bin ich zurück. Meine Tochter zieht sich die Sandalen von den Füßen. Sie drückt mir ihre Schuhe in die Hand und läuft direkt ins Meer hinein, dreht sich nach mir um und winkt mit beiden Armen. „Komm`, Mutti! Los, nun komm' doch schon!“ Sie krempelt ihre Jeans hoch und watet immer weiter hinein. „Mann, Lise, du wirst bloß patschnass. Warte doch, bis wir mit Badezeug herkommen.“ Bis zum Po ist die Hose schon nass. Die nächste Welle sorgt dafür, dass auch der Rest des Kindes nicht trocken bleibt. Sie springt durchs Wasser, ihre Wangen sind ganz rot vom Wind, die endlos langen Haare wehen.
Strandspaziergänger bleiben stehen, und schauen dem Mädchen zu, das da mit dem Wind und den Wellen tanzt und alles um sich herum vergessen zu haben scheint. Ich schaue bewundernd auf meine schöne Tochter. Elisa. Meine Prinzessin, meine Königin. Elisa. Dreizehn Jahre alt. Auf dem Weg mitten ins Leben. Ein empfindsames Kind, ein Kind, das mehr an alle anderen denkt, als an sich selbst. Ein Kind, dem die Welt zu laut, zu hektisch, zu schnell ist. Elisa. Ein Kind, das von einer Welt voller Farben und Licht träumt. Von einer Welt aus Tanz und Musik. Von einer Welt voller Bilder. Der Wunsch nach einer Welt, die es vielleicht einmal gegeben hat und die wir verloren haben, weil wir verlernt haben zu leben. Wie soll ich sie beschützen vor dem, was da tatsächlich vor uns liegt. Ich kann die Welt nicht bunter und wärmer machen, kann sie nicht so zeichnen wie ich es mir für sie und alle anderen Kinder wünschen würde.
Und wie ich sie da so tanzen sehe, spüre ich wieder die Angst in mir aufsteigen. Dreizehn Jahre Angst. Eine unheilvolle böse Vorahnung. Irgendwann geschieht

ihr etwas, weil ich nicht auf sie achtgegeben habe. Dreizehn Jahre lang dieser Gedanke. Ein Gedanke, den ich mir nicht erklären kann, den ich abschütteln möchte und der doch an mir klebt wie eine Klette. Irgendwann geschieht ihr etwas, weil ich nicht Acht gegeben habe. Irgendwann...
Trotz der Sommerhitze ist mir plötzlich kalt. Elisa kommt aus dem Wasser und lässt sich mit ausgebreiteten Armen in den Sand fallen. „Versprich mir, dass wir irgendwann wieder herkommen“, sagt sie und kuschelt sich an meine Schulter. „Das war der schönste Urlaub meines Lebens.“ Nachdenklich blickt sie auf den Abdruck ihrer nackten Füße, der von der nächsten Welle fortgespült wird. „Siehst du“, sagt sie, „einfach wieder weg. Als wenn es uns nie gegeben hätte.“ Ich nehme sie fest in den Arm und sage leise: „Das hat der liebe Gott gut gemacht, dass er dich ausgerechnet zu mir geschickt hat.“ – „Ja“, sagt das Kind. „Ich wollte ja auch so gern zu dir.“
Da hocken zwei Strandspaziergänger inmitten eines fröhlichen Urlaubergewimmels. Die anderen müssen ihnen ausweichen, wenn sie die beiden nicht anrempeln wollen. Ein Sommertag, und alles scheint wie immer. Ein ganz normaler Tag. Einfach nur einer, an dem Zwei in der Sonne sitzen. Und doch hat der Abschied längst begonnen. Ein schleichender Abschied. Das Schicksal ist nicht mehr aufzuhalten. Wie gut, dass die Beiden da in der Sonne noch nichts davon wissen.

Am Abend kehren wir ein letztes Mal an den Strand zurück und suchen uns einen windgeschützten Platz nahe der Dünen. Der Sand ist noch warm. Zu meinen Füßen liegt eine zerbrochene Muschel. So sitzen wir beide ganz stumm in Erwartung eines unvergleichlichen Naturschauspiels. Die Sonne senkt sich wie ein riesiger goldener Ball. Aus der Ferne hört man die Schreie der Möwen und das sanfte, melodische Rauschen der Wellen. Ansonsten ist da nur diese völlige Stille. Kein Windzug ist zu spüren. Wir schauen gebannt auf den goldenen Sonnenball. „Schau mal”, sagt das Kind mit großen Augen. „Als wenn die Sonne ins Meer fällt.“ In dem Moment, wo es so scheint, als ob Sonne und Meer sich berühren, glitzert und funkelt das Wasser in diesem unvergleichlich warmen Ton aus Gold. „Ist das schön“, flüstert das Kind. „Sieh doch, als ob das Meer vergoldet wäre.“ Das Bild währt nur wenige Minuten. Die Sonne versinkt im Meer, das jetzt wieder still und ebenmäßig grau vor uns liegt. Mit der Nacht kommt auch die Kühle. Elisa wickelt sich in meinen Pullover, lehnt den Kopf an meine Schulter und schaut nachdenklich zum Himmel. Und wie wir da so beieinander sitzen, so still und so vertraut, spüre ich auf einmal wieder dieses Gefühl. Die Angst kriecht an mir hoch wie die Abendkühle.
„Elisa?“ – „Hm.“ – „Wenn mal irgendwann etwas ganz Schlimmes im Leben passiert, dann versuch’ dich an diesen Sonnenuntergang zu erinnern. Stell’ dir einfach vor, hier am Strand zu sitzen und den Weg der Sonne zu verfolgen. Eine

solche Erinnerung gibt Kraft und Hoffnung. Willst Du das versuchen?“ Das Kind neben mir rappelt sich hoch, kniet vor mir und legt seine Arme um meinen Hals. Ein gequälter Seufzer. „Ach Mutti, du bist einfach nur ein alter Angsthase. Was soll denn um Gottes Willen immer Schlimmes passieren? Was soll uns denn schon Schlimmes passieren? Wir haben uns doch lieb.“
Ich bin dankbar, dass sie in der Dunkelheit mein Gesicht nicht sehen kann. Blinzele meine Tränen weg. Vielleicht hat sie ja Recht und ich bin wirklich nur zu ängstlich. Was soll uns schon passieren. Wir haben uns doch lieb.

Mittwoch, 20. Oktober 1999

Der Wasserkessel summt vor sich hin. Regentropfen trommeln monoton auf das Fensterbrett, und der Morgen steigt schmutziggrau in den Tag. Der Mann im Radio erzählt irgend etwas von Frühnebel und ersten Bodenfrösten. Ich trinke Schlückchenweise von meinem heißen Kaffee und schaue über den Rand der Tasse dem Krähenschwarm zu, der sich auf den Dächern gegenüber niedergelassen hat. Jedes Jahr um diese Zeit suchen unzählige Krähen die Innenstadt heim. Sie sitzen auf Dächern, Antennen und bevölkern die alte Pappel im Hof. Wie viele werden es wohl sein? Fünfzig, hundert? Es sind einfach zu viele, um sie zählen zu können. Wenn sie auffliegen, dann scheint es, als würde sich der Himmel für einen Moment verdunkeln. Wir beide mögen die Krähen. Manchmal sitzen wir hier zusammen und schauen ihnen zu.
Die Badtür klappt. Müde und lustlos lässt sich Elisa auf ihren Platz fallen. „Keinen Hunger“, sagt sie und schiebt ihren Teller weit von sich. Jetzt kriege ich meinen berühmten Mutterblick und schaue mir meine Tochter genauer an. „Sag’ mal, meinst du nicht, dass es jetzt mal gut ist mit deinem Hungerstreik? Seit Tagen dieses Theater mit dem Essen. Du hast doch früher alles gemocht. Irgendwas stimmt doch nicht mit dir.“ Elisa zuckt mit den Schultern. „Weiß auch nicht. Ich hab’ einfach keinen Appetit. Außerdem habe ich Kopfschmerzen.“ – „Lise, du weißt...“ „Ach nein Mama, jetzt kommt das schon wieder. Ich bin weder schwanger, noch habe ich geraucht, und Drogen nehme ich auch keine.“ Elisa verdreht die Augen, verschränkt die Arme provokant vor der Brust und streckt die Beine so weit von sich, dass sie mehr unter dem Tisch liegt, als dass sie daran sitzt. Ehe ich noch etwas entgegnen kann, wirft sie mir einen mahnenden Blick zu, trinkt einen Schluck Tee und verschwindet dann wieder in ihrem Zimmer. Obwohl ich jetzt gerne ein paar erzieherische Ratschläge loswerden würde, muss ich nun doch zur Eile mahnen. „Wenn wir uns jetzt nicht beeilen, dann kommen wir heute schon wieder zu spät!“ – „Na wenn schon.“ Elisa zuckt gleichmütig die Schultern. „Von soviel Stress am Morgen kriegst du nur ein Magengeschwür.“ Das ist auch eine Erkenntnis. Eine typische Elisa Erkenntnis. Nachdenklich

betrachte ich mein Kind. „Willst du heute so in die Schule gehen? Ich meine, bloß so im BH ist vielleicht ein bisschen kalt. Oder hab' ich mal wieder was verpasst?" „Bin schon fertig." Sie huscht an mir vorbei zum Kleiderschrank. Es folgt eine anmutige Drehung im Flur. „Na, was sagst du Mutti?" – „Das ist mein Oberteil!" „Na und?", wirft sie ein. „Außerdem hast du doch schon was an."

Das ist eben das Schöne bei uns. Vielleicht gehen wir anders miteinander um als so genannte „normale" Familien. Wir sind beide allein, sind beide aufeinander angewiesen. Manchmal sehen wir uns eher als Schwestern. Große Schwester, kleine Schwester. Wir sind toleranter im Umgang miteinander, vielleicht offener als andere. Was nicht heißen soll, dass wir uns nicht streiten. Trotzdem verbindet uns etwas, was man mit Worten nicht erklären kann. Dieses ganz besondere Band ist gewachsen, über all die Jahre hinweg. Und immer die Angst, dass es eines Tages zerreißt.

Nachmittags sitzt sie plötzlich mit schmerzverzerrtem Gesicht auf der Eckbank in der Küche. Der Schulrucksack fällt achtlos in die Ecke. „Kannst du mir mal den Nacken massieren?", fragt sie weinerlich. „Das tut so doll weh, fast wie ein Muskelkater. Und alles nur wegen dem blöden Hochsprung. Immerzu sollte ich das Abrollen üben. Dabei krieg' ich ja eh wieder nur eine Vier in Sport." Behutsam streiche ich über ihre Schultern. Alles fühlt sich stahlhart an. Völlig verspannt. „Ich mach' dir nachher ein paar warme Umschläge", tröste ich. „Dann wird es wieder gut." „Na hoffentlich", sagt das Kind. „Das tut nämlich verdammt weh. Ich kann den Kopf gar nicht richtig gerade machen." Sie greift nach ihrer Gitarre, die am Küchenbuffet lehnt. Ihre Finger gleiten sanft über die Saiten. Die langen Haare sind zur Hälfte übers Gesicht gefallen und verleihen ihr beinahe etwas Melancholisches. „Manchmal ist das Leben überhaupt nicht schön", sagt sie ohne aufzuschauen. „Immerzu passiert irgendwas, was man nicht will. Und auf einmal ist alles vorbei und man hat gar nicht richtig gelebt." Überrascht von dieser Art von Lebenstheorie stelle ich den Teekessel zurück auf den Herd und setze mich zu ihr. „Und wie willst du das ändern?", frage ich, und auf einmal tut sie mir leid in ihrer Ernsthaftigkeit. „Ich will nicht so leben wie diese dummen Idioten da draußen! Den ganzen Tag von früh bis spät malochen, ein großes Haus, ein teures Auto und jede Menge Schotter. Und dann haben sie nicht einmal Zeit, um ihr ganzes blödes Scheißgeld auszugeben. Die leben doch gar nicht richtig!" In ihren Augen spiegelt sich auf einmal eine tiefe Sehnsucht. „Ich will anders sein. Ich will tanzen, Mutti, auf der Straße tanzen und Musik machen. Ich möchte zeichnen und vielleicht meine Bilder verkaufen. Und auf der Wiese in der Sonne liegen und einfach nur den Wolken hinterher schauen. Weißt du, manchmal sehen die Wolken aus wie Figuren; und wenn man sie nur lange genug betrachtet, dann erwachen sie zum Leben. Ach Mutti, und draußen unter freiem Himmel tanzen,

tanzen, tanzen zu ganz schöner Musik." Sie ist aufgesprungen und zieht mich in ihrer Euphorie vom Stuhl. Die Schmerzen scheinen vergessen. „Halt, mein Tee!" Es klebt unter unseren Füßen, als wir durch die verkleckerte Teepfütze quer durch die Küche tanzen. Immer wieder, immer schneller. Schließlich plumpsen wir völlig erledigt auf die Sitzbank. Elisa lacht. „Verstehst du jetzt, was ich meine?" Ich nicke. „Ja, ein kleines bisschen schon. Tanzen, Musik machen, zeichnen – einfach mal richtig frei sein von allem, das ist schon toll." Dass das Leben leider ganz anders ist, das sage ich nicht. Wir pusten beide in unseren Tee, obwohl der längst kalt geworden ist. „Und weißt du", sagt sie nach einer ganzen Weile einträchtigen Schweigens, „...einmal im Leben wäre ich gerne ein Vogel." – „Ein Vogel? Was denn für einer?" Sie lehnt den Kopf an meine Schulter. „Egal, irgendein Vogel. Vielleicht ein blauer. Und dann würde ich einfach losfliegen. So hoch und so weit bis der Himmel zu Ende ist." Wir schauen Gedankenverloren den Wolken zu, die träge und plusternd vorbeiziehen. „Und dann würdest du wieder zu mir zurückkommen?" – „Ja", sagt das Kind. „Wenn ich alles gesehen habe, dann komme ich zu dir zurück."

Donnerstag, 21. Oktober 1999

Das Wartezimmer ist brechend voll. Als wir endlich in das Sprechzimmer gebeten werden, ist mein Zeitgefühl kaum mehr vorhanden. Unsere Hausärztin macht erschrockene Augen, als sie Elisa sieht, die den Kopf jetzt ganz schief hält und so läuft, als hätte sie einen Stock verschluckt. Wir erzählen von dem vermeintlichen Missgeschick beim Sport. Vorsichtig tastet die Ärztin Hals und Schulterbereich ab und beugt den Kopf in alle Richtungen. Dann schüttelt sie den Kopf. „Damit müsst ihr in die Chirurgie! Wenn das von einem Sportunfall herrührt, dann muss das der Chirurg abklären. Das kann ich hier nicht machen."

Mühsam steigen wir die zwei Treppen zur Chirurgie hinunter. Auch hier erwartet uns ein volles Wartezimmer. Ich gebe der Schwester die Überweisung und suche mir mit meiner Tochter einen Platz. Neugierig betrachten wir die wartenden Mitpatienten und Patientinnen, von denen einige aussehen, als hätten sie an einem Stierkampf teilgenommen. Fast jeder von ihnen ist mit einem Gipsverband geschmückt. Wenn nicht Arm oder Bein mit Bandagen verziert sind, so ist der Kopf dick umwickelt. „Was ist denn mit denen allen passiert?", fragt Elisa ängstlich. Der Typ neben uns, der mit seinem fest bandagierten Kopf mehr an eine Mumie erinnert als an einen Menschen, lacht. „Bist du schon mal mit dem Rad gegen einen Bus gefahren?" Elisa schüttelt den Kopf. „Ne! Gott sei Dank nicht." Die Mumie lacht. „Na, dann kannst du froh sein. Was meinst du wie der Bus aussah? Nicht mal 'ne Beule." Jetzt lachen auch die anderen im Wartezimmer. „Und du? Was hast du mit deinem Kopf gemacht?" Elisa hebt die

Schultern. „Keine Ahnung. Irgendwie gezerrt. Beim Sport wahrscheinlich." Mumie hebt vielsagend den Zeigefinger. „Ich sag' es immer wieder. Sport ist Mord!" Und wieder lachen alle. Auf diese Art vergeht das Warten wie im Flug. Als wir dann dem Chirurgen gegenüber sitzen, muss Elisa noch einmal die ganze Geschichte erzählen. Noch während sie spricht, erhebt sich der Doktor von seinem Platz, geht um den Schreibtisch herum und tastet ihren Hals vorsichtig ab. „Außer, dass ihr gesamter Nacken- und Schulterbereich völlig verspannt ist, kann ich im Moment so nichts feststellen", meint er zu mir. Er bewegt ihren Kopf nach links und rechts, und drückt ihn dann langsam auf die Brust. Alles Dinge, die ich auch schon getan habe. Genau wie unsere Hausärztin gesagt hat, schickt er uns rüber in die Röntgenabteilung. „Wir lassen erst einmal eine Aufnahme der Halswirbelsäule machen. Dann sehen wir weiter."

Mit unserem gesamten Gepäck – Klamotten, Schultasche und Sportbeutel – ziehen wir über den Flur in das nächste Wartezimmer. Mittlerweile das Dritte am heutigen Tag. Welche Überraschung! Gähnende Leere empfängt uns. Kaum, dass wir sitzen, erscheint eine Röntgenassistentin, greift Überweisung und Kind und deutet mir mit freundlichem Nicken zu warten. Ich strecke meine Beine aus, lehne meinen Kopf an die Wand und betrachte den ziemlich nüchtern wirkenden Warteraum. Triste Tapete an den Wänden und ein fleckiger Teppichboden, über den schon unzählige Füße gelaufen sind. An der Wand weist ein eingerissenes Pappschild die hier wartenden Patientinnen und Patienten darauf hin, dass Chipkarte und Überweisungsschein auf dem Tisch abzulegen sind. Die aufgezogenen Jalousien verbergen die Gitter vor den Fenstern nicht. Wenn ich hier warten müsste und richtig krank wäre, ich glaube, ich würde mich fürchten. Zum Glück öffnet sich schon nach kurzer Zeit die Kabinentür und die Schwester begleitet Elisa wieder hinaus. Wieder wandern wir beladen über den Flur, geben der Schwester in der Chirurgie den Umschlag mit der Röntgenaufnahme und tun das, was wir schon den ganzen Morgen tun: Warten.

Als uns der Arzt dann endlich wieder ins Sprechzimmer ruft, sind fast noch einmal dreißig Minuten vergangen. Mir tut vom vielen Sitzen bereits der Hintern weh. „Tja", sagt er lang gezogen. „Also, die Röntgenaufnahme zeigt keinerlei Auffälligkeiten. Auf jeden Fall liegt keine sichtbare Verletzung vor." Elisa atmet erleichtert auf. „Und warum kann sie dann den Kopf nicht gerade machen?", frage ich vorsichtig. „Das muss doch irgendeinen Grund haben." Er legt die Aufnahme zurück auf den Schreibtisch und winkt beruhigend ab. „Wahrscheinlich hat sie sich doch eine leichte Zerrung zugezogen. Kein Grund zur Aufregung." Zum ersten Mal fällt der Begriff „Schiefhals". Der Doktor zieht sich den Stuhl heran, setzt sich und macht einige Eintragungen auf dem Krankenblatt. „Die Schwester macht noch einen Voltarenverband, den das Mädchen das Wochenende über tragen sollte.“ – „Das genügt?“, frage ich zweifelnd. „Ja klar, so ein Verband wirkt manchmal Wunder. Wissen Sie“, er zwinkert mir zu, „Kinder steigern sich schnell mal in was rein.“ Während die Sprechstundenschwester den Verband anlegt, reicht er mir schon die Hand zum Abschied. „Machen Sie sich mal keine Gedanken. Spätestens morgen oder übermorgen ist Ihre Tochter mit Sicherheit beschwerdefrei. Trotzdem möchte ich sie am Montag gerne noch einmal sehen.“ Mit einem kurzen Blick auf mein Kind fügt er noch hinzu: „Hast du heute noch Sportunterricht? Eine Sportbefreiung für heute und morgen kannst du bekommen. Am übrigen Unterricht kannst du aber teilnehmen.“ Diese Feststellung klingt streng. Als dann noch die Frage kommt, ob sie denn nicht gerne zur Schule gehe, platzt mir fast der Kragen. Ich kann mir meinen Tag durchaus angenehmer vorstellen, als stundenlang in irgendwelchen Arztzimmern herum zu hocken. Wenn ich der Meinung bin, dass mein Kind nicht in die Schule geht, dann geht es nicht in die Schule! Das bestimme immerhin noch ich und nicht irgend ein Doktor, der der Meinung ist, dass Kinder sich schnell mal etwas einbilden. Um ehrlich zu sein, fühle ich mich nicht besonders ernst genommen. Und wie man sich einen schiefen Hals, der beim besten Willen nicht gerade wird, einbilden kann. Na, ich weiß nicht. Trotzdem ringe ich mir ein höfliches Lächeln ab. Eigentlich ist es auch ziemlich vermessen, die Diagnose eines Arztes anzuzweifeln. Schließlich hat er Medizin studiert und nicht ich. Ich muss mich einfach darauf verlassen können, dass er das Richtige tut.

Noch Jahre später, eigentlich den Rest meines Lebens wird mich die Frage quälen, was geworden wäre, wenn ich mich nicht darauf verlassen hätte und nicht so gutgläubig gewesen wäre. Zu diesem Zeitpunkt allerdings kommt es mir gar nicht in den Sinn, dass hinter Elisas Beschwerden etwas ganz anderes stecken könnte. Wie auch. Trotzdem werde ich meine Angst um sie nicht los. Irgendwann geschieht etwas, weil ich nicht auf sie achtgegeben habe. Irgendwann...

Ich bin keine Medizinerin, ich bin eine Mutter. Und Mütter sind mitunter die besseren Ärztinnen. Sie sehen ihre Kinder in einem ganz eigenen Licht. Sie spüren das Glück und das Unglück ihrer Kinder, merken eher als alle anderen, wenn sich eine Krankheit anbahnt, heilen mit Geduld und Liebe, sehen bis auf den Grund der Seele. Und manchmal leben sie mit Vorahnungen. Dunklen Vorahnungen, mit denen sie, wenn sie sie denn äußern, auf das Unverständnis ihres Umfelds treffen. „Du mit deinen negativen Gedanken“, hat meine Mutter böse gesagt, als ich meine Ängste irgendwann einmal in Worte fasste. Ich weiß nicht, wie vielen anderen Müttern es ähnlich geht, in wie vielen Köpfen diese manchmal schon krankhafte Angst geistert. Wie gerne würde ich diese Gedanken einfach wegwischen. Vergessen, einfach nicht mehr daran denken. Es gelingt mir nicht. Die böse Vorahnung bleibt, und mit ihr die Hoffnung, dass sie sich nie erfüllt.

„Eh, träumst du?“ Mühsam finden meine Gedanken zurück. Elisa zupft an meinem Ärmel. „Träumst du, Mutti?“ Ich schüttele den Kopf. „Ich hab’ nur gerade an was gedacht.“ Sie hält mir meine Jacke hin. Mit einer Bescheinigung, dass unser Arztbesuch in der Schulzeit notwendig war, und einem Termin für den kommenden Montag verlassen wir die Praxis. Elisa beschließt, für die verbleibenden Unterrichtsstunden in die Schule zu gehen. „Ist ja kein Mathe mehr“, lacht sie. Außerdem hat sie sich für den Nachmittag mit einer Freundin verabredet. „Sag’ mal?“, fragt sie, als wir an der Ampel auf Grün warten. „Wie hat dieser Doktor das denn gemeint mit dem Reinsteigern? Dachte der etwa, ich bilde mir das alles ein?“ Resignierend hebe ich die Schultern. „Ich weiß nicht, Sternchen. Aber ich glaub’ schon.“ Wütend pustet sie sich eine Haarsträhne aus dem Gesicht. „So ein …!“
Was für ein böses Wort.

Sonntag, 24. Oktober 1999

Der Wind macht den letzten Blättern, die noch an den Zweigen baumeln, Beine. Am Nachmittag waren wir an der Elbe, haben zugeschaut wie er ein Blatt nach dem anderen von den noch herbstbunten Bäumen pflückt. Auf der Wiese lassen zwei Kinder ihre Drachen steigen. Wir schauen zu wie sich die beiden redlich mühen. Umsonst. Immer wieder sinken die kunstvoll gebastelten Gesellen nach einem kurzen Aufwind ins Gras. Die beiden Kinder sind enttäuscht. Vielleicht ist der Wind zu schwach? Keine Ahnung. Zu lange ist es her, dass wir hier mit einem Drachen standen. Mit Dreizehn sind solche Spiele peinlich. Erst als der Vater der beiden Drachenbauer hinzukommt, scheint es doch noch ein gutes Ende zu nehmen. Mit geschickten Händen bringt er die Drachen zum Steigen. Und so flattern die Beiden im Wind, zwei bunt bemalte Gesichter mit riesigen schwarzen Augen, einer Kugelnase und einem endlos langen Drachenschwanz. Die Kinder umklammern aufgeregt die Schnüre und laufen hinterher. „Er fliegt, Papa, er fliegt!“, ruft einer der Jungs immer wieder. Ein kleiner schwarzer Hund umspringt die beiden kläffend. Das Hundegebell zerhackt die Stille dieses Herbsttages. Elisa hat sich auf eine Bank gesetzt und hält ihr Gesicht in die Sonne. Ich stupse sie mit dem Ellenbogen an. „Schau doch mal, diese Herbstfarben. Sind die nicht traumhaft schön?“ Mein Blick fällt auf die Blumenrabatte zu unseren Füßen. Letzte Herbstastern in Gelb. Dort leuchten vereinzelt Blütenköpfe in Orange und einem warmen Braun. Zwischen den Ästen eines Strauches entdecke ich das verlassene Netz einer Spinne. Ein zartes, filigran wirkendes Gebilde, das an den

verlorenen Sommer erinnert. Elisa verdreht die Augen. „Du mit deinen Scheißherbstfarben. Ich hab' Kopfschmerzen wie verrückt und du wunderst hier wegen irgendwelchen Blättern rum."
„Du hast schon wieder Kopfschmerzen?" Den ganzen Tag über hat sie sich, wenn man von dem verdammten Schiefhals absieht, gut gefühlt. Sogar gegessen hat sie wie früher. Ich hoffe, dass ihr Diätentrip jetzt endlich vorbei ist. Bevor ich noch etwas sagen kann, ist sie aufgestanden. „Lass uns abhauen. Dieser blöde Hund macht mich ganz irre mit seiner Bellerei. Außerdem will ich noch Gitarre üben."
Schweigend machen wir uns auf den Heimweg. Jeder hängt seinen eigenen Gedanken nach. Als wir die Fußgängerbrücke verlassen wollen, müssen wir Platz machen für einen Mann, der einen Rollstuhl schiebt. Gerade, als er mit uns auf gleicher Höhe ist, hebt die junge Frau, die darin sitzt, den Kopf. Für Sekunden trifft mein Blick auf ernste, beinahe traurig blickende Augen. Ein schmales Gesicht. Blass, mit dunklen Augenringen. Ihre Beine sind unter einer weichen, flauschigen Decke verborgen. Um den Kopf hat sie ein Tuch geschlungen. Ein dunkles Tuch mit kleinen blauen Ornamenten. An einer Seite ist es ein Stückchen verrutscht. Und dort, wo normalerweise glattes oder gelocktes Haar sein müsste, vielleicht blondes oder braunes, an dieser Stelle sieht man nur nackte Haut. Fast bin ich versucht ihrem Blick auszuweichen, als ein Lächeln über ihr Gesicht zieht. Sie wird sie gewohnt sein, diese erschrockenen Blicke, die Unsicherheit der Menschen, die ihr begegnen. Später werde ich lernen müssen, diese Art Lächeln besser zu verstehen. Oder richtiger gesagt, ich werde es überhaupt erst einmal verstehen lernen.
Als die junge Frau und der Mann außer Hörweite sind, fragt Elisa: „Was war denn mit der? Hast du gesehen? Das sah so aus, als ob die gar keine Haare gehabt hat." Für einen Moment setzen wir uns noch einmal auf eine Bank. „Die Frau hatte auch keine Haare", antworte ich ihr. „Wahrscheinlich ist sie sehr krank und hat durch die Behandlung ihre Haare verloren." Elisa kneift die Augen zusammen. „Und von der Behandlung gehen die Haare aus? Was ist denn das für eine Krankheit, und was für eine Behandlung, wenn man dann keine Haare mehr hat?", fragt sie ungläubig. „Krebs", sage ich vorsichtig. „Sie hat sicherlich Krebs. Und von der Chemotherapie gehen die Haare aus." – „Und wachsen die dann irgendwann wieder?" – „Ja. Wenn die Therapie zu Ende und man wieder gesund ist, dann wachsen die Haare auch wieder." –"Das ist ja scheußlich", sagt mein Kind. „Und wenn man so krank ist wie die Frau da vorhin, ich meine, wenn man eine solche Krankheit hat, dann wird man wieder richtig gesund?" Ich nicke. Eifrig. Bekennend. „Natürlich. Natürlich wird man dann wieder gesund. Was denkst du, was die Medizin heute schon alles kann", versichere ich und glaube sogar, was ich da sage.
Elisa dreht ihre Haarspitzen in den Fingern. „Weißt du", sagt sie nachdenklich, „das mit den Haaren ist bestimmt das Schlimmste. Wenn meine Haare ausgehen

würden..." Vorsichtig ziehe ich sie von der Bank, lege den Arm um ihre Schultern. „Lass uns nach Hause gehen. Und außerdem, an so etwas darf man gar nicht denken! Hörst du? Nicht mal vorstellen wollen wir uns so etwas." Der bis vor kurzem noch blaue Himmel verliert an Farbe. Der Wind wird stärker und bläst die kleinen Plusterwolken davon. Dafür ziehen jetzt dicke, graue Regenwolken auf. Wir laufen schneller. Kurz bevor wir unser Haus erreichen, klatschen große nasse Tropfen auf den Asphalt. Schnell rein. Die Haustür fällt hinter uns ins Schloss. Geschafft. Gerade noch trocken.

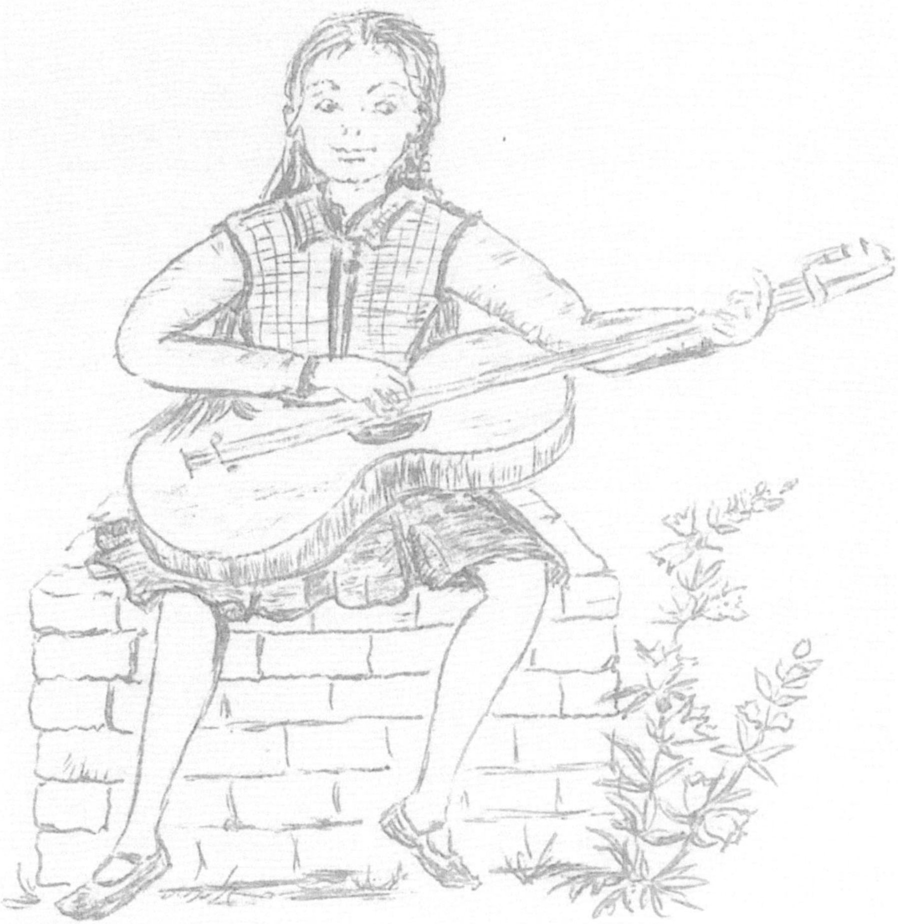

Ein Herbstsonntagnachmittag. Das heißt: Zeit für heißen Kakao mit Zimt, Tee mit Nelken, selbstgebackene Kekse und Kerzenschein. Der Regen rinnt in unzählig vielen kleinen Rinnsalen an den Fensterscheiben herunter. Vogelgeschrei. Die Krähen ziehen. Fliegen von einem Dach zum anderen und streiten sich um den besten Platz in der Pappel. Wir haben das „Mensch ärgere dich nicht" Spiel aufgebaut. Der Würfel kullert träge über die Tischplatte. „Lise, du bist dran!" Sie hat sich einen Platz auf der Eckbank gesucht. Einen, wo sie den Kopf an die Wand lehnen kann, ohne ihn immer mit der Hand stützen zu müssen. Sie lässt den Würfel unbeachtet. „Wann geht denn der Kopf bloß endlich wieder gerade?", fragt sie beinahe verzweifelt. „Ich weiß überhaupt nicht wie ich sitzen soll. Ich denke, das sollte in ein oder zwei Tagen wieder okay sein. Das hat der Arzt doch gesagt, oder nicht?" Tränen steigen in ihre Augen. Ich tröste sie. „Wir gehen doch morgen noch mal dahin. Und wenn der sieht, dass es dir noch nicht besser geht, dann muss er sich eben etwas anderes einfallen lassen. Das ist doch Käse mit diesen komischen Umschlägen! Warte mal, morgen wird es bestimmt besser. Der verschreibt uns sicher etwas anderes, dass dann wirklich hilft." – „Meinst du?" Das klingt ganz kläglich. „Außerdem hab' ich schon wieder solche Kopfschmerzen. Und mein Hals tut auch weh beim Schlucken. Ich glaube, ich werde jetzt richtig krank." Das Fieberthermometer bestätigt die Vermutung. Also, vielleicht doch ein Infekt? Wut steigt in mir hoch, wenn ich an diesen Doktor denke, der tatsächlich der Meinung war, dass sie sich da in etwas reinsteigert. Ich bin gespannt, was ihm morgen einfällt, wenn er Elisas Elend sieht.

Als ich ihr ein Erkältungsbad eingelassen habe und sie bis zur Nasenspitze ins warme Wasser eingetaucht ist, setze ich mich zu ihr auf den Wannenrand. Ihre Haare schwimmen auf dem Wasser wie ein Fächer. „Du siehst aus wie die kleine Meerjungfrau aus dem Märchen", stelle ich fest. Die Meerjungfrau hält sich die Nase zu und taucht unter. Sie pustet und blubbert unter dem Schaum. „Du warst früher bestimmt mal irgendein Tier aus dem Meer", sage ich, als sie wieder auftaucht. „Vielleicht eine Robbe oder ein Delphin oder so etwas. Wo du doch so gern im Wasser bist." Sie lacht. „Oh ja, eine Robbe wäre schon lustig. Und du? Was würdest du für ein Tier sein wollen, wenn du noch einmal auf die Welt kämst?" Ich überlege. „Vielleicht eine Schildkröte. Schildkröten sind nette Tiere." „Dann musst du aber eine Wasserschildkröte werden", ruft sie. „Und warum eine Wasserschildkröte?" – „Na ja, wenn ich eine Robbe wäre, die im Meer lebt, und du eine Schildkröte an Land, dann würden wir ja nie zueinander kommen. Und dann wären wir immerzu traurig, weil wir uns nicht mehr wiederfinden würden." Ihre Worte lösen eine stille Traurigkeit in mir aus. „Du hast Recht. Das wäre ziemlich schlimm, wenn wir nicht zusammen kämen. Obwohl ich mir ganz sicher bin, dass ich dich überall wieder finden würde. Egal, wo du bist auf der Welt. Aber wenn es dich beruhigt, dann werde ich doch lieber eine Wasserschildkröte –

obwohl ich Landschildkröten viel schöner finde. Außerdem fressen die nicht so eklige Sachen." – „Ist doch egal. Hauptsache wir wären zusammen", meint Elisa. „Denn ohne dich, Mutti, da möchte ich gar nicht noch mal auf die Welt kommen." Ich helfe ihr aus der Wanne und wickele sie in ein flauschiges Badetuch. „Und du? Was würdest du ohne mich tun, Mutti?", hakt sie nach, als ich ihre Haare trocken rubbele. Für einen Moment lasse ich das Handtuch sinken. „Was ich täte? Elisa, ich will gar nicht darüber nachdenken, was ich ohne dich tun würde! Wahrscheinlich würde ich mich in meinem Schildkrötenpanzer verstecken und nie wieder ans Tageslicht kommen."

Montag, 25. Oktober 1999

Der Chirurg betrachtet nachdenklich mein Kind. Entgegen seiner Prognose, dass die Beschwerden über's Wochenende verschwunden wären, schüttelt er nun abwägend den Kopf. Ich habe ihm von der erhöhten Temperatur und den Schluckbeschwerden berichtet. „Da kann schon ein Zusammenhang bestehen", meint er. Vielleicht war der Schiefhals nur ein Vorbote des Infektes. Meiner Bitte, jetzt unsere Hausärztin aufsuchen zu können, stimmt er zu. „Wir legen noch einmal einen Voltarenumschlag an. Halten Sie den Hals schön warm. Den Infekt muss ohnehin Ihre Hausärztin behandeln. Ich denke, sie wird dann alles weitere veranlassen." Das denke ich zu diesem Zeitpunkt auch noch. Mein Vertrauen zu Ärzten ist noch ohne Flecken und Kratzer. Noch bin ich absolut arztgläubig. Der Doktor reicht mir die Hand und klopft Elisa sacht auf die Schulter. „Das wird schon wieder. Alles Gute."
Die Sprechstundenschwester an der Rezeption nickt uns zu. „Tschüß." Draußen scheint die Sonne wie verrückt.

Eine halbe Stunde später haben wir bereits die nächste Diagnose: Akute Entzündung der Rachenmandeln. Mit einem Päckchen Arcasin-Tabletten, Fieberzäpfchen und einer Krankschreibung stehen wir vor der Praxis der Hausärztin und warten auf ein Taxi. „Weißt du was, Mutti?", sagt Elisa leise. „Ich hatte doch schon so oft eine Angina, aber ich habe mich noch nie im Leben so krank gefühlt." Und nach einer Weile: „Ich hab' Angst!"
Ich auch. Aber das sage ich nicht laut.

Donnerstag, 28. Oktober 1999

Elisa schläft. Behutsam ziehe ich die Decke über ihre Schultern und lösche das Licht. Der Schreibtischstuhl knackt hörbar, als ich ihn an ihr Bett ziehe und mich setze. Lange betrachte ich mein schlafendes Kind. Ihr ellenlanges Haar ist wie ein

Fächer auf dem Kissen ausgebreitet. Fast den ganzen Tag ist sie heute aufgewesen. Sie hat sich morgens nach dem Duschen sogar geschminkt, hat fast völlig normal gegessen, hat gelacht und alles in allem den Anschein erweckt, dass es ihr wieder gut geht. Sie hat meine prüfenden Blicke nicht bemerkt. Ich aber habe gesehen, dass all diese Äußerlichkeiten nur Fassade sind. Ich habe ihr mutloses Gesicht gesehen, die Hände an den schmerzenden Kopf gedrückt. Immer dann, wenn sie sich unbeobachtet fühlte. Immer wieder hat sie sich hingesetzt. Immer dann, wenn sie sich unbeobachtet fühlte. Warum? Warum tut sie so, als ob alles wieder im Lot wäre? Warum hat sie Angst zu zeigen wie es ihr wirklich geht? Meinen Fragen geht sie aus dem Weg. „Es geht mir besser. Siehst du doch!" Das ist die stetige Antwort auf meine Besorgnis. Und später, als ihr meine ständige Fragerei vermutlich gewaltig auf den Keks geht: „Du nervst Mutti! Du nervst!" Das ist auch eine Antwort. Trotzdem werde ich das Gefühl nicht los, dass sie irgend etwas vor mir verbergen will. Aber was? Und vor allem, warum? „Vielleicht ist es ja etwas Schlimmes, was ich habe", hat sie vor ein paar Tagen zu mir gesagt. Und ich? Ich habe sie beruhigt, beschwichtigt. Habe ihr meine „Alles wird gut Geschichte" erzählt. Was aber, wenn sie Recht hat? Das Antibiotikum nimmt sie nun seit Montag. Jetzt ist Donnerstag. Vier Tage, in denen eigentlich eine Besserung eintreten sollte. Sicher, ihre Schluckbeschwerden sind verschwunden, sie hat keine Temperatur mehr und sie fühlt sich nach ihren eigenen Worten besser. Der Schiefhals ist nach wie vor da, von den Kopfschmerzen ganz zu schweigen.
Elisa bewegt sich im Schlaf. Ihre Hand fährt unruhig über das Kissen. Ach Königin. Wenn ich dir doch nur helfen könnte. Draußen im Hof klappt eine Autotür. Eine Männerstimme. Lachen. Dann wieder Stille wie vorher. Das Mondlicht stiehlt sich durch die Vorhänge und fällt auf Elisas Haar. Ich hocke auf meinem Stuhl im Dunkeln und bewache mein Kind. Sitze hier reglos die ganze Nacht, als ob ich sie so vor etwas beschützen könnte, vor dem es keinen Schutz gibt.
Und an der Tür lehnt die Angst.

Freitag, 29. Oktober 1999

Schon seit Ewigkeiten habe ich keinen türkischen Kaffee mehr aufgebrüht. Nach einer erneut durchwachten Nacht habe ich den jetzt allerdings bitter nötig. Dabei ärgere ich mich jetzt selbst über mich. So doof! Warum lege ich mich nicht einfach ins Bett und schlafe? So müde wie ich mittlerweile bin, müsste das schon im Stehen klappen. Aber nichts. Stattdessen grübele und grübele ich die ganze Nacht. Als ob ich damit etwas ändern könnte.
Im Bad geht die Dusche. „Willst du meine große Spange zum Hochstecken

haben? Sonst sind deine Haare nachher wieder ganz nass", rufe ich durch die angelehnte Tür. Der Toaster knackt. Ich wickele die warmen Brotscheiben in eine Serviette und angele Butter und Honig aus dem Küchenschrank. Den müsstest du auch mal wieder aufräumen, geht es mir durch den Kopf. Ein Schluck heißer Kaffee, ein Blick auf die Uhr. Der Tag duftet nach Frühstück. „Komm' erst mal was essen, Sternchen. Kannst meinen Bademantel anziehen. Der liegt auf der Waschmaschine."
Das Wasserrauschen verstummt. „Mutti, kommst du mal?" Als ich die Badtür öffne, sitzt sie nass und nur in ein Handtuch gewickelt auf dem Wannenrand. „Guck mal, Mutti. Ich hab' da was ganz komisches am Hals." Ihre Stimme ist auf einmal klein und zittrig. „Gestern Abend war das noch nicht. Was hab' ich denn da?" Ich hocke mich vor sie auf den Boden. „Wo denn, Lise? Zeig' mir mal wo!" Sie weist auf ihren Hals. „Da. Fass' mal drüber! Das fühlt sich an wie ein Ei." Meine Hand zittert, als ich vorsichtig über die gezeigte Stelle fasse. Oh Gott! Es fühlt sich nicht nur an wie ein Ei, es sieht auch aus wie ein Ei. „Und? Was ist das, Mutti?" – „Das ist ein Lymphknoten", entgegne ich leise. „Das ist ein geschwollener Lymphknoten." Elisa kriegt ganz schmale Augen. „Ist das schlimm?" – „Nein, nein, natürlich nicht", beeile ich mich zu versichern, und versuche nicht an den kleinen Sohn einer Bekannten zu denken, der eines Morgens auch so eine auffällige Schwellung der Lymphknoten hatte. Morbus Hodgkin hieß dann die vernichtende Diagnose des Arztes: Lymphdrüsenkrebs.
„Hab' keine Angst Königin", höre ich mich flüstern. „Hab' keine Angst. Wir frühstücken jetzt erst einmal was und dann fahren wir zu unserer Ärztin. Hab' bloß keine Angst!"
Während sie sich abtrocknet, hole ich ihre Sachen aus dem Kinderzimmer. Vorsichtig helfe ich ihr, den Rollkragenpulli über den Kopf zu ziehen. Schließlich soll sie den Hals warm halten. Ärztliche Anweisung. Beim Frühstück rührt sie appetitlos in ihrer Teetasse. Das Brot bleibt unberührt. Lediglich einen Joghurt mag sie essen. Über den Tisch hinweg greife ich nach ihrer Hand. „Es wird wieder gut, Sternchen. Hab' keine Angst, ja?" Ein nachdenklicher Blick trifft mich. „Ja? Und warum hast du dann solche Angst?" Ich könnte mich treten! Warum schaffe ich es bloß nicht, gelassen und locker zu wirken. Jetzt mache ich ihr durch meine Panik noch mehr Angst, als sie ohnehin schon hat. „Ach Lise. Es tut mir leid." Sie nickt. „Ist schon gut. Ich versteh' dich ja, Mutti. Manchmal denk' ich, du kannst gar nicht anders." Sie hat Recht. Leider. Diese Angst um sie macht mich noch irre. Und dieses mal ist meine Angst sogar berechtigt. Das aber sage ich nicht laut. „Bringst du mir mal mein Schminkzeug?", bittet sie. Den kleinen Taschenspiegel in der linken Hand, verwendet sie all ihr Geschick auf das Schminken ihrer Augen. Als sie zum Schluss die Wimpern tuscht, durchfährt mich ein schmerzhafter Schreck. Vielleicht liegt es an der Wimperntusche und an all der schwarzen Farbe, mit denen sie ihre Augen betont hat. Vielleicht wirkt ihr

Gesicht deshalb auf einmal so geisterhaft bleich. Ihr Mund scheint jegliche Farbe verloren zu haben und wirkt fast völlig blutleer. „Sieh mal, Mutti!", sagt sie plötzlich. „Ich hab' ganz blaue Fingernägel. So, als ob mir kalt wäre."

Eine Stunde später stehen wir im Vorzimmer unserer Hausärztin. Die Schwester schaut erschrocken auf Elisa. „Noch nicht besser?", fragt sie besorgt. Nein, noch nicht besser. Die Ärztin sitzt hinter ihrem Schreibtisch. „Was denn, dein Kopf ist ja immer noch ganz schief!" ruft sie, als sie mein Kind sieht. „Setz' dich mal hin!" Sie schüttelt den Kopf und schaut in Elisas weit geöffneten Mund. „Also, der Hals ist wieder okay. Noch ein ganz kleines bisschen gerötet, aber sonst wieder gut. Tut dir noch was weh?" Elisa hockt wie ein Häufchen Unglück auf ihrem Stuhl. „Mein Kopf", sagt sie kläglich. „Und gerade machen kann ich den auch noch nicht." – „Tja", sagt die Ärztin und schaut ziemlich ratlos. Ich dagegen bin nicht mehr ratlos, sondern mittlerweile fassungslos. Elisa geht es kein Stück besser, und die Ärztin fragt, ob ihr was weh täte. Sieht sie nicht, dass mein Kind weiß wie die Wand ist? Sieht sie nicht die blassen Lippen, die Augenringe?
„Also, die Halsschmerzen sind weg", werfe ich ein. „Aber sie wirkt vollkommen schlapp. Und sie ist so blass. Außerdem schauen Sie sich doch bitte mal ihren Hals an. Sie hat da eine richtig große Lymphknotenschwellung. Wie ein Ei." Die Ärztin kommt hinter ihrem Schreibtisch hervor. „Mach' mal den Pulli hoch!" Sie horcht Herz und Lunge ab. Und das in voller Montur. Eigentlich dachte ich, dass man als Patient zumindest mal den Oberkörper freimachen sollte. Aber anscheinend geht es auch mit Klamotten. „Da ist auch alles in Ordnung", so der Kommentar der Ärztin. Erneut bitte ich sie, sich doch den Hals von Elisa anzusehen. „Mutti ist wieder ängstlich, was?" Sie zwinkert meiner Tochter zu. Sie sagt das in einem Tonfall, der sich anhört wie: „Mutti ist aber wieder doof." Mit einer Hand zieht sie den Rollkragen meiner Tochter herunter, mit der anderen tastet sie an Elisas Hals auf und ab. Wieder folgt ein Kopfschütteln. „Ne, das ist kein Lymphknoten. Das ist der tastbare Seitenstrang, der durch den schiefen Hals jetzt so hervortritt." Mir wird die Luft knapp. „Kein Lymphknoten? Aber das ist doch...?" Die Ärztin winkt ab. Also, kein Lymphknoten. So richtig glauben, kann ich das nicht. Allerdings weiß ich auch nicht, was ich überhaupt noch glauben soll.
Vom Waschbecken aus dreht sich die Ärztin zu uns um. „Das Antibiotikum muss sie noch zu Ende nehmen!" Sie trocknet sich ab und kehrt an ihren Schreibtisch zurück, auf dem ein Haufen Karteikarten liegen. „Und nun?", frage ich ärgerlich. „Wie lange soll sie denn noch so herumlaufen? Das ist doch kein Zustand so." Die Ärztin hebt theatralisch die Arme. „Ja, da weiß ich jetzt auch nicht weiter. Am besten, ihr geht noch mal wo anders hin." Mir verschlägt es fast die Sprache. „Wo anders hin?! Ja, wohin denn? Ich meine, irgendwer muss uns doch nun mal weiter helfen können." Sie zuckt die Schultern. „Vielleicht sollte sich das mal

jemand aus der HNO ansehen.“ Ein HNO-Arzt also. Den hatten wir ja noch nicht in unserer Sammlung. Vielleicht könnte ja erst einmal jemand ein Blutbild machen, kommt mir in den Sinn. Wo sie doch so blass ist. Oder sehe ich nur Gespenster? Trotzdem kann es doch nicht angehen, dass sie uns jetzt einfach wieder wegschickt. Erst will ich noch etwas entgegnen, lasse es dann aber. Elisa erhebt sich mühsam von ihrem Platz. Nichts wie weg hier, scheint ihr Blick zu sagen. Nichts wie weg, bevor die es sich anders überlegen und mich doch noch ins Krankenhaus schicken. Unsere Hausärztin begleitet uns zur Tür. Aufmunternd klopft sie Elisa auf die Schulter und lacht. „Du musst den Kopf einfach wieder gerade machen. Sonst bleibt der dein ganzes Leben so schief.“
Was er dann auch tun wird.
Willenlos lasse ich mich von Elisa aus der Praxis ziehen. Mein Herz klopft bis zum Hals. Die Unruhe in mir kribbelt wie dutzende Ameisen auf nackter Haut. „Weißt du was?“, sage ich einer plötzlichen Eingebung folgend. „Ich hab‘ das Gefühl, die verarschen uns alle!“ Für einen Moment bin ich versucht, wieder umzukehren. Was, wenn ich auf eine Krankenhauseinweisung bestehe? Nur, mache ich mich nicht vielleicht total lächerlich? Die überbesorgte Mutter. Ärzte lieben solche Leute. Außerdem hat Elisa Recht. Die Ärztin muss doch wissen, was sie tut. Also, hör’ auf, dich völlig verrückt zu machen, rufe ich mich im Stillen selbst zur Ordnung.
Ach Lise, ich hab‘ eine Scheißangst um dich! Und lieben, lieben tue ich dich wie verrückt.

Trotzdem begleitet mich auch diesmal der immer wiederkehrende Gedanke: Was wäre wenn? Was wäre gewesen, wenn man uns an diesem Tag nicht weggeschickt hätte? Ein Blutbild in der Praxis wäre erst am Montag wieder möglich gewesen. Wegen der Laborbereitschaft. Aber zur Kinderklinik hätte man uns schicken können. Was wäre gewesen wenn...? War ich zu gutgläubig gewesen? Hätte ich auf meine innere Stimme hören sollen? Ein Bluttest hätte die Wahrheit ans Licht gebracht. Man hätte sofort etwas unternehmen können. Man hätte helfen können. Oder vielleicht auch nicht. Meine kleine, wunderschöne Prinzessin. Verzeih mir. Verzeih mir, wenn du irgend kannst.
Als ich die Frage nach dem „Wenn“ später dem Onkologen stelle, hebt der resigniert die Schultern. Ein trauriges Kopfschütteln. Es wären Spekulationen, meint er. Es würde nichts bringen, sich mit solchen Fragen zu quälen. Es ändere eh nichts mehr. Vielleicht hat er Recht. Trotzdem denke ich, ob er das auch sagen würde, wenn Elisa sein Kind gewesen wäre? Und von all den befragten Ärzten erhalte ich eine gleiche oder zumindest ähnliche Antwort. Eine frühere Erkennung der Krankheit hätte nichts geändert. Eine so schwere Form, eine solche Bösartigkeit der Krebszellen...

Sogar der Professor der Klinik versucht, mir meine Schuldgefühle zu nehmen. Er ist einer der wenigen Ärzte, denen ich vollauf vertraue. Seinen Worten schenke ich Glauben. Trotzdem wird es nirgendwo auf der Welt einen Arzt geben, der mir offen sagen würde: Ja, wenn es eher erkannt worden wäre... Ach Elisa, meine kleine Prinzessin. Meine wunderschöne, todkranke Prinzessin. Und niemand hat deinen Abschied gesehen.
Egal was mir alle Ärzte der Welt erzählen, ich bin überzeugt davon, dass an diesem Freitag die Weichen für unser restliches Leben gestellt wurden. Wenn an diesem Tag etwas geschehen wäre, dann hättest du zumindest eine Chance bekommen. Wir hätten einen kleinen Vorsprung gehabt. Einen kleinen Vorsprung vor dem Tod. Dieser Tag hat alles entschieden. Vielleicht war er unsere letzte Möglichkeit. Die vor uns liegende schwere Zeit hätten wir nicht leichter machen können. Aber vielleicht... vielleicht hätten wir es geschafft. Vielleicht hätten wir weiterleben können.
Wenn an diesem Tag etwas geschehen wäre, dann würdest du vielleicht jetzt in deinem Bett liegen und Musik hören. Du würdest mit deiner Freundin telefonieren, dich verabreden, rumalbern, lachen. Dein Make-up würde nicht unbenutzt im Bad liegen und dein Schmuck ungetragen an deinem Regal hängen. Du wärst eine glückliche Sechzehnjährige mit lauter Flausen im Kopf und verrückten Ideen. Du würdest mir morgens sagen, wie lieb du mich hast. Und du würdest noch leben. Verzeih mir. Bitte verzeih mir. Ach Elisa.

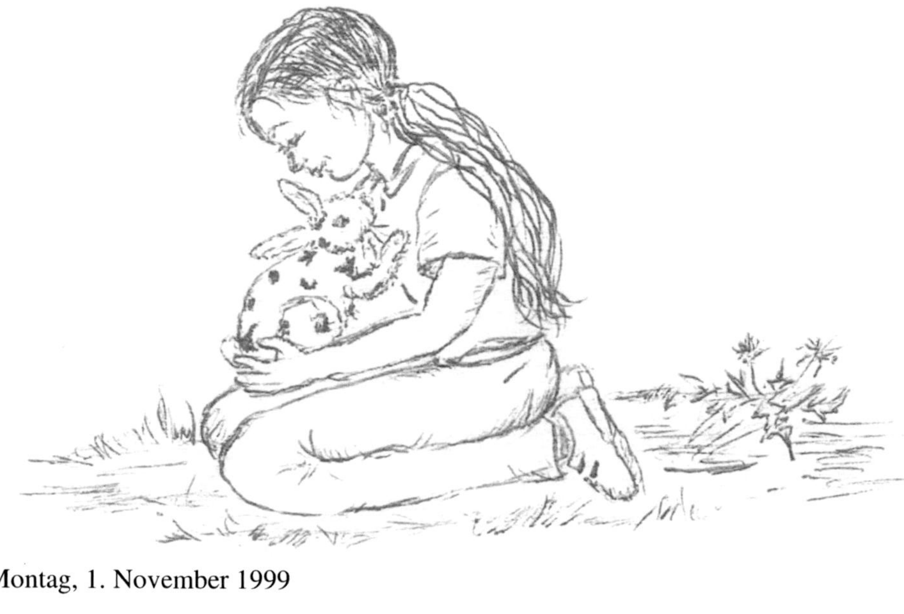

Montag, 1. November 1999

Unsere Kinderärztin schüttelt am Nachmittag den Kopf, als ich ihr von meinen Sorgen erzähle. Aufmerksam hat sie sich von Elisa ihre Geschichte schildern lassen. Das volle Wartezimmer draußen gerät in Vergessenheit. Behutsam bewegt die Ärztin Elisas Kopf in ihren Händen. Der geschwollene Lymphknoten ist nicht mehr sichtbar und wohl auch nicht mehr tastbar. Lange, lange untersucht sie mein Kind. Ich stehe aufgeregt neben der Untersuchungsliege und hoffe auf ein Ergebnis. Ein gutes Ergebnis, eines, das meine Ängste klein werden lässt. Das erste Mal habe ich das Gefühl, dass wir ernst genommen werden. Das erste Mal, seit sie krank geworden ist. Welche Diagnose wird die Kinderärztin stellen? Die Sprechstundenschwester hilft Elisa, sich aufzusetzen. Die beiden kennen sich schon seit Elisas Geburt. Tröstend streicht sie ihr über's Haar. Unsere Ärztin dreht nachdenklich ihren Kuli in der Hand. „Also, auch wenn alle Symptome und das, was Sie mir über den vermeintlichen Sportunfall erzählt haben zusammenpassen, so halte ich einen Schiefhals für unwahrscheinlich. Dazu dauert mir das Ganze zu lange. Verstehen Sie? Ein Schiefhals ist eine Sache von ein paar Tagen." Prüfend betrachtet sie meine Tochter, die jetzt auf der Liege sitzt und mit den Beinen baumelt. „Und nun?" Ich warte auf das Urteil der Ärztin. Die zieht sich einen Stuhl heran und nickt mir beruhigend zu. „Bevor wir jetzt weitere Schritte einleiten, möchte ich gern die Meinung meiner Kollegin aus der Orthopädie einholen. Das ist die Praxis gegenüber auf dem Flur. Ich möchte Sie bitten, sofort dort vorstellig zu werden. Anschließend kommen Sie und Elisa bitte gleich wieder zu mir zurück."
Von der netten Schwester erhalten wir eine Überweisung. Also wandern wir über den Flur in das nächste Wartezimmer, an die nächste Rezeption, um zu hören, was die Ärztin hier zu Elisas Schiefhals meint. Vorerst allerdings meint sie gar nichts. Zumindest kommt sie gar nicht erst dazu etwas zu meinen, da die genervt blickende Anmeldeschwester beschließt, dass wir kein Notfall sind. „Das Wartezimmer ist noch proppenvoll", teilt sie uns unfreundlich mit. „Und wir haben schließlich auch mal Feierabend." Den will ihr auch keiner streitig machen. Nur sind wir ja auch nicht gerade aus Langeweile hier. Noch bevor ich ihr den Grund unseres unangemeldeten Besuches erklären kann, fährt sie mir barsch über den Mund. „Kommen Sie morgen früh wieder! Als Schmerzpatient. Ab acht Uhr. Warten müssen Sie aber trotzdem." Das war deutlich.
Bloß nie krank werden. Wer weiß, wem man dann in die Hände fällt.

Dienstag, 2. November 1999

Nach dem Frühstück, was keinem richtig schmecken will, beginnt unsere Odyssee von neuem. Taxi bestellen, zum Arzt fahren, warten, warten und nochmals warten. Genervte Mitpatienten, ein ungelüftetes Wartezimmer und ein Kind, das

ausschaut, als wenn es jeden Moment vom Stuhl fällt. Auch hier vergehen Stunden, bis wir endlich dran sind. Eine knappe Begrüßung. Die Ärztin gibt Elisa nicht mal die Hand. Ich weiß, man soll Menschen nie von ihrem ersten Eindruck her beurteilen. Trotzdem ist sie mir sofort unsympathisch. Ein kurzer Blick fällt auf die Überweisung. „So, dann erzählen Sie mir bitte mal, weshalb Sie bei mir sind.“ Erneut erzählen wir unsere Geschichte. Von der Hausärztin zum Chirurgen, vom Chirurgen zur Hausärztin, von der Hausärztin zur Kinderärztin, von der Kinderärztin zur Orthopädin. Von der Orthopädin zum... Ja, wohin gehen wir wohl, wenn auch hier keiner dahinter kommt, was Elisa wirklich fehlt. Vielleicht zum Tierarzt? Das allerdings sage ich nicht laut. Die gute Frau sieht nicht so aus, als ob sie Spaß verstünde. Und was mich betrifft, so ist mein Sinn für Humor langsam aber sicher auch nicht mehr vorhanden. Das Ganze ist auch nicht mehr zum Lachen.
„Wieso so viele verschiedene Fachrichtungen?“, fragt sie. „Wieso?! Weil bis jetzt keiner etwas gefunden hat. Ganz im Gegenteil. Wir werden nur immer wieder vertröstet und abgewimmelt“, entgegne ich erbost. Die Ärztin hat sich meiner Tochter zugewandt. „Kannst du mir sagen, ob und wo du Schmerzen hast?“ – „Mein Kopf“, flüstert Elisa verstört. „Ich hab’ so dolle Kopfschmerzen, und mein ganzer Rücken tut auch weh.“ Wieder wird ihr Kopf hin und her bewegt, Hals und Nacken abgetastet. „Das ist alles vollkommen verspannt“, erklärt die Orthopädin. Und nachdem sie noch eine ganze Weile an meinem Kind herumgedrückt hat: „Akuter Schiefhals! Eindeutig. Kommen Sie mal her!“ Mit der freien Hand winkt sie mich heran. „Fühlen Sie das?“ Sie drückt meine Finger auf irgendeine imaginäre Stelle an Elisas Halswirbelsäule. Auch wenn ich überhaupt nichts tasten kann, nicke ich brav. Die Ärztin erzählt mir irgend etwas von einem C3 Wirbel links, spricht von irgendwelchen Verspannungen und Verhärtungen. Das einzige, was ich verstehe, ist die Tatsache, dass wir endlich jemanden gefunden haben, der Elisas Beschwerden richtig beurteilt. Auf meine Frage, warum sie aber über diese ständigen Kopfschmerzen und Übelkeit klagt, bekomme ich zur Antwort, dass Beschwerden, die von der Halswirbelsäule ausgehen, oftmals von den von uns genannten Symptomen begleitet werden. Das klingt sogar einleuchtend. „Und was geschieht nun?“ Abwartend mustere ich die Ärztin. Elisa darf sich wieder anziehen. „Ihre Tochter bekommt von mir jetzt drei Injektionen im Abstand von je einem Tag. Dieses Medikament wird helfen, die Verspannung und die Blockade zu lösen. Die erste Spritze bekommt sie jetzt und die nächste wie gesagt...“, ihr Blick geht zum Kalender auf ihrem Schreibtisch, „die nächste bekommt sie dann am Donnerstag. Das ist der vierte November. Die Schwester gibt Ihnen draußen noch ein Kärtchen mit der Uhrzeit mit.“
Elisa kneift die Augen zusammen, als die Ärztin sich mit der Spritze hinter sie stellt. „Das ist nur ein ganz kleiner Piecks. Gleich überstanden“, tröstet sie mein Kind. Trotzdem tut es weh. „Weiterhin verschreibe ich Ihrer Tochter eine

maßgefertigte Halsmanschette. Dazu müssten Sie dann zum Orthopädiemechaniker fahren. Es ist wichtig, dass du diese Halskrawatte so häufig wie möglich trägst!", sagt sie zu Elisa. „Möglichst den ganzen Tag. Um so konsequenter du die Manschette trägst, um so schneller geht es dir wieder besser." Sie setzt sich zurück an ihren Schreibtisch und beginnt zu schreiben. „Was hat das Mädchen bis jetzt gegen die Schmerzen bekommen?", fragt sie ohne aufzuschauen. „Nichts", sage ich und hebe die Schultern. „Bis jetzt ist ja nicht mal einer der Ärzte auf die Idee gekommen, dass sie Schmerzen haben könnte. Außer der Kinderärztin hat uns ja keiner so richtig geglaubt." Die Orthopädin holt tief Luft. „Das Kind hat keinerlei Schmerzmittel bekommen?", fragt sie mit hochgezogenen Augenbrauen und einem Tonfall, als hätte ich die Schmerztabletten selber gefressen. Eine Antwort darauf verkneife ich mir. Soll sie sich doch mit ihren fantasievollen Kollegen und Kolleginnen streiten. Schließlich hatten die ja die tollsten Vermutungen, was Elisas Schiefhals betraf. Und ein Kind, dem unterstellt wird, sich den ganzen Mist nur einzubilden, um ein paar Tage blau zu machen, tja, solch einem Kind verschreibt auch kein Mensch ein Schmerzmittel. Mit einem Rezept für den Orthopädiemechaniker und einem neuen Termin für den kommenden Donnerstag verabschieden wir uns. Draußen nehme ich mein Kind in den Arm. „Siehst du, nun wird alles wieder gut", versichere ich ihr glücklich. Elisas Augen füllen sich mit Tränen. Ungläubig schüttelt sie den Kopf. „Versprichst du mir das?" – „Ja, das verspreche ich dir."

Mittwoch, 3. November 1999

Während ich das Abendbrotgeschirr zusammenstelle und zuschaue, wie das Wasser in die Spüle läuft, klingelt das Telefon. „Gehst du mal bitte ran, Lise? Das ist sowieso für dich." Bei uns klingelt es den ganzen Tag. In den seltensten Fällen ist der Anruf für mich. „Hallo, hier ist Elisa", höre ich ihre Stimme, als sie sich meldet. Ich stecke meinen Kopf durch die Küchentür um zu hören, mit wem sie spricht. Mit dem Hörer am Ohr dreht sie sich zu mir um und lächelt. Ein Strahlen zieht über ihr Gesicht. Kurz deckt sie mit der Hand die Muschel ab und flüstert: „Es ist Sam." Sam, der bulgarische Musiker, der mit wunderschönen langen Haaren, zum Himmel schreiend hässlichen Jacketts und mit einer Mischung aus Liebenswürdigkeit, Laxheit und der dazu gehörigen Portion Egoismus durch unser Leben spaziert. Immer öfter erinnert er mich an einen Schokoladenhohlkörper. Außen eine glitzernd bunte Verpackung, die neugierig auf das darunter macht. Und wenn man hineinbeißt – nichts als Luft! Elisa liebt ihn. Abgöttisch, vorbehaltlos. Sie sieht in ihm den Vater, den sie sich immer gewünscht hat. Dass er, zumindest was die Haarpracht und sein künstlerisches Talent anbelangt, durchaus ihren geliebten Kellys Konkurrenz machen könnte,

macht die Sache um so schöner. Später, als ich auf der Suche nach einer Antwort in ihrem Tagebuch lese, als ich mich auf den Weg mache um sie wiederzufinden, später, erst da begreife ich, wie sehr sie ihn wirklich geliebt hat. Sie träumte von einer richtigen Familie für sich. Eine Familie mit Vater, Mutter und Kindern. Bis heute weiß ich nicht, ob er überhaupt begriffen hat, was er für dieses Kind gewesen ist.
Elisa liegt auf ihrem Bett und schaut sich Fotos an. „Es wäre schön, wenn wir eine richtige Familie wären", sagt sie versonnen. In ihren Augen spiegelt sich eine kleine Sehnsucht wieder. Eine richtige Familie! Das ist mit Sicherheit das Letzte, was sich unser guter Onkel Sam wünscht. Sein Sinn für Familienleben beschränkt sich auf einen gedeckten Tisch und ein weiches Bett nebst weiblichem Inhalt. Hat er davon genug, dann nimmt er seine Gitarre und ist fort. Für die Wünsche eines kleinen Mädchens ist da kein Platz. Elisa dreht sich zur Seite und stützt ihren noch immer schiefen Kopf auf. „Aber schön wäre es trotzdem", sagt sie, so als hätte sie meine Gedanken gelesen. „Ihr könntet heiraten, und dann könntest du noch ein Baby bekommen. Dann hätte ich endlich auch Geschwister, so wie alle anderen." Ich setze mich zu ihr auf die Liege und zupfe nachdenklich in ihren Haaren. „Ach, weißt du, Lise", sage ich leise. „Jetzt bin ich schon viel zu alt... "
„Ja, ja. Ich weiß", unterbricht sie mich. „Du bist zu alt für ein Baby. Ich bin jetzt schon so groß. Und außerdem haben wir gerade einen so guten Job. Das kenn‘ ich schon! Hast du mir übrigens schon tausendmal erzählt." Unwirsch legt sie die Stirn in Falten. „Vielleicht hast du ja Recht, Mama. Trotzdem finde ich das Quatsch. Es kann gar nichts wichtigeres geben, als wenn ein Baby geboren wird. Und wenn du noch lange rumwunderst, dann bist du wirklich zu alt!"

In der Nacht schrecke ich hoch. Vielleicht ist es ein böser Traum, der mich hat aus dem Schlaf fahren lassen. Ein paar Sekunden brauche ich, um mich überhaupt orientieren zu können. Als sich meine Augen an das Dunkel gewöhnt haben, sehe ich, dass Elisa wach ist. Reglos, in ihre Decke gewickelt, sitzt sie mit angezogenen Beinen im Bett. Verschlafen setze ich mich ebenfalls auf. „Lise, was ist denn? Was machst du denn da mitten in der Nacht?" Verwundert betrachte ich mein Kind, das mir kein bisschen müde vorkommt. „Ich schau' dich an", sagt sie leise. „Weißt du, dass du ganz schön aussiehst, wenn du schläfst?" – „Nur wenn ich schlafe?" Sie lacht nicht über meinen Scherz. Stattdessen sieht sie mich an. Irgendwie nachdenklich. Irgendwie traurig. „Guck mal, siehst du die Sterne da oben? Der ganze Himmel ist voll davon. Ich glaub‘, soviel waren es noch nie." Im Dunkeln tastet sie nach meiner Hand. „Und schau‘ mal. Unser Hamsterstern. Kannst du den sehen? Wie der funkelt. Als wenn man eine Taschenlampe an- und ausknipst." Ich nicke. Unsere Blicke suchen den nächtlichen Himmel ab. Der Hamsterstern. Für einen Moment wandern meine Gedanken zurück zu dem kleinen Hamster Max-Lotte. Ein kleines graues Fellbündel, das eines Tages einfach zur Familie gehörte. Als er im Frühjahr starb, habe ich den Hamsterstern erfunden. Zum Trost. Als etwas, was das Sterben nicht so endgültig machen sollte. „Meinst du, dass er uns jetzt sehen kann, der Max-Lotte?", fragt Elisa. Wieder nicke ich. „Ja, ich glaub' schon. Ich hab' dir doch erzählt, wie das mit der Seele ist." Wir schweigen beide in den nächtlichen Himmel. „Manchmal bin ich immer noch traurig, wenn ich an Lotte denke. Du auch, Mama?" – „Ja, ich auch. Sehr sogar." Wieder Schweigen. Dann sagt sie plötzlich: „Ob er seine Familie wirklich wiedergefunden hat?" Ich schaue lange auf den kleinen Blinkerstern. „Ich hoffe es, Lise, ich hoffe es." – „Ich frag' das nur", sagt sie auf einmal, „weil es irgendwie ein schöner Gedanke ist, dass man, wenn man stirbt, wieder mit allen zusammenkommt, die man lieb gehabt hat. Ich bin die Jüngste von unserer Familie, und theoretisch ja auch die Letzte, die dann übrig bleibt. Irgendwie ist es ja auch doof, wenn man der Letzte ist. Dann ist man vorher ja so lange alleine, ich meine, wenn alle anderen schon nicht mehr da sind. Aber wenn ich dann weiß, dass ihr alle auf mich wartet und euch freut, dann ist das vielleicht doch nicht so schlimm. Findest du nicht?" Noch bevor sie zu Ende gesprochen hat, bin ich auf ihre Betthälfte gerutscht. Doch als ich sie in die Arme nehmen will, wehrt sie die Umarmung behutsam ab. Ich kann ihre Augen im Dunkeln nicht sehen, aber ich spüre, dass sie auf eine Antwort wartet. „Weißt du, was ich finde?" frage ich. „Ich finde, dass du im Moment viel zuviel traurige Gedanken hast. Ich bin auch traurig, dass Max-Lotte nicht mehr hier bei uns ist. Aber er war krank, Lisekind. Er war krank und sehr alt. Aber wir beide, Sternchen, wir beide sind weder alt noch krank. Gut, du hast jetzt gerade Kummer wegen deinem schiefen Kopf. Aber an einem Schiefhals stirbt man nicht. Und außerdem haben wir beide noch ´ne Menge vor in unserem Leben. Sterben können wir, wenn wir alt sind. Und dann, da bin ich mir ganz sicher, dann sind wir alle wieder beieinander. Alle, die wir uns lieb gehabt haben." Sie schweigt. Ihre langen Haare sind nach vorn gefallen und versperren jeden Blick auf ihr Gesicht. „Wir leben Lise", versuche ich es noch einmal. „Und wenn du erst wieder gesund bist, machen wir die tollsten Dinge der Welt. Ja? Wir fahren im nächsten Sommer nach Spanien. Ans Meer, hörst du? Und wir machen Purzelbäume im Schnee, und stehen auf einer Wiese voller Butterblumen auf dem Kopf. Und wir machen zusammen Musik. Und wir lachen und lachen und lachen; und dann freuen wir uns, dass wir uns so lieb haben. Wir haben mindestens noch hundert Jahre Zeit vor uns! Hundert Jahre und mehr." Sie dreht sich langsam zu mir um. „Hundert Jahre", sagt sie leise, „hundert Jahre wären schon schön, Mutti." Und da erst sehe ich, dass sie weint.

Sie hat es gewusst. Heute bin ich mir ganz sicher, dass sie es gewusst hat. Vielleicht nicht das ganze Ausmaß ihres Krankseins. Vielleicht hat sie in dieser Nacht die gleiche Ahnung gehabt, die mich durch unser ganzes gemeinsames Leben begleitet hat. Sie hat es gewusst. Und so liegen wir in dieser letzten gemeinsamen Nacht, die uns noch bleibt, zusammengekuschelt in unserem Bett. Einer ganz nahe dem anderen. Sie, mit ihrer Ahnung vom Abschied, und ich, mit meinem Traum vom Leben.

Donnerstag, 4. November 1999

Wir haben beide nicht geschlafen in der Nacht. Unruhig haben wir uns hin und her gedreht, immer in der Hoffnung, der andere würde es nicht bemerken. An ihrem Atmen habe ich gehört, dass sie nicht schläft. Und sie? Sie hat sich ein paar Mal auf die Seite gedreht und mich angesehen. Ich habe ihren Blick mehr geahnt, als dass ich ihre Augen in der Dunkelheit gesehen habe. Was mag sie gedacht haben, in dieser letzten Nacht? Und so finden sich unsere Hände im Schutz der Dunkelheit, halten sich aneinander fest und lassen sich auch nicht los, als der Morgen anbricht.
„Hast du ein bisschen geschlafen?", frage ich leise. „Nein. Du?" – „Nein."
Der Lärm der erwachenden Großstadt dringt bis in unser Zimmer unter dem Dach. Ich schiebe die Bettdecke beiseite und trete langsam ans Fenster. Auf dem Dach gegenüber sitzen die Krähen. Von irgendwoher hört man das schrille Pfeifen eines Wasserkessels. In den Fenstern im Haus gegenüber gehen nach und nach die ersten Lichter an. Radios werden angeschaltet, Kaffeemaschinen in Gang gesetzt, Pausenbrote für Mann und Kinder geschmiert. Neben der Klospülung rauscht die Dusche. Der Morgen duftet nach Raureif auf den Zweigen der Bäume, nach frischen Brötchen, und ein kleines bisschen schon nach Weihnachten. Ich lasse die Gardine wieder zurückfallen und drehe mich zu Elisa. „Was magst du denn frühstücken? Oder möchtest du noch ein bisschen schlafen? Dann fahren wir einfach etwas später zur Ärztin. Warten müssen wir da so oder so." Mit einer matten Handbewegung winkt sie mich zu sich zurück ins Bett. „Ich möchte da heute nicht hingehen, Mutti", flüstert sie. „Lass uns da nicht mehr hingehen."
Für einen Augenblick weiß ich überhaupt nicht, was ich sagen soll. „Aber du brauchst doch deine Spritze!" Abwertend winkt sie ab. „Das ist doch alles Scheiße, Mensch. Die hat doch überhaupt nichts gebracht. Ich kann meinen Kopf kein Stück gerader machen als vorher. Und besser geht es mir auch nicht. Lass uns zu Hause bleiben. Ja, Mutti? Bitte!" Ratlos stehe ich neben ihrem Bett. Das Kaninchen Emilie beginnt am Gürtel meines Bademantels zu zupfen. Es hat Hunger und kann nicht verstehen, weshalb sich keiner kümmert. Fahrig streiche ich über die weichen Hasenohren. „Gleich, meiner Kleiner. Du bekommst gleich dein Futter." Ich wende mich wieder meinem Kind zu. „Und du? Was mach' ich denn jetzt mit dir? Sternchen, ich versteh ja, dass dir das alles zuviel ist. Diese ständige Arztfahrerei und so. Aber du brauchst doch diese Spritze. Du hast doch gehört, was die Ärztin gesagt hat". – „Was die gesagt hat?", fährt sie mir wütend

über den Mund. „Was die gesagt hat?! Nach achtundvierzig Stunden sollte es doch besser werden. Und nun guck' mich mal an. Nichts ist besser! Nichts!" Die Tränen kullern über ihr Gesicht. „Lise, du darfst nicht denken..." Ihre Augen werden ganz schmal. „Weißt du, was ich mittlerweile denke, Mutti? Willst du das wissen? Ich denke, dass die alle keine Ahnung haben. Alle wie sie sind. Jeder probiert irgendwas aus und wenn es nicht funktioniert, dann schicken sie uns wo anders hin. Ich hab´ die Schnauze voll! Restlos! Wir sind doch keine Versuchskaninchen." Ich sitze auf ihrem Bett und schweige. Im Stillen muss ich ihr Recht geben. Zu meiner Befürchtung, dass uns zu Anfang keiner so richtig glauben wollte, kommt jetzt noch der nicht mehr wegzuschiebende Gedanke, dass die allesamt wirklich keine Ahnung haben. Wir wandern noch immer von Arzt zu Arzt, und noch immer hat keiner herausgefunden, was wirklich der Auslöser für Elisas Schiefhals ist. Im Endeffekt will niemand den schwarzen Peter haben. Jeder schiebt die ungeliebte Karte weiter.

Auch später wird keiner der Ärzte zugeben, vielleicht etwas übersehen zu haben. Lediglich die Kinderärztin ist es letztendlich, die handelt. Wären wir nur gleich zu ihr gegangen. Stattdessen haben wir Zeit verschenkt, kostbare Zeit, die Elisa vielleicht das Leben gerettet hätte. Ach, wären wir nur gleich zur Kinderärztin gegangen!
Mir wird die Schuld bleiben. Dieses ewig quälende Schuldgefühl mein Kind zu den falschen Leuten gebracht zu haben. Und dabei hätte es nur eines Blutbildes bedurft. Ein popliges kleines Blutbild. Und uns wäre vielleicht soviel erspart geblieben.

„Bitte Sternchen", flüstere ich in Elisas Ohr. „Bitte lass uns heute noch einmal dahin gehen. Nur noch einmal. Und wenn diese Spritze auch nichts bringt, dann gehen wir woanders hin. Wir finden einen Arzt, der uns hilft. Ich hab's dir doch versprochen."
In der Küche setze ich Teewasser auf. Ich habe mir Mühe gegeben, den Tisch besonders schön zu decken. Gerade, als ich das kleine Teelicht in der Mitte anzünden will, sehe ich Elisa in der Küchentür stehen. Sie steht da barfuss, das T-Shirt bis zu den Knien, die langen Haare offen, bis auf die Hüften fallend. Sie hat den Kopf an den Türrahmen gelehnt und schaut auf mein morgendliches Kunstwerk. „Schön, Mutti. Das sieht aber schön aus", sagt sie leise. „Komm!" Ich greife nach ihrer Hand und ziehe sie behutsam zu ihrem Platz. Das kleine Teelicht flackert und zaubert Schatten auf ihr Gesicht. „Du, Mutti? Lass doch das Frühstück. Ich hab' gar keinen Hunger. Setz' dich lieber her zu mir." Das Messer, mit dem ich gerade das Brötchen aufschneiden wollte, rutscht aus meiner Hand. „Was hast du denn, Lischen?" Sie streckt die Hand nach mir aus. „Nimmst du mich mal in den Arm?"

Das Teelicht brennt langsam nieder, die Brötchen werden hart und der Tee in der Tasse kalt. Sie hat die Arme um meinen Hals gelegt, ganz fest. Ich kann ihr Gesicht nicht sehen, nur ihren Herzschlag spüren unter der Haut und dem weichen, roten T-Shirt. Es ist so still, dass man nur das Möhren schnurpsende Kaninchen hören kann.

Wir werden nie wieder hier zusammen am Tisch sitzen. Wir werden nie wieder hier zusammen frühstücken. Und wir werden nie wieder an diesem Tisch lachen. Und Monate später werde ich diesen Tisch und die Stühle zerschlagen, weil ich den leeren Platz mit all seinen Erinnerungen nicht mehr ertragen kann. Wir werden nie wieder...
Sie hat es gewusst! An diesem Morgen vielleicht noch mehr als in der vergangenen Nacht. Sie hat es gewusst!

Wenig später sind wir aufbruchbereit. Die Zeit drängt. Auf dem kleinen Flurregal liegt der Wohnungsschlüssel. Beinahe vergessen. „Komm, Sternchen. Lass uns gehen.“ Ungeduldig klappere ich mit den Schlüsseln. Elisa greift nach ihrer Tasche. Gerade, als ich die Tür zuziehen will, bleibt sie stehen und schaut noch einmal zurück. Ein letzter Blick in ihr Zimmer. Ihr Bett. Der Schreibtisch, auf dem sich Bücher, „BRAVOS“ und Notenhefte stapeln. Tausende kleine Kinkerlitzchen, an denen das Herz eines dreizehnjährigen Mädchens so hängt. Der Käfig mit dem Kaninchen Emilie. An den Wänden unzählige Poster der Kelly-Family. Auf dem Boden ihre Jeansjacke und die Gitarre. Und sie steht einfach nur da und schaut. „Was ist denn, Lise?“ Ungeduldig zupfe ich an ihrem Ärmel. „Wir kommen zu spät. Hast du noch irgendwas vergessen?“ Sie schüttelt den Kopf. Ein letzter Blick zurück. „Ne. Lass uns gehen, Mutti!“ Die Tür fällt ins Schloss. Langsam gehen wir die Treppen hinunter. Sie wird nicht mehr zurückkommen. Und wenn ich in diese leere Wohnung zurückkehren werde, wird alles anders sein.

Unsere Kinderärztin wird ernst, als wir ihr gegenübersitzen. Wieder sind wir bei ihr gelandet, weil die Orthopädin jetzt der Meinung ist, dass es sich doch nicht um einen Schiefhals handelt. Ich kämpfe mit den Tränen, als sie mir die Krankenhauseinweisung reicht. Tröstend drückt sie meine Hand. „Ich möchte Elisa jetzt doch gern in die Klinik einweisen. Ihr gesamter Gesundheitszustand gefällt mir nicht. Meine Kollegin in der Orthopädie ist jetzt auch der Meinung, dass das mal stationär abgeklärt werden muss.“ Also, jetzt doch kein Schiefhals? Ich verstehe die Welt nicht mehr. „Im Krankenhaus haben wir mehr Möglichkeiten, Elisa besser und gezielter zu helfen“, versucht sie uns zu beruhigen. „Aus diesem Grund haben wir jetzt auch nichts weiter unternommen. Ein Blutbild und alle erforderlichen Laboruntersuchungen werden jetzt sowieso in der Klinik gemacht.“ Die Schwester hat bereits den Krankentransport bestellt, der auch kurz darauf eintrifft. Der Rettungsassistent lässt sich die erforderlichen Papiere aushändigen und blickt kurz zu uns ins Behandlungszimmer. „Kannst du aufstehen? Oder sollen wir lieber mit der Trage kommen?“ – „Lieber tragen“, flüstert Elisa. „Meine Beine sind so wackelig auf einmal.“ Von diesem Moment an kann sie nicht mehr laufen. Vor der Haustür wartet der Krankenwagen. An der Haltestelle gegenüber drängen sich die Schulkinder aus dem nahegelegenen Gymnasium. Neugierige Blicke werfen sie uns herüber. Für sie ist es ein ganz normaler Tag. Endlich Schulschluss. Die Sonne scheint wie verrückt, als der Krankenwagen mit uns davonfährt. „Wir bringen sie erst einmal auf die Neurologie“, sagt der Fahrer mit Blick auf die Papiere. Als wir an einer Ampel auf grün warten, dreht er sich flüchtig zu uns um. „Das wird schon wieder.“ Dieser simple kleine Satz tut gut. Ich brauche jetzt von irgendwem eine Bestätigung. Es wird alles wieder gut. Ich klammere mich wie ein kleines Kind an diese Worte. Es wird alles wieder gut. Es muss wieder gut werden! Es muss! Elisa schweigt. Sie schaut durch die in halber Höhe mattierten Fenster in den Himmel. Man kann nur einen ganz kleinen Ausschnitt von der Welt da draußen sehen. Wolkenfetzen, Bäume, ein Bruchteil des Lebens fliegt an uns vorbei.

Als wir in der Kinderklinik eintreffen, hat sie noch immer kein Wort gesprochen. Während die beiden Männer die fahrbare Trage über einen endlos langen Flur rollen, laufe ich völlig durch den Wind nebenher und halte Elisas Hand. Oder bin ich diejenige, die jetzt Halt braucht? Hinter einer Glastür empfängt uns eine Schwester. Ein Arzt kommt hinzu und reicht uns die Hand. Mit einem Blick überfliegt er die Einweisungspapiere. „Sofort Labor“, weist er an, und ehe ich mich versehe, sind die Schwestern mit Elisa in einem Behandlungszimmer verschwunden. Ratlos stehe ich allein auf der Wartefläche. Wieder warten. Der Zeiger der großen Wanduhr zerhackt langsam die Zeit. Aus der Ferne hört man ein Kind weinen. Ein klägliches, dünnes Stimmchen. Ansonsten nur Stille. Soviel Stille, dass man fast davon verrückt wird. Der dicke, schwarze Zeiger kriecht müde über das Zifferblatt. Warum brauchen die bloß so lange? Als ich Schritte auf dem Gang höre, springe ich von meinem Stuhl. Elisa? Nur ein einzelner Arzt ist aus dem Zimmer gekommen und geht langsam in Richtung Treppenaufgang. Mit klopfendem Herzen laufe ich hinter ihm her. „Herr Doktor? Bitte, wie geht es meiner Tochter? Können Sie schon was sagen?“
Der junge Mann hebt entschuldigend die Hände. „Oh, tut mir leid. Aber ich bin gar kein Doktor. Noch nicht. Bis jetzt habe ich es nur bis zum Pfleger gebracht. Ich bin auch gar nicht von dieser Station.“ Er lacht. „Melden Sie sich doch drüben im Schwesternzimmer. Die können Ihnen sicher eher Auskunft geben.“ – „Aber..., aber Sie waren doch eben da, im Zimmer. Sie müssen doch wissen, was mit meiner Tochter ist!“ Für einen Moment schaut er mich an. Die Fröhlichkeit ist

mit einem Schlag aus seinem Gesicht verschwunden. „Die Elisa ist Ihre Tochter?“ Ja, klar ist sie meine Tochter. Warum guckt der denn auf einmal so komisch? „Der Doktor kommt bestimmt gleich zu Ihnen. Alles Gute.“ Abrupt dreht er sich um und geht durch den Gang davon. Sprachlos starre ich ihm nach. Der weiß etwas, geht es mir durch den Kopf. Der weiß etwas und hat es nicht sagen wollen. Wenig später öffnet sich die Tür erneut. Diesmal ist es der richtige Arzt. „Bitte, bitte bleiben Sie doch sitzen“, sagt er beruhigend, als er mich aufspringen sieht. Er zieht sich einen Stuhl heran und setzt sich zu mir. Vorhin hatte er mich gebeten, ihm in kurzen Notizen Elisas Krankheitsverlauf zu schildern. Jetzt hält er diesen Zettel nachdenklich in den Händen. „Ja, da waren Sie ja schon bei einigen Kollegen mit der Elisa.“ – „Ja. Hab‘ ich ja alles aufgeschrieben. Nur gebracht, gebracht hat das alles bis jetzt nichts. Bis auf die Kinderärztin hat uns kein Mensch ernst genommen. Und Sie.. Sie haben jetzt etwas gefunden?“ Der Arzt blickt mich prüfend an. „Ja.“ – „Ja? Und was? Ich meine.. ich meine, was Schlimmes?“ Wieder dieser prüfende Blick. Ich fühle mich wie ein kleines Kind mitten im Winter, allein auf einem zugefrorenen Teich. Ganz allein in der Mitte sitzend, das Ufer unerreichbar fern und die Eisdecke ist nur hauchdünn. Nur eine einzige unkontrollierte Bewegung und sie bricht unter mir weg. Der Doktor atmet tief durch. „Ja, es ist so, dass wir die Elisa erst einmal gründlich durchgecheckt haben. Röntgen, Labor, Ultraschall. Eben alles was so dazugehört.“ Ich nicke und wage kaum Luft zu holen. „Und?“

„Es ist so, dass allein der Tastbefund im Bauchraum – Leber und Milz sind sehr stark vergrößert – ... also dieser Tastbefund weist darauf hin, dass es sich bei Elisa möglicherweise um eine Erkrankung des Blutes handelt. Das Blutbild selbst lässt leider keinen Zweifel.“ Die Eisdecke unter mir bekommt Risse. Kleine haarfeine Risse. Wie dünne Spinnenbeine ziehen sie sich durch den Boden. Immer schneller, immer mehr. Mir ist schlecht. Für einen Moment legt der Arzt seine Hand auf meinen Arm. In meinem Kopf beginnt eine riesige Glocke zu schlagen. „Ihre Tochter leidet an einer Leukämie.“ Der Boden unter mir reißt auf, das Eis bricht mit einem grausigen Knirschen. Mit ganz weißen Fingerknöcheln klammere ich mich an der Tischkante fest, bewahre mich vor dem Sturz ins Dunkel. Oh, mein Gott! Wer soll das ertragen? Leukämie! Das ist Krebs. Mein Kind, meine Königin, meine wunderschöne kleine Elisa. Ich werde verrückt! Ganz klar. Ich muss verrückt werden. Wenn ich es nicht schon bin. Elisa. Um Gottes Willen! Elisa.

„Sie wissen, was das heißt?“ Ich nicke verzweifelt. Dabei habe ich nicht mal den Bruchteil einer Ahnung, was es tatsächlich bedeutet. Niemand, der es vorher nicht erlebt hat, kann sich vorstellen, was da auf ihn zukommt. Leukämie: Blutkrebs, Chemotherapie, Haarausfall, lange schwere Zeit für Patient und Angehörige und am Ende Heilung. Das sind die einzigen wenigen Begriffe, die mir dazu einfallen. Was diese Diagnose letztendlich wirklich bedeutet, in all ihrer harten und

grausamen Konsequenz, das kann ich mir in meinen schlimmsten Fantasien nicht ausmalen. Und wahrscheinlich ist das auch gut so. Wer hätte sonst noch die Kraft zu kämpfen!
Der Arzt schüttelt leicht meinen Arm. „Wollen Sie es ihr sagen oder soll ich das tun?“ Dieser Satz holt mich schlagartig zurück in die Wirklichkeit. „Sie wollen was?“ Ich glaube, nicht richtig zu hören. Fast bin ich versucht, den Arzt zu fragen, ob er den Verstand verloren hat. „Sie wollen ihr das sagen?“ Fassungslos schüttele ich den Kopf und weise mit der Hand auf die Zimmertür, hinter der mein Kind liegt. „Sie wollen, dass ich jetzt da hinein gehe und ihr sage, dass sie.. dass sie Krebs hat?“ Der Arzt schaut mich mitleidig an. „Die Elisa muss wissen wie krank sie ist.“ „Aber...“ – „Nein, kein aber! Schauen Sie, Ihre Tochter ist doch ein kluges Mädchen. Wenn sie jetzt auf die Onkologie verlegt wird, wird sie auf Kinder treffen, die bereits durch die Chemotherapie gezeichnet sind. Kinder, die ihre Haare verloren haben. Ich denke, Sie verstehen mich schon.“ Ich versteh' überhaupt nichts mehr. Am liebsten würde ich mir die Ohren zuhalten. Mein Gegenüber versucht es noch einmal. „Elisa wird sich ihre eigenen Gedanken machen. Sie wird mit Gleichbetroffenen ins Gespräch kommen. Und wenn sie dann merkt, dass Sie sie belogen haben, Frau Kückelhaus, dann glaubt sie Ihnen nicht mehr. Und sie muss uns und Ihnen vertrauen, hören Sie? Wenn nicht, stellt das die ganze Therapie in Frage.“ Er hat eindringlich gesprochen, fast beschwörend. Trotzdem verlangt er etwas fast Unmögliches von mir. „Dann haben ja all die Diagnosen gar nicht gestimmt! Alles verkehrt! Dann war das ja alles umsonst“, sage ich verzweifelt und weise auf Elisas Halsmanschette, die der Arzt vor sich auf dem Tisch zu liegen hat. Traurig zieht er die Schultern hoch. „Ja also, das Ding können Sie wohl wegschmeißen“. – „Und was passiert jetzt mit uns?“, frage ich unsicher. Der Arzt sieht nachdenklich aus. „Wenn sich Elisa ein wenig erholt hat, verlegen wir sie auf die onkologische Kinderstation. Ich denke, wir bekommen im Laufe des Nachmittags einen Krankentransport. Diese Abteilung ist leider nicht hier im Klinikbereich.“ Fassungslos habe ich ihm zugehört. Onkologische Kinderstation. Es gibt eine ganze Station mit krebskranken Kindern? Und inmitten dieser Kinder meine Elisa. Nach und nach gehen die ersten Lichter in meinem Kopf aus. Ein Gefühl, als ob der Verstand auf Sparflamme brennt. Ich kann nichts mehr fragen und ich kann auch nichts Zusammenhängendes mehr denken. ELISA HAT KREBS! Auf einmal fällt mir die junge Frau im Rollstuhl ein, der wir vor wenigen Tagen begegnet sind. „Warum hat die denn keine Haare?“, hatte mein Kind gefragt. Und ich hatte erzählt: von Krebs und Chemotherapie und davon, dass man wieder gesund wird. Ich hatte all das, was ich da sagte, tatsächlich geglaubt. Und ich hatte gesagt, dass wir gar nicht darüber nachdenken wollten. Krebs, das war ein Thema, von dem ich nichts hören wollte. Krebs, das war etwas, was all die anderen hatten. Die anderen, nicht wir! Und nun? So schnell hat uns das Schicksal eingeholt.

Die Schwestern schieben Elisa auf einer Trage hinaus auf den Gang. Erschrocken blicke ich in ihr Gesicht, das mit einem Mal alles kindliche verloren hat. Unsere Blicke treffen sich. Sie weiß ja die Wahrheit längst, schießt es mir durch den Kopf. Sie weiß es, auch wenn es noch niemand ausgesprochen hat. Stumm und mit unbewegter Miene lauscht sie dem Arzt, der das Schwere nicht leichter und das Unfassbare nicht begreiflich machen kann. Noch während er behutsam nach den richtigen Worten sucht, entzieht sie ihm ihre Hand. Und ganz langsam wandert diese kleine Hand zu ihren Haaren. Die ganze Zeit, während er spricht, umklammern diese kleinen weißen Finger ihr Haar. So, als wenn sie sich daran festhalten wollte. Der Doktor schweigt irgendwann. Vielleicht hofft er auf eine Frage, auf eine Reaktion, auf eben irgend etwas. Aber nichts. Vielleicht hat er Tränen erwartet, Verzweiflung, alles, nur eben nicht dieses Schweigen.

Und ich kann immer nur auf diese kleine Hand schauen, diese kleine Hand, die die Haare festhält. Diese weichen, goldenen Haare sind ihr ganzer Stolz. Manchmal, abends vor dem Spiegel, habe ich sie ihr eingedreht, diese wunderschönen Haare. Und am nächsten Morgen stand sie dann in der Küchentür, die weichen, engelhaften Locken bis auf die Hüften fallend. Wenn die ersten Sonnenstrahlen eines neuen Tages auf sie fielen, dann erschien sie mir wie aus einer anderen Welt. Eine Prinzessin aus einem Märchen, das nur für uns beide geschrieben war. Eine verwunschene Fee, auf die Erde gekommen zu einem Zeitpunkt, als ich nichts nötiger brauchte als sie. Auf die Erde gekommen, um mich ein Stück auf meinem damals verlaufenen Lebensweg zu begleiten. Auf die Erde gekommen, um mir das zu geben, was wohl das größte Geschenk des Lebens ist.
Elisa. Meine Fee mit den wunderschönsten blauen Augen, in die ich je gesehen habe. Mit den unendlich längsten Haaren, die ich je berührt habe. Mit der tiefsten und ehrlichsten Liebe, der ich je begegnet bin. Elisa. An einem Sommertag im Juni in mein Leben gekommen. Feen leben nicht ewig. Sie brauchen Licht und Wärme und den Duft des Sommers. Wenn der Winter Einzug hält, mit Schnee und Eis, wenn der Frost in den Zweigen der Bäume knackt, der See still und zugefroren vor sich hinzuträumen scheint und auf der Seele Eisblumen wachsen, dann sterben sie.

Mein Blick fällt auf den kleinen Abreißkalender an der Wand: Vierter November. Mit diesem Tag endet mein Empfinden für Raum und Zeit. Die Tage, die jetzt noch kommen, werden Tage sein, getragen von Schmerz und Verzweiflung, Wut und Hoffnung. Diese letzten Wochen werden ausgefüllt sein von einem Leben, das keins mehr ist, und von einem Sterben, das noch keins sein darf. Es wird unwichtig sein, ob es Morgen oder Abend, Montag oder Sonntag ist. All diese Tage haben ein gleiches trauriges Gesicht. Und doch sind sie ein einzigartiges

Geschenk. Und inmitten dieser Tragödie Elisa, die begonnen hat, ein unsichtbares Bild zu zeichnen. Ein Bild, das mir den Weg in ein anderes Leben zeigen soll – in ein Leben ohne sie.

Teil II
Lass mich doch einfach mit den Vögeln zieh'n!
Vom Tod und Abschiednehmen

Sonnenpünktchen hinter Gittern

Der Krankenwagen fährt mit uns durch die Stadt. Überfüllte Straßen, verstopft mit Autos im Feierabendverkehr. Gehetzte Menschen mit vollen Einkaufstüten, Menschen, die von der Arbeit kommen. Kinder, die der Herbstwind an den Haaren zieht. Und ganz normale Menschen, die nach einem ganz normalen Tag auf dem Weg nach Hause sind. Nach Hause.

Auf dem Innenhof des Klinikgeländes hält der Wagen. Erschrocken stehe ich vor der alten grauen Villa. Mein Blick fällt auf ein vergittertes Kellerfenster. Hinter dem blinden Fensterglas leuchtet eine kleine gelbe Sonne aus Tonpapier. Eine gelbe Sonne mit wackeligen Strahlen, gebastelt von einer kleinen Kinderhand. Sie wirkt so traurig, diese einsame Sonne da hinter dem Gitter. Beinahe wie eingesperrt. Wie oft bin ich schon an diesem Haus vorbeigefahren, ohne zu ahnen, welch' traurige Schicksale sich hinter diesen Mauern verbergen. Jetzt werden wir hier für unbestimmte Zeit unser Zuhause haben. „Stellen Sie sich auf einen längeren Klinikaufenthalt ein", hat der freundliche Arzt von der Neurologie gemeint. Wie lange das sein wird, das hat er nicht gesagt. Der Sanitäter trägt Elisa auf dem Arm die Treppe hoch. Oben angekommen, drückt er den Klingelknopf neben einer Glastür. PÄDIATRISCHE KLINIK FÜR ONKOLOGIE UND HÄMATOLOGIE lese ich auf dem Schild an der Wand. Oh Gott, was wird uns hinter der Tür erwarten? Ich umklammere Elisas Hand. Sie hat die Augen geschlossen. Ganz fest, als könnte sie sich damit vor dem, was da kommen mag, verstecken. Ein altes Kinderspiel. Siehst du mich nicht, seh' ich dich nicht. Aber sie ist kein Kind mehr. Sie ist todkrank und die Kindheit vorbei. Der Sanitäter klingelt erneut und schaut ungeduldig auf die Uhr. Da endlich wird die Tür geöffnet. Eine junge Schwester mit einem langen, geflochtenen Zopf steht uns gegenüber, nickt uns ein freundliches Willkommen zu und winkt uns herein. „Gleich hier um die Ecke, das Zimmer links", weist sie den Krankenfahrer an. Beim Hineingehen fällt mein Blick plötzlich auf einen handgeschriebenen Zettel, angepinnt mit einer Reißzwecke: Bitte Kittel und Mundschutz tragen! Sind die verrückt? Die können doch mein Kind nicht mit irgend jemanden zusammenlegen, der eine ansteckende Krankheit hat! Doch ehe ich protestieren kann, sind die beiden schon drin. Aufgeregt renne ich hinter ihnen her, stolpere in das Krankenzimmer – mit Mantel, Tasche und Straßenschuhen. Stehe und gucke; und habe das Gefühl, in einem völlig falschen Film zu sein. Ein kleines Zimmer. Jalousien vor den Fenstern, Krankenhausweiß an den Wänden. Ein viereckiger

Tisch und zwei Stühle, ein Regal mit Büchern, Videos, Plüschtieren, ein Fernsehgerät und ein Videorecorder. An der Wand ein Waschbecken, neben einem Infusionsständer. Und zwei Betten. Das eine an der Wand, weißbezogen und leer. In dem anderen an der Tür liegt ein Mädchen. Ihr Anblick trifft mich fast wie ein Schlag in die Magengrube. Sie mag so alt sein wie Elisa. Eine zarte, zerbrechlich wirkende Gestalt. Ein geisterhaft bleiches, fast durchsichtiges kleines Gesicht. Und was für mich in diesem Moment das Schlimmste, ja das Schmerzhafteste ist, sie hat keine Haare mehr. Oh Gott, was hat diese Krankheit mit ihr gemacht? Aber dann sind da ihre Augen. Große blaugraue Augen voller Leben. Es sind Augen, wie ich sie noch nie gesehen habe, und wie ich sie in meinem ganzen Leben nicht mehr vergessen werde. In diesen Augen funkelt und blinkert es, als wenn tausend kleine Sonnen zu leuchten beginnen. Es sind Sonnenpünktchenaugen. Irgendwie habe ich das Gefühl, dieses Mädchen zu kennen. Es ist eine seltsame Vertrautheit, die in mir aufsteigt. Neben dem Bett sitzt die dazugehörige Mutti. In einen grünen Krankenhauskittel gehüllt, das Gesicht hinter einem Mundschutz verborgen. Nur ihre Augen kann ich sehen. Müde, traurige Augen, umrahmt von dunklen Schatten. Sie sieht aus, als hätte sie schon lange Zeit nicht mehr geschlafen, und auch ein bisschen so, als wenn sie aller Mut verlassen hätte. Immer wieder muss ich auf das fremde Mädchen starren, das so krank ist und doch so schön. Und ich stehe und stehe und hoffe noch immer jeden Moment, aus meinem Albtraum zu erwachen. Der Sanitäter hat Elisa auf das freie Bett gelegt und ist wortlos gegangen. Wir sind falsch hier! Wir müssen einfach falsch sein. Ich will nicht, dass sie in ein paar Tagen oder Wochen so aussieht wie das Mädchen im Nachbarbett. Sie soll nicht ihre Haare verlieren. Sie soll nicht so dünn, so blass und so zerbrechlich werden. Sie soll nicht so krank sein wie dieses fremde, nein, dieses andere Kind. Ich will sie behalten. So wie sie ist. Und am liebsten würde ich jetzt mit ihr davonlaufen. Es kann alles nicht wahr sein. Lieber Gott, mach das es nicht wahr ist!

Irgendwie bin ich meinen Mantel losgeworden. Die Zopfschwester hat mir Kittel und Mundschutz gebracht, mir die Händedesinfektion erklärt und ist dann wieder gegangen. Wortlos bin ich in meinen Kittel gekrochen und habe den Mundschutz umgebunden. Jetzt sehe ich aus wie die Mutter am Nachbarbett. Unscheinbare, unauffällige Gestalten, die, in grüner Anonymität versteckt, um ihre Kinder kämpfen. Elisa schaut hinaus in den Himmel. Der Herbstwind pustet die Wolken davon. Der Regen rinnt in dichten Rinnsalen an den Fensterscheiben herab. Oder sind es Tränen? Der Himmel weint.

Die beiden im Nachbarbett beobachten uns. Kein Wort haben wir bis jetzt gesprochen. „Ach so, entschuldigen Sie. Wir haben uns noch gar nicht vorgestellt." Ich murmele meinen Namen, der durch den Mundschutz überhaupt nicht zu verstehen ist. „Und das ist meine Tochter Elisa." Die beiden nicken uns zu. Die andere Mutter murmelt ebenfalls einen Namen, den der Mundschutz

verschluckt. Aber den Namen des Mädchens habe ich verstanden: Stefanie. Einen schönen, einen klangvollen Namen haben ihr die Eltern gegeben. Einen Namen, der gut zu ihr passt. Stefanie. Für einen Moment treffen sich unsere Blicke. Ein schüchternes Lächeln zieht über ihr schmales Gesicht. Die Sonnenpünktchen in ihren Augen leuchten.
Langsam ist es draußen dunkel geworden. Elisa und ich sitzen und schweigen. Schweigen und halten uns an den Händen. Es gibt jetzt keine Worte, die trösten, keine die helfen, keine die Hoffnung geben. Denn es gibt keinen Trost, keine Hilfe – und woher sollen wir jetzt die Hoffnung nehmen? Die Mutter von nebenan wird ans Telefon gerufen. Das Mädchen Stefanie hat die Beine aus dem Bett gehängt und sucht ihr Waschzeug zusammen. Den Infusionsständer hinter sich herziehend, lässt sie Wasser ins Becken laufen und legt sich ein Handtuch zurecht. Als sie versucht, sich einen Stuhl ans Waschbecken zu rücken, springe ich auf. „Warte! Ich kann dir doch helfen." – „Dankeschön". Wieder dieses verlorene Lächeln. Ich kehre an Elisas Bett zurück. Immerzu muss ich auf diese kleine zerbrechliche Gestalt da am Waschbecken schauen. Jetzt, wo sie ihr Nachthemd ausgezogen hat, fällt mein Blick auf ihren schmalen Rücken. Alle Rippen und Wirbel kann man zählen, so furchtbar dünn ist sie. Ich klammere mich an Elisas Hand fest. Oh mein Gott, was für ein Albtraum. Stefanie muss meine Blicke gespürt haben und dreht sich halb zu mir um. „Ich war schon mal viel dünner", sagt sie und lächelt traurig. Ich schäme mich. „Entschuldige. Ich wollte dich nicht so anstarren." Und nach einer Weile: „Bist du schon lange hier?" Sie lässt das Handtuch sinken und schaut mich an. „Seit August." – „Seit August?" Mir verschlägt es fast die Sprache. Sie ist seit August in dieser Klinik? Seit August. Und jetzt ist November. „Und nach Hause?", frage ich zögernd. „Wann kannst du denn wieder nach Hause?" Hilflos zuckt sie ein wenig mit den Schultern. „Weiß nicht. Vielleicht darf ich zu Weihnachten ein paar Tage auf Besuch nach Haus. Aber so richtig... für immer...?" Wieder hebt sie ratlos die Schultern. Die Sonnenpünktchen in ihren Augen sind erloschen.

Wo ist Gott?

Irgendwann in dieser Nacht stehe ich allein auf der Straße und schaue zu den Klinikfenstern hinauf. Eins ist noch erleuchtet. In der Ferne bellt ein Hund. Und ich stehe und suche mit tränenblinden Augen hinter diesen Klinikmauern mein Kind. Die Turmuhr schlägt. Ich lausche dem dumpfen Gong aus weiter Ferne. Mitternacht. Die letzte Bahn ist weg. Ich könnte zurück auf Station gehen und die nette Schwester bitten, mir ein Taxi zu rufen. Doch der Gedanke kommt mir gar nicht. Mein Kopf ist vollkommen leer. Mechanisch setze ich einen Fuß vor den anderen und taumele durch die nächtlichen Straßen. Wenn mich jetzt jemand sieht, so würde er mit Sicherheit denken, dass ich total besoffen bin. Erst, als ich an der Kirche vorbeikomme, die auf meinem Weg liegt, bleibe ich stehen. Gespenstisch groß und dunkel hebt sich ihre Silhouette von dem nachtblauen Himmel ab. Ich stehe vor dem Portal und schaue nach oben. Das Gotteshaus wirkt so riesig groß, und ich, die ich hier in der Nacht vor seiner verschlossenen Tür stehe, fühle mich winzig klein. „Lieber, lieber Gott! Warum?“ Ich lehne meine Stirn an das eiserne Portal und warte auf eine Antwort. Auf eine Antwort, die nicht kommt. Vielleicht habe ich zu leise gesprochen und „Er“ hat mich nicht gehört. Vielleicht ist er aber auch unterwegs zu Menschen, denen es noch schlechter geht als uns. Vielleicht aber ist er auch gar nicht mehr hier. „Gott, wo bist du?“ Der Himmel schweigt.

Ich weiß nicht mehr, wie ich nach Hause gekommen bin. Die Korridortür ist achtlos hinter mir ins Schloss gefallen. Da stehe ich nun im dunklen Flur und wage kein Licht zu machen. Das Mondlicht fällt sacht in Elisas Zimmer und beleuchtet schemenhaft Bett, Schreibtisch und Bücherregale. Noch immer liegt die Gitarre dort auf dem Boden, daneben ihre achtlos hingeworfene Jeansjacke. Alles ist so, wie wir es am Morgen verlassen haben. Und doch ist alles anders. Noch in Mantel und Schuhen lasse ich mich auf ihr Bett sinken. Da liegt sie, die bunte Maulwurfbettwäsche, die noch nach ihrem Parfüm und ihrem kleinen, weichen Körper duftet. Komm wieder Elisa, bitte komm’ wieder! Emilie Kaninchen rumort in seinem Käfig. Er wird Hunger haben, der arme Kerl. Oder spürt er, dass etwas ganz Schreckliches passiert ist? Ich hebe ihn aus seinem Stall, drücke mein Gesicht in das weiche, warme Hasenfell und spüre das kleine Herz in meiner Hand klopfen. „Es wird wieder gut“, flüstere ich nahe der samtigen Hasenohren. „Hab‘ keine Angst. Sie kommt wieder. Sie kommt ganz bald wieder nach Hause. Ja? Das glaubst du doch auch, oder?“ Kaninchens Knopfaugen sehen mich aufmerksam an. Die kleine weiße Nase zuckt. Vielleicht versteht er mich. Er befreit sich aus meinen Händen, hoppelt durchs Zimmer und legt sich neben Elisas Gitarre.

Ankunft in einer fremden Welt

Mein Herz klopft bis zum Hals, als ich am nächsten Morgen die Treppen zur Station hochsteige. Ich habe Angst vor dem, was mich da jetzt erwartet. Angst vor Elisas Blick, ihren Fragen, ihren Tränen. Aber Elisa fragt nichts. Und sie weint auch nicht. Traurig, stumm und doch seltsam gefasst, schaut sie mir entgegen als ich in der Tür stehe. Eine freundliche junge Schwester, mit unzählig vielen Krissellocken, bringt mir einen frischen Kittel und rückt mir einen Stuhl an das Bett. „Ich bin Schwester Anke“, sagt sie und reicht mir die Hand. Traurig lächelnd streichelt sie liebevoll über Elisas Haar. Zaghaft erwidert das Kind das Lächeln. Die Schwester setzt sich auf die Bettkante und lässt die langen Haarsträhnen durch ihre Finger gleiten. „Du musst essen, Schneewittchen“, sagt sie leise und weist auf das unberührte Frühstückstablett. „Du musst essen und deine Tabletten nehmen.“ Verwirrt sehe ich auf die vielen verschiedenen Pillen, Kapseln und Tropfen. „Die alle?“, frage ich erschrocken. Anke nickt. „Ich weiß, es ist schwer“, sagt sie, und meint wohl viel mehr als nur die Medikamente. Und an Stefanie gewandt, die gerade vom Röntgen zurück kommt: „Vielleicht kannst du Elisa ja ein bisschen helfen, damit ihr der Anfang hier bei uns nicht so schwer wird. Du kennst das ja schon alles.“ Dieser letzte Satz klingt traurig. Kurz bevor sie geht, zeigt sie mahnend auf Stefanies Tablett. „Ach, das mit dem Essen gilt auch für dich, Stefanie. Dein Brot sieht noch genauso aus wie vorhin. Los, dreimal abbeißen und der Teller ist leer. Mutti soll sich doch freuen.“ Sie zwinkert ihr zu und schließt dann leise die Tür hinter sich. Stefanie dreht sich zu uns um. „Ich kann immer nicht essen“, sagt sie kläglich. „Ich bin schon satt, wenn ich den Teller nur sehe. Aber wenn ich noch mehr abnehme, dann muss die Therapie abgebrochen werden, und dann...“ Sie beißt sich auf die Lippe. „Hoffentlich kommt Mutti gleich.“

Der Vormittag schleicht dahin. Außer der Laborantin, die Blut abnehmen muss, und einer Schwester, die eine Infusion legt, lassen sie uns weitestgehend in Ruhe. Stefanie und ihre Mutter spielen „Kniffel“. Das Mädchen lacht über die Mutti, die ständig verliert. Es tut gut, ihr Lachen zu hören. Elisa schweigt. Schweigt und schaut immer nur auf irgendeinen imaginären Punkt da draußen vor dem Fenster. Was sieht sie dort, was ich nicht sehen kann? Was mag in ihr vorgehen? Der Schmerz, den ich um sie und ihre Krankheit empfinde, ist so stark, dass ich es nicht in Worte fassen kann. Wie mag es da erst ihr gehen? Immer, ein Leben lang, hat einer genau gewusst, was der andere fühlte. Wir sind zwei, die so tief miteinander verbunden sind, dass sie sich auch wortlos verstehen. Dabei wünsche ich mir jetzt nichts sehnlicher, als dass sie etwas sagt, etwas fragt, irgendeine Reaktion zeigt. Aber sie schweigt. Schweigt und sucht irgendwas da draußen, das mir verborgen bleibt. Nur manchmal streichelt ihre kleine Hand sacht über meine, so, als ob sie mich trösten wolle. Ab und zu schaut das Mädchen Stefanie zu uns herüber. Sie ist die Einzige im Zimmer, die tatsächlich weiß, was jetzt in Elisa vorgeht. Schließlich hat sie all das selbst erlebt. Und sie wird am Ende die Einzige sein, die mir die Augen öffnet für ein Phänomen. Sie wird die Einzige sein, die mir hilft, das große Rätsel zu lösen, das mir Elisa aufgeben wird. Und sie wird die Einzige sein, die mir hilft, Dinge zu erkennen, die ich so nie erkannt hätte. Die große Frage nach dem Warum wird auch sie mir nicht beantworten können, aber sie wird mir helfen, es letztendlich zu verstehen. Sie hat das letzte

Teil eines traurigen Puzzles in der Tasche und wird es zum richtigen Zeitpunkt in das unvollständige Bild einfügen, und ihm damit ein Gesicht geben.

Bittere Wahrheit

Irgendwann am Nachmittag bittet mich die Oberärztin zu einem ersten Gespräch. Auf Geheiß einer Schwester steige ich in das Obergeschoss der Klinik und wandere einen dunklen Flur entlang. An den Wänden hängen Kinderzeichnungen. Für einen Augenblick bleibe ich stehen. Auf fast allen Bildern leuchten Sonnen. Kleine Sonnen, große Sonnen; welche mit kurzen Strahlen und welche mit langen. Manche Sonnen haben lachende Gesichter, große Strahleaugen und einen weit geöffneten Mund. Warum malen Kinder so gerne Sonnen? Weil sie einen Hauch von Wärme verbreiten, von Geborgenheit, und weil sie stärker sind als das Dunkel, welches Angst machen kann? Wo sind sie geblieben, die Kinder, die diese Bilder gemalt haben?
Ich lehne mich an die gegenüberliegende Wand, spüre die Kälte des Mauerwerks, die durch meine Kleidung dringt. Noch immer ist da diese ganz kleine Hoffnung in mir, dass es sich um einen Irrtum handelt. Vielleicht hat mein Kind gar keinen Krebs. Vielleicht sind die Befunde vertauscht und das Blutbild falsch ausgewertet worden. Immerhin kann auch ein Computer Fehler machen. Oder die Laborantin hat gepennt. Das kann doch alles sein! Oder nicht? Oder nicht. Und doch bleibt diese kleine Hoffnung. Vielleicht... Dann werden wir unseren Krempel packen und nach Hause gehen. Gleich nachher. Sobald mir die Ärztin versichert hat, dass alles ein Irrtum ist.
Aber meine Hoffnung zerfällt, als ich in dem kleinen, nüchtern eingerichteten Besprechungsraum sitze. Das Fenster zeigt einen Ausschnitt blauen Himmels und die sich im Wind wiegenden Wipfel der Pappeln im Park. Zu Hause steht vor unserem Fenster auch eine Pappel. Alt ist sie, und riesengroß. Als Elisa noch kleiner war, haben wir oft am Fenster gesessen und dem Rauschen der Blätter gelauscht. Was war das für ein Wispern und Flüstern. „Unser Baum erzählt eine Geschichte", habe ich manchmal in Elisas Ohr geflüstert. Dann war die Märchenstunde eröffnet und Elisa verfolgte mit großen Augen die Abenteuer der mutigen Prinzessin, das große Glück des verwunschenen Königssohns, der doch noch von seinem bösen Fluch erlöst wurde, oder der unglücklichen Elfe, die ihren Zauberring verloren hatte. Alles Figuren, die ich mit Hilfe eines kleinen Lichts und geschickten Händen an der weißen Wand entstehen ließ. Schattentheater!
Und später, als sie älter war, da haben wir oft dem Blätterspiel des Baumes zugesehen, haben Tee getrunken und das flackernde Kerzenlicht hat unsere Träume in den Himmel getragen. „Wenn die Pappel rauscht, dann hat man einen

Wunsch frei“, hat sie gesagt, die Elisa. Der Wind hat unsere Träume mit sich genommen. Und keiner hat dem anderen erzählt, was er sich gewünscht hatte.
Erst, als die Ärztin neben mir auf der Sitzecke Platz nimmt, schrecke ich aus meinen Gedanken. Sie muss es wohl bemerkt haben. Ein nachsichtiges Lächeln zieht über ihr Gesicht. Mit schlanken Fingern ordnet sie ein paar Papiere auf ihrem Schoß. Das ist das erste, was mir an ihr auffällt. Diese gepflegten Hände. Komisch. An welche Belanglosigkeiten man sich später noch erinnert.
„Ja“, sagt sie und zerschlägt mit einem einzigen Satz das letzte Fünkchen Hoffnung. „Wir haben jetzt alle notwendigen Untersuchungsergebnisse beisammen. Leider haben sich unsere Vermutungen bestätigt.“ In meinem Kopf breitet sich eine große Leere aus. Es ist ein komisches Gefühl. Beinahe wie ein riesiger weicher Wattebausch, der mich einhüllt. Irgendwie kann ich keinen klaren Gedanken mehr fassen. Ich würde gerne etwas fragen, aber ich habe das Gefühl, dass ich alle Worte vergessen habe. Ein langsam schleichender Schmerz breitet sich in mir aus. Sie hat Krebs! Mein Kind hat tatsächlich Krebs! Niemand hat das Blutbild vertauscht. Niemand hat sich geirrt. Niemand kommt und sagt, dass alles wieder gut wird. Wie aus weiter Ferne höre ich die Stimme der Ärztin. Sie erklärt mir irgendetwas über die verschiedenen Formen der Leukämie. Akute und chronische Formen, akute myeloische Leukämie, akute lymphatische Leukämie, und, und, und. Ihre Worte prallen an meinem Verstand ab. Sie erreichen mich gar nicht. Dabei würde ich sie so gerne verstehen. Ich möchte sie so vieles fragen und doch bleibe ich stumm. Das Einzige, was ich verstanden habe ist, dass mein Kind in nur wenigen Tagen oder Wochen dem Mädchen Stefanie ähneln wird. Sie wird in diesem Krankenhausbett liegen – blass, zerbrechlich und durchsichtig wie aus Glas. Ihre Arme werden zerstochen und blau sein von den unzähligen Infusionen, die in sie hineingepumpt werden und die Chemotherapie wird alles in ihrem kleinen Körper zerstören! Nicht nur die Krebszellen, nein, einfach alles. Wenn sie nicht mehr essen kann, werden sie ihr eine Magensonde legen.
Wenn sie nicht mehr atmen kann, wird man sie künstlich beatmen.
Wenn sie nicht mehr leben kann, ...
Jeden Morgen werden es mehr und mehr ausgefallene Haare sein, die auf ihrem Kopfkissen liegen. Bis sie sich eines Tages ein Tuch umbinden muss. Wie die fremde Frau auf der Brücke.

Und ich? Ich, die so dumm gewesen ist, an einen Irrtum zu glauben? Ich, die so naiv war zu denken, dass es Therapien gibt, bei denen die Nebenwirkungen kaum mehr spürbar sind? Ich, die nur noch den einzigen Wunsch hat, dass mein Kind jetzt nicht das erleiden muss, was unweigerlich passieren wird. Wach auf, Oda, wach endlich auf! Dein Kind wird die Haare verlieren. Es wird sich tot kotzen von dieser verdammten Chemotherapie. Es wird leiden, unendlich leiden! Und es wird Angst haben, wahnsinnige Angst. Es wird dieselbe Angst sein, die auch du fühlst. Und doch wird es ihre Angst sein, ihre eigene riesengroße, kleine Angst. Es werden ihre Haare sein, die da morgens auf dem Kissen liegen, es wird ihr Schmerz sein, der sie schüttelt, wenn sie sich immer wieder und wieder übergeben muss. Du kannst ihr nichts, aber auch gar nichts davon abnehmen! Du kannst ihre Hand halten, kannst sie trösten und sie aufrichten, wenn sie zusammenbricht. Aber du kannst nicht für sie krank sein. Und du kannst nicht für sie sterben. So gern du das auch möchtest.

Die Ärztin schweigt. Vielleicht hat sie gemerkt, dass ich ihr gar nicht zugehört habe. Wie vielen Eltern mag sie hier schon gegenüber gesessen haben. Und wie vielen mag sie das gesagt haben, was sie jetzt mir gesagt hat. Ob sie in solchen Momenten ihren Beruf noch leiden mag?
Sie steht kurz auf, holt eine Mappe von ihrem Schreibtisch und setzt sich wieder zu mir. „Sehen Sie, das ist der Therapieplan, den wir für Elisa erstellt haben." Ich starre auf den weißen Bogen in ihrer Hand. Die Buchstaben tanzen durcheinander. Ganz oben in der Ecke lese ich den Namen meines Kindes. Also keine Verwechslung. Dieser Therapieplan ist für uns, eindeutig. Erstellt, um den Krebs zu bekämpfen. Dieses Wort „Krebs" hämmert unentwegt in meinem Kopf. Gnadenlos dringt der Schmerz durch den Körper. Millimeter für Millimeter. Die Oberärztin zeigt und erklärt. Am Ende des Gespräches weiß ich, dass mein Kind an einer akuten myeloischen Leukämie leidet. Ich weiß, was Blasten sind, ich kann mir zumindest theoretisch eine Lumbalpunktion vorstellen und ich erfahre, dass Elisa nach all den Therapieblöcken noch eine zusätzliche Bestrahlung braucht. All diese Dinge höre ich, und kann sie doch nicht verstehen. Ich kann einfach nicht glauben, dass es hier um mein Kind geht, über das gesprochen wird. Es ist beinahe so, als wenn ich es einfach nicht wahrhaben will, was ich da höre. Vielleicht geht das allen Eltern so, die mit einer solchen Situation konfrontiert werden. Irgendwann später wird mir klar werden, dass dieser für mich so schwer erklärbare Zustand eine ganz normale Schutzreaktion des Körpers ist. Ein körpereigenes Schutzschild, das man braucht, wenn man nicht verrückt werden will. Ich schaue hoch und suche den Blick der Ärztin. „Meine Tochter wird doch aber wieder gesund?" Mein Gegenüber schaut mich prüfend an. „Das ist unser Ziel", sagt sie ruhig. „Gerade bei der Krebstherapie von Kindern und Jugendlichen gibt es heute schon vielversprechende Möglichkeiten." Das hat der Arzt von der Neurologie auch gesagt. Fast sogar im selben Wortlaut. „Besonders bei der ALL, der akuten lymphatischen Leukämie, haben wir heute schon eine Heilungsaussicht von circa achtzig Prozent. Das sah vor Jahren leider noch ganz anders aus." Sie streicht den Kittel über ihren Knien glatt und verschränkt dann ihre schönen, gepflegten Hände. „Ja... und bei Elisas Form? Diese myeloische

Leukämie? Wie viele... Wie viele Heilungschancen gibt es da?" Mir ist ganz schlecht, und eigentlich will ich die Antwort auch gar nicht wissen. Die Ärztin klappt ihren Hefter zu und atmet tief durch. „Fünfzig Prozent", sagt sie, und legt für einen kleinen Moment ihre Hand auf meine. In meinem Kopf purzeln die Zahlen durcheinander. Ich, die nie ein Ass in Mathematik war. Fünfzig Prozent! Für mein Empfinden ist das unglaublich viel. Fünfzig Prozent! Das sind von einhundert Kindern fünfzig. Das sind zwei Schulklassen voller Kinder, die wieder vollkommen gesund werden Zwei Schulklassen! Was mit den anderen fünfzig Kindern geschehen wird, darüber will ich nicht nachdenken. Fünfzig Prozent, das bedeutet Hoffnung. Und es gibt Zuversicht. Und beides braucht man, wenn man kämpfen will. Und ich will kämpfen! Kämpfen um jeden Preis. Sie muss zu den Kindern gehören, die gesund werden. Koste es was es wolle. Und wenn es nur ein einziges Prozent Hoffnung geben sollte. Dieses eine kleine Prozent werden wir sein. Elisa wird leben! Die Ärztin hat mich nachdenklich betrachtet. Denken alle Eltern das gleiche? Haben alle diese Hoffnung, die ich in diesem Moment habe? Sie lässt mir Zeit meine Gedanken zu ordnen. Sieht sie die Euphorie in meinem Gesicht? Oder kann sie meine etwas utopischen Vorstellungen von Elisas Krankheit erahnen? „Wissen Sie", sagt sie behutsam. „Vor ihnen beiden liegt ein schwerer Weg. Ein sehr schwerer sogar. Stellen Sie sich vor, vor einem unendlich hohen Berg zu stehen. Und vor Ihnen ist nur eine glatte Felswand. Kaum mal ein Mauervorsprung zum festhalten. Und auf diesen Berg müssen sie beide hoch. Ganz nach oben." Ich habe ihren Worten gelauscht, habe diesen imaginären Berg fast vor mir gesehen, den „Berg Gesund werden". Und dieses Ziel, den Gipfel des Berges zu erreichen, treibt mich mit fast unmenschlicher Kraft voran. Ich will dort hoch! Und Elisa? Ist sie überhaupt bereit, sich mit mir auf den Weg zu machen, auf den schwersten Weg unseres Lebens? Ich habe sie nicht gefragt. Ich habe einfach vorrausgesetzt, dass sie mit mir den Aufstieg in die Ungewissheit wagt. Ich habe einfach vorrausgesetzt, dass sie mir folgt und vertraut. So, wie sie mir in all den Jahren gefolgt ist und mir vertraut hat. Und dabei habe ich einfach übersehen, dass nichts mehr so ist, wie es einmal war. Hier geht es nicht um irgendeine banale Entscheidung, von der im Endeffekt nichts abhängt. Hier geht es um mehr. Um viel mehr! Es geht um ihr Leben. Und eigentlich auch um meines. Dieser Berg ist so hoch, so unendlich weit und so unsagbar steil. Eine einzige unachtsame Bewegung, ein einziger falscher Schritt und einer reißt den anderen in die Tiefe. Es ist ein Drahtseilakt. Wenn sich Artisten im Zirkus auf waghalsige Kletterpartien einlassen, dann hält sie im Ernstfall ein schützendes Netz. Für uns gibt es solch ein Netz nicht. Kein Netz und keinen doppelten Boden. Und wir haben nur einen Versuch.

Die Ärztin hat das Licht eingeschaltet. Draußen ist es dämmerig geworden. „Ich würde jetzt gerne wieder zu meiner Tochter", sage ich schnell und schaue erschrocken auf die Uhr. Die Ärztin lächelt nachsichtig und reicht mir die Hand.

„Für heute ist auch erst einmal alles gesagt". Sie begleitet mich hinaus auf den Gang. „Frau Doktor? Was ich noch fragen wollte, also wegen Elisa. Ich meine... Sie sagten vorhin das mit den Heilungschancen. Es gibt doch da noch die Möglichkeit der Knochenmarkspende. Oder geht das bei Elisa nicht?" Für einen Augenblick sieht sie traurig aus. „Sicher. Die Möglichkeit einer Knochenmarktransplantation gibt es schon. Aber es ist dann auch die letzte Möglichkeit. Wir wollen hoffen, dass es bei Elisa nicht soweit kommt." Jetzt bin ich irritiert. Wie oft habe ich in den Medien Berichte zu diesem Thema verfolgt. Wie oft reiht sich eine Schlagzeile an die andere. Knochenmarktransplantationen helfen Leben retten! Mit Hilfe einer weltweiten Spenderdatei ist es heute möglich, den geeigneten Spender zu finden. Egal aus welchem Erdteil. Diese Knochenmarktransplantationen wurden hochgehandelt wie eine Wunderwaffe. Und nun soll das alles gar nicht so sein? Wenn ich damals gewusst hätte, was ich heute weiß. Wenn es nicht so unsagbar traurig wäre, man hätte lachen können über soviel Naivität. Oder weinen. Ganz dolle weinen.
Ich steige die Treppen hinab zur Station. Auch vom Flurfenster aus kann ich die Pappeln sehen. Der Wind hat sie fest an ihren Zweigen gepackt und schüttelt sie hin und her. Die Blätter singen ein trauriges Lied. Sie rascheln und rauschen, wispern und knistern, und die ersten von ihnen fallen dem Herbst zum Opfer. Gelb, braun oder grau trudeln sie langsam zur Erde. Wenn die Pappel rauscht, dann hat man einen Wunsch frei. Das hat sie gesagt, die Elisa. Ich drücke mein Gesicht für einen Moment an die kühle Scheibe, an der von außen ein einsamer Regentropfen im Rinnsal seine Bahn zieht. Mit einem Ruck öffne ich das Fenster und halte mein Gesicht in den Regen. Nun kann man nicht mehr sehen, was Regentropfen und was Tränen sind.

Der Kampf beginnt

Das Leben hat eine andere Dimension bekommen. Dinge, die noch gestern Normalität waren, sind heute Vergangenheit. Der Krankenhausalltag bestimmt den Augenblick. Hinter dem grünen Kittel und dem Mundschutz versteckt, löse ich Tabletten in Tee auf, messe Fieber, schaue zu wie unaufhörlich Infusionen gewechselt werden, spüre die Einstiche der Flexülen, als würden sie sich in meine Haut bohren, tröste und suche selber Trost. Ich erschrecke nicht mehr, wenn die Geräte warnen. Ich kann unterscheiden, wann es sich bloß um einen sogenannten Voralarm handelt oder ob die Infusion tatsächlich durch ist. Ich funktioniere wie eine Maschine. Jeder Tag, der vergeht, ist einer der uns näher an unser Ziel bringt: Gesund werden. Ich kann nachts nicht mehr schlafen, ich kann nicht mehr essen, ich taste mich nur noch von Angst bestimmt durch den Tag. Manchmal denke ich voll stiller Dankbarkeit an die vielen unbekannten Blutspender, die meiner

Tochter mit jeder Konserve Leben schenken. Plasma, Thrombozyten – oftmals brauchen wir mehrere Übertragungen am Tag. Sollte ich hier jemals wieder rauskommen, so werde ich auch spenden. Vielleicht kann ich so wieder gutmachen, was fremde Menschen jetzt für uns tun.
Die Schwestern sind nett. Die einen mehr, die anderen leider weniger. Besonders eine der Älteren ist mir schon am ersten Tag unangenehm aufgefallen. Mit missmutigem Gesicht läuft sie über die Station, ist denkbar unfreundlich und macht sich nicht einmal die Mühe, die Mädchen mit ihrem Vornamen anzusprechen. „Eh, Fräulein!“, ist die gängige Anrede; und wenn sie ganz schlechte Laune hat, dann sagt sie: „Eh, du da in der Ecke!“ Die Kinder haben Angst vor ihr und wenn ich ehrlich sein soll, ich auch.
Elisa wird immer blasser und stiller. Sie lässt all die Dinge um sich herum geschehen, als wenn es sie gar nicht berühren würde. „Erzähl mir was“, bittet sie manchmal, „erzähl irgendwas. Aber nichts von früher. Warum sich an etwas erinnern, was doch nicht mehr wiederkommt.“ Wenn sie so etwas sagt, heule ich draußen auf dem Flur – heimlich, damit sie es nicht sieht. Dabei müssten wir eigentlich zusammen weinen. Grund genug hätten wir.
Zu den wenigen tröstenden Augenblicken des Tages zählt der morgendliche Anruf von Elisas Freundin Anika, die sich noch vor der Schule meldet. Das tut sie jeden Morgen, seit sie weiß, was passiert ist. Irgendwann vor ein paar Tagen habe ich Elisas Lehrerin angerufen und über die Geschehnisse informiert. „Ach Gott, das arme Mädchen“, hat sie vollkommen schockiert am Telefon geweint. Zusammen haben Lehrer und Schüler über das Unglück gesprochen. Die Kinder sind alt genug um zu wissen, wie krank ihre Klassenkameradin ist. Und eigentlich haben sie auch ein Recht darauf. Es ist eine schmerzhafte Erfahrung, dass da eine, die noch gestern mit ihnen zusammen in der Klasse gesessen hat, jetzt so schwer krank ist. Wie gut, dass sie eine Lehrerin haben, die bei all der eigenen tiefen Traurigkeit genügend Einfühlungsvermögen besitzt, um die Kinder in diesen Momenten aufzufangen. Und was dann folgt, ist eine riesige Welle der Sympathie, der Solidarität und Verbundenheit – seitens der Klassenkameradinnen und Klassenkameraden.

Ich habe sie nicht gezählt, die vielen, vielen Briefe und Geschenke, die unzähligen guten Wünsche und Gedanken, die sie Elisa geschickt haben. Und ich bin diesen Kindern, die heute schon fast erwachsen sind, unendlich dankbar. Sie haben Elisa nicht allein gelassen in dieser schweren Zeit. Und sie haben ihr gezeigt, dass sie an sie glauben. So viele Briefe, und in jeder Zeile konnte man ihre Angst und ihre Hoffnung lesen. So viele Briefe...

Mit der Therapie beginnt das große Kotzen. Elisa fiebert, windet sich vor Krämpfen; und das qualvolle Würgen lässt ihr kaum eine Atempause. Von der

Anstrengung beginnt ihre Nase zu bluten. Erbrochenes und Blut rinnen über das Nachthemd, die Bettwäsche, meine Arme und auf den Boden. Stefanie klingelt nach der Schwester. „Das ist beim ersten Block immer so. Später gewöhnt man sich irgendwie dran“, sagt sie tröstend und blickt mitleidig auf Elisa, die sich schon wieder krümmt. In den wenigen Momenten, wo der kleine Körper kurzzeitig Ruhe findet, klammert sie sich an meinen Arm, zittrig und schweißgebadet. „Hilf mir, Mutti!“, flüstert sie verzweifelt. „Bitte hilf mir doch.“
In diesen Augenblicken hasse ich mich. Dafür, dass ich nicht weiß, was ich tun soll. Dafür, dass ich längst nicht verstanden habe, gegen welchen unfairen Gegner wir zu kämpfen haben. Dafür, dass ich sie überhaupt hierher gebracht habe.
Wie viel habe ich mir von der Chemotherapie erhofft. Jeder, der schon einmal mit einer solchen Therapie konfrontiert wurde, kann über soviel Naivität nur lachen. Vorausgesetzt, er hat die ganze Scheiße überlebt. Für mich aber, die ich ganz am Anfang stehe und mich an jeden Strohhalm klammere, grenzt diese Therapie an ein Wunder. Ein Wundermittel, das meinem Kind das Leben retten soll. Und so warte ich wie ein kleines Kind auf etwas, was nicht kommt, und werde jeden Tag aufs Neue enttäuscht, weil das Wunder ausbleibt.
Verzweifelt versuche ich sie zu trösten. Erzähle immer das Gleiche. Das alles bald vorbei ist, dass alles wieder gut wird, rede von guten Zellen und von bösen und suche nach Erklärungen, die keine sind. Es ist viel einfacher von guten und bösen Zellen zu sprechen. Es ist um so vieles einfacher, als das vernichtende Wort „Krebs“ in den Mund zu nehmen. Da erwarte ich von meinem Kind, dass es sich mit seiner Krankheit auseinandersetzt. Dabei bin ich es, die nicht einmal in der Lage ist, diese Krankheit bei ihrem grausamen Namen zu nennen.

Das Unheil nimmt seinen Lauf

Ein Tupfen blasser Wintersonne quält sich zwischen den Wolken hervor und lugt vorsichtig ins Zimmer. Auf dem Nachtschrank habe ich Fotos aufgestellt. Fotos vom Hamster Lotte, von Kaninchen und von mir. Fotos von zu Hause. Elisa lässt die Bilder achtlos aus den Händen rutschen. „Die sind ja so dunkel“, jammert sie. „Da kann man ja gar nichts drauf erkennen. Warum ist denn alles so dunkel? Die Bilder, der Raum hier. Mach doch mal Licht!“ Ich kann nicht verhindern, dass ich jetzt am ganzen Körper zu zittern beginne. Es ist heller Tag, sogar ein bisschen Sonne hat sich zu uns hereingewagt und Elisa sieht nichts mehr. Die Steffimutter läuft hinaus auf den Flur und ruft nach einer Schwester. Noch vor dem Abendbrot kommt die Augenärztin, die Elisa lange und gründlich untersucht. Am Ende legt sie ihre Instrumente zur Seite, atmet tief durch und schaut nachdenklich auf mich und mein Kind. „Ihre Tochter hat ganz massive Einblutungen im Augenhintergrund“, sagt sie und, als sie mein entsetztes Gesicht sieht: „Das ist

bei der Grunderkrankung des Mädchens ganz normal." Ich weiß nicht, was daran normal sein soll, wenn ein Kind auf einmal nicht mehr sehen kann. „Ist sie jetzt etwa blind?", frage ich und fühle, wie der Boden unter mir ganz wackelig wird. Die Ärztin winkt ab. Wenn sich die Blutgerinnung wieder normalisiert, dann würden auch die Einblutungen zurückgehen. Ein Trost ist das für uns nicht.
Als die Nachtschwester Marie später nach uns schaut, beginne ich zu weinen. Eigentlich will ich das nicht vor Elisa, aber irgendwie ist jetzt alles zuviel. „Was kommt denn nun noch alles?", heule ich und meine Tränen tropfen auf den gestärkten Schwesternkittel. „Ich hab' gedacht, es wird alles wieder gut. Und nun ständig das fürchterliche Erbrechen, immer zu dieses Blut. Die Befunde werden immer schlechter als besser. Der Doktor sagt, die Nieren arbeiten nicht richtig, und jetzt kann sie nicht einmal mehr sehen." Die Tränen rollen. Marie nimmt mich in den Arm, streicht beruhigend über meinen Rücken und schweigt. Sie sagt nicht, dass all das erst der Anfang ist.

Die alte Villa und ihre Bewohner

Wie jeden Morgen stehe ich, lange vor der Besuchszeit, vor der alten Villa. In der Nacht hat es geregnet und die Regentropfen hängen wie kleine glitzernde Perlen an den schmiedeeisernen Gittern vor den Fenstern im Parterre. Irgendwie erinnern sie mich an Tränen. Im Vorgarten blüht, wie zum Trotz, eine einzige Rose. Mit dem Finger berühre ich behutsam die samtig roten Blütenblätter und beuge mein Gesicht zu der kleinen Blume hinab. Sie duftet nicht mehr. Für mich ist sie nicht nur eine Blume. Für mich ist sie ein Symbol, ein Symbol der Hoffnung und des Glaubens. Sie blüht hier wider aller Umstände, ungeachtet von Kälte, Regen und früher Dunkelheit im Herbst. Vielleicht blüht sie hier nicht zufällig, diese kleine Rose hinter dem schwarzen Staketenzaun.

Auf der Station ist alles unverändert traurig. Stefanie lächelt mir matt entgegen und kaut lustlos auf ihrem Brot herum. Ihre Mutti ist schon da, hat die Hände wie schützend auf die Bettdecke gelegt und nickt mir freundlich zu. Ich mag sie gut leiden. Obwohl wir noch nicht all zu viele Worte miteinander gewechselt haben, ist sie mir sehr sympathisch. Eine stille, zurückhaltende Frau, die auch nur von der Sorge um ihr krankes Kind aufrecht gehalten wird. In vielen kleinen und großen Gesten spiegelt sich die grenzenlose Liebe zu ihrer Tochter wieder. Und das Mädchen Stefanie scheint viel mehr um ihre Mutti besorgt zu sein, als um sich selbst. Die beiden gehören zusammen. Einer kann ohne den anderen nicht sein. Kann nicht atmen, kann nicht lachen, kann nicht leben.
Eine Schwester bringt die Medikamente. Bei Elisa werden es immer mehr. Warum, erklärt mir keiner. Wie gut, dass wir Stefanie haben. Mit ihrer stillen und

hilfsbereiten Art lässt sie uns den Krankenhausalltag besser ertragen. Sie kennt alle Tabletten beim Namen, sie weiß, welche Schwester bei der morgendlichen Gewichtskontrolle ein Auge zudrückt. Und sie kennt die Schwestern, denen man lieber aus dem Weg gehen sollte, wenn man denn kann. Obwohl selbst so schwer krank, kämpft sie sich mit einer bewundernswerten Kraft durch den Tag. Das Mädchen Stefanie ist voller Zuversicht. Und lauter kleine Hoffnungspünktchen fallen auf die Menschen um sie herum wie Sternschnuppen. Es ist ein beruhigender Gedanke, Elisa neben ihr zu wissen. Und im Geheimen habe ich die Hoffnung, dass Elisa wieder Stück für Stück Mut fasst, wenn sie den ungebrochenen Lebenswillen und die Kraft dieses Mädchens sieht. Ich weiß nicht, woher sie diese Kraft nimmt, sie die Kranke, wo ich doch schon nach wenigen Tagen auf dieser Station am Rand des Erträglichen angekommen bin. Manchmal möchte ich nur noch weinen. Weinen über das Schicksal des Mädchens, das nach wochenlangem Aufenthalt auf der Intensivstation jetzt kraftlos und erschöpft im Zimmer nebenan liegt. Weinen, wenn ich im Gang dem Vater begegne, der seinen kleinen, kahlköpfigen Sohn auf den Armen hinunter zur Röntgenabteilung trägt. Weinen, wenn ich den Jungen sehe, der hohlwangig und blass in der Diele Fußball spielt, den Infusionsständer hinter sich herziehend und doch lacht.
Manchmal möchte ich nur noch weinen.

Schneewittchen ohne Haare

Der Morgen trödelt vor sich hin. Die Visite ist längst vorbei und wir warten auf die Physiotherapie. Behutsam kämme ich Elisas Haar. Durch das lange Liegen ist es verziept und voller Knoten. Und dann passiert es. Erschrocken schaue ich auf die langen Strähnen, die plötzlich in der Bürste hängen. Überall sind Haare. Auf ihrem Nachthemd, auf dem Kopfkissen, überall. Ich muss schlucken und würde die Haarbüschel in meiner Hand am liebsten verstecken. Aber Elisa hat es schon gesehen. Mit zusammengepressten Lippen blickt sie auf die Bürste, fährt sich dann selbst über den Kopf und erstarrt. Überall Haare. Über die blassen Wangen kullern Tränen. Mit keinem Ton gibt sie ihrem Schmerz Ausdruck. Mit gekrümmtem Rücken lässt sie sich nach vorn fallen, schlägt die Hände vor das Gesicht und weint lautlos. Dieses stumme Weinen ist schwerer zu ertragen, als wenn sie schreien oder mit den Fäusten auf die Bettdecke schlagen würde – ach, nur eben irgendwas tun würde!
Noch am Abend des selben Tages schneiden wir Elisas Haare ab.

Bis heute kann ich nur mit Tränen daran zurückdenken. Ihr wunderschönes weiches Haar, auf das sie so stolz war. Dreizehn Jahre haben wir es wachsen lassen. Weiches, duftendes Haar, das bis auf die Hüften fiel. Manchmal, wenn sie getanzt hat, dann hüllte sie die Fülle von Haaren ein wie in ein seidiges Tuch. Einmal hatte ich ihr die Haare aufgedreht, so dass sie von einer Flut goldbrauner Locken umgeben war. Sie hatte das Kleid an, das beige Kleid mit dem Blumeneinsatz und den weiten, fliegenden Ärmeln. Wir hatten es in einem kleinen Laden gefunden, ganz unscheinbar zwischen etlichen anderen Klamotten. „Mutti, schau nur!" Elisa hatte vollkommen fasziniert das Kleid an sich gedrückt. „Fast das Gleiche hat Patricia in dem neuen Kelly-Video an. Kaufst du mir das? Mama, bitte!" Natürlich kaufte ich das Kleid. Und natürlich kaufte ich auch ein paar Tage später die schwarzen Spangenschuhe, die sie im Schuhgeschäft stehen sah. Angeblich auch fast die Gleichen, die ihr großes Idol Patricia in dem besagten Video trug. So sein wie Patricia. Ich wusste von ihrer unendlichen Verehrung der drittältesten Kellytochter. Und sie sah so schön aus, die Elisa, wie sie sich da vor dem Spiegel drehte. Mit fliegenden Haaren, dem sich bauschenden Kleid und den leuchtenden Augen. „Jetzt sehe ich sogar ein bisschen aus wie Patricia." Ich nickte stumm, weil ich fand, dass sie wirklich ein bisschen so aussah. „Weißt du was ich mir wünschen würde?" Ich betrachtete sie lächelnd und nicht ohne Stolz. „Nein. Was denn?" – „Ich würde für mein Leben gerne die Patricia mal treffen. Ich würde sie so viel fragen wollen. Und wir haben sogar ein paar Gemeinsamkeiten. Ich mein', ich mache auch Musik und ich möchte gern auch noch mehr Fremdsprachen lernen. Nicht nur Englisch und später Russisch. Vielleicht Griechisch oder so. Und das bisschen Italienisch was wir können, ist auch zu wenig." Versonnen schaute sie auf ihre Hände. „Und weißt du was, Mutti? Später, ich meine, wenn ich vielleicht richtig gut bin auf der Gitarre, also später, dann würde ich ihr gerne mal vorspielen. Das wäre echt das Größte. Einmal im Leben mit Patricia zusammen Gitarre spielen. Stell' dir das mal vor, Mutti!"

An diese Geschichte erinnere ich mich, als ich am Bett meines Kindes in einem dämmerig werdenden Krankenhauszimmer sitze und versuche, mir meinen Schmerz nicht anmerken zu lassen. Es hat kein „später" mehr gegeben. Patricia Kelly hat nie von der grenzenlosen Bewunderung und dem großen Traum eines kleinen Mädchens erfahren. Und das Kleid und die Spangenschuhe, mit denen Elisa irgendwann vor langer Zeit vor dem Spiegel so glücklich und voller Träume stand, dieses Kleid und die Schuhe sind noch ein einziges Mal getragen wurden. Von mir. Für sie getragen. Am Tag ihrer Beerdigung. Weil nur ich wusste, was dieses Kleid ihr einmal bedeutet hatte.

Der Vorschlag, die Haare jetzt kurz zu schneiden, ist von mir gekommen. Lange Haare sind das Unpraktischste was man sich in einem Krankenhaus vorstellen kann. Noch dazu, wenn man dieses Krankenhaus lange, lange Zeit nicht mehr

verlassen wird. Wenn man dann auch noch fest im Bett liegen muss, Fieber hat, schwitzt und körperlich nicht mal in der Lage ist, eine Haarwäsche über sich ergehen zu lassen, dann wird das Ganze zum Problem. Ein klein bisschen hoffe ich auch, dass sie so den Schmerz um den Verlust der Haare – bedingt durch die Therapie – besser verkraftet. Aber vielleicht ist das Quatsch. Ist es weniger schlimm, kurzes Haar ausgehen zu sehen als langes?
Und nun hocke ich da mit der Schere in der Hand und hoffe, dass Elisa es versteht. Sie sitzt auf dem Bett und schaut mit unbewegtem Gesicht aus dem Fenster. Nur ihre blassen Lippen haben sich bewegt. „Schneid‘ sie schon ab! Ist doch jetzt eh egal“, flüstert sie leise. „Lisekind, Mensch Lise...“. Ich fühle mich so hilflos wie noch nie in meinem Leben. Warum konnte nicht ich diese Scheißkrankheit kriegen? Warum können es nicht meine Haare sein, die da verloren gehen. Ich habe ohnehin hässliche Haare, dünn, glatt und langweilig. „Los! Nun mach endlich!“, flüstert der kleine Mund. Die Schere in meiner Hand brennt wie Feuer. Als die erste Haarsträhne auf den Boden fällt, kommen mir die Tränen. „Ich schneid‘ sie dir schulterlang, okay? Dann haben wir die Zieper alle rausgeschnitten und es sieht trotzdem noch schön aus.“ Schweigen. „Lise, bitte, sag’ doch was! Nur ein einziges Wort.“ Langsam wendet sie den Blick vom Fenster ab und lässt ihn in meine Augen tauchen. Ich schneide und schneide. Und mit jedem Zentimeter Haar, das zu Boden fällt, verflüchtigt sich der Traum vom Leben. Der Traum vom Tanzen, vom Musik machen, vom Glücklichsein. Das alte Leben rückt in weite Ferne, unerreichbar für uns. Beinahe so, als wäre das „Früher“ schon tausend Jahre her. Es tut so weh, als würde ich meine eigene Seele zerschneiden.
Später kämme ich die verbleibenden Haare behutsam zurecht. Sie sieht um so vieles jünger aus mit den kürzeren Haaren. Und schön, so wunderschön sieht sie aus, die Elisa. Das Mädchen Stefanie baumelt mit den Beinen und schaut uns zu. „Und?“, frage ich, als ich mit meinem Kunstwerk fertig bin. Sie legt den Kopf schief und nickt. „Schön. Das sieht schön aus. Kurze Haare stehen dir auch gut, Elisa.“ Nachdenklich streicht sie sich über den kahlen Kopf. „Das mit den Haaren, das ist das Schlimmste“, sagt sie leise. „Ich hab' Ewigkeiten gebraucht, bis ich mich wieder anschauen konnte.“
Elisa schweigt. „Das ist wirklich hübsch geworden“, sage ich. „Ehrlich! Du siehst ganz toll aus. Soll ich dir einen Spiegel holen?“ Ihr Kopfschütteln ist so leicht, dass man es kaum wahrnehmen kann. „Nein. Will ich gar nicht sehen.“ Ihre Augen füllen sich mit Tränen. Sie dreht den Kopf weg, weil ich es nicht sehen soll. Mit dem Handrücken wische ich mir die eigenen Tränen ab, die jetzt über meine Wangen kullern.

Sie werden wieder wachsen, die Haare. Und sie werden wieder so schön und so lang werden, wie sie einmal gewesen sind. Und ich werde dir auch die Strähnchen erlauben, die blonden Strähnchen, Lise, die du dir so gewünscht hast. Und du wirst eines Tages wieder tanzen, du wirst Gitarre spielen und alles wird wieder so sein, als wäre nichts geschehen. Und ich werde Himmel und Hölle in Bewegung setzen, damit du einmal Patricia Kelly vorspielen kannst. Ich werde dich nie wieder mit diesem Scheißgymnasium nerven, du kannst ungestraft lauter Sechsen schreiben und sitzen bleiben. Lise, ich will dir nie mehr in etwas reinreden! Einen guten Rat will ich dir geben, okay, aber ansonsten will ich dich nie wieder nerven. Und du brauchst auch nicht mehr aufräumen, wenn du keinen Bock hast. Du kannst auf der Straße Musik machen und deine Bilder verkaufen, wenn du das so gerne möchtest. Und ich werde dein größter Fan sein. Elisa, ich tue alles, wenn es dich glücklich macht. Aber bitte, bitte werde wieder gesund!

Am nächsten Morgen werden wir verlegt. In ein kleines Zimmer mit Blick auf den Park. Nur, wenn man den ganzen Tag im Bett liegt und nicht aufstehen kann, dann nutzt einem der Ausblick auch nicht viel. Schwester Anke hat unsere Sachen gebracht, hat mir geholfen, den Schrank einzuräumen und alles ein bisschen gemütlicher gemacht. Zumindest hat sie es versucht. Krankenzimmer bleibt eben Krankenzimmer. „Elisas Werte fallen jetzt“, hat sie mir am Morgen auf meinen erschrockenen Blick hin erklärt, während sie unseren Umzug vorbereitete. „Das muss auch so sein. Wenn sie wieder genügend eigene Abwehrkräfte hat, dann braucht sie auch nicht mehr isoliert zu liegen.“ Mit diesen Worten hat sie das Schild von außen an die Tür gehängt: Bitte Kittel und Mundschutz tragen!
Nun müssen wir die Tage allein zubringen und sind im wahrsten Sinne des Wortes isoliert. Mir fehlt die solidarische Gemeinschaft der stillen Steffimutter, und ich vermisse meine kleine Freundin mit ihrem Lebensmut und ihrer Fröhlichkeit. Ich habe mich an die beiden gewöhnt. Mit ihrer Hilfe ist der erzwungene Alltag leichter zu ertragen.
Elisa hat auf die Veränderung mit Schweigen reagiert. Gestützt von zwei Schwestern hat sie sich den Weg über den Flur ins Zimmer gequält. Mehr von den stützenden Armen der Beiden getragen als gelaufen, hat sie die wenigen Schritte bis zu ihrem Bett geschafft. Das Gesicht totenbleich, Schweißperlen auf Stirn und Nase, am ganzen Körper vor Erschöpfung zitternd. Ein Anblick, den ich kaum ertragen kann. Anke hebt den kleinen Körper, der beinahe schwerelos wirkt, behutsam ins Bett. Vorsichtig deckt sie Elisa zu und öffnet das Fenster einen Spalt weit. Herbstluft strömt ins Zimmer. Obwohl draußen auf dem Flur der Teufel los zu sein scheint, setzt sich die Schwester zu Elisa ans Bett, nimmt die kleine Hand in ihre Große und streicht ihr liebevoll über die Wange. Elisa öffnet die Augen, die so erfüllt sind von Schmerz und Kummer, so dass Anke selbst ganz betroffen ist. „Ach, Schneewittchen“, sagt sie traurig. „Ach, Schneewittchen.“

Komm mit mir auf den „Berg Gesund werden“

So vergehen die Tage. Wie kleine, weiße Blätter eines Abreißkalenders schweben sie an uns vorbei. Und so sehr ich mich auch bemühe, mein Kind ins Leben zurück zu holen, es ist vergebens. Jeden Tag scheint sie sich ein bisschen mehr von dieser Welt zu entfernen. Jeden Tag wirkt sie blasser, schmaler, verletzlicher. All mein Reden, mein Trösten, mein Hoffen, all meine Worte zerplatzen an der unsichtbaren Mauer, die sie um sich herum errichtet hat. Und ich, die doch immer einen guten Draht zu den Problemen meiner Tochter hatte, ich fühle mich ausgestoßen, zurückgewiesen, verletzt. Warum spricht sie nicht mit mir über ihre Krankheit? Vertraut sie mir nicht mehr? Und was beinahe noch schlimmer ist, glaubt sie mir nicht mehr, wenn ich vom Gesund werden spreche? Ach Lise, warum lässt du dir nicht helfen? Diese Last ist einfach zu groß, als dass sie einer alleine tragen kann. Wieder und wieder erzähle ich ihr von unserem „Berg Gesund werden“. Und immer wieder muss ich erfahren, dass sie sich meinen Worten einfach entzieht. Sie tut mir so leid, aber wenn ich sie nicht bald wach rüttele, wenn ich ihr nicht bald klar mache, dass sie nicht einfach so aufgeben darf, dann wird es zu spät sein. Ihr Leben gleitet mir durch die Finger und ich kann sie nicht festhalten. Wenn nicht bald etwas geschieht, wenn sie nicht bald endlich anfängt zu kämpfen, dann werde ich sie verlieren. Ihre Seele rutscht mir weg, verliert sich im Land Nirgendwo. Elisa, liebe, liebe Elisa, wie soll ich dich dann wiederfinden? Ich bedecke ihre kleine schmale Hand mit Küssen. „Es ist schwer, Lise, ich weiß das. Aber du wirst wieder gesund. Wir schaffen das, wir beide. Weißt du, was die Ärztin gesagt hat? Dieser Berg, unser „Berg Gesund werden“, der ist unendlich hoch. Du musst dir einen Felsen vorstellen, verstehst du, einen ganz glatten Felsen. Und es gibt kaum Klippen und Vorsprünge, an denen man sich festhalten kann. Und da müssen wir hoch. Wir beide zusammen. Gib mir deine Hand, Lise, und halt dich ganz fest an mir! So fest du nur kannst. Und nun lass uns zusammen da hochsteigen. Beiß die Zähne zusammen und komm jetzt! Vielleicht geht uns unterwegs die Kraft aus und uns verlässt der Mut. Aber wir steigen da jetzt zusammen rauf. Und wenn einer von uns beiden nicht mehr weiter kann, dann zieht ihn der andere hinter sich her. Aber du musst mir dabei helfen, Stern. Ich kann dich nicht den ganzen Weg tragen. Dann stürzen wir beide ab. Ich will da ankommen, Elisa! Und wenn wir auf Knien da raufkriechen müssen, Lise, verdammt noch mal, wir kommen da oben an! Und eines Tages, Elisa, das verspreche ich dir, eines Tages werden wir zusammen ganz oben auf dem Gipfel stehen. Die Sonne wird scheinen, der Himmel wird so blau sein wie noch nie zuvor – und voller Vögel. Und wir beide stehen ganz da oben und schauen in diesen wunderbaren, einzigartigen Tag.“ Vielleicht hat sie meine eindringliche Stimme, die lauter geworden ist als sie eigentlich sollte, für einen Moment aus ihrer Lethargie geweckt. Müde dreht sie den Kopf, schaut mich mit diesen großen mutlosen Augen an und flüstert: „Und was sieht man von da oben?“ – „Das Leben, Lise. Da oben wartet das Leben auf uns.“

Ganz doll leben

Als ich in dieser Nacht die Station verlassen will, treffe ich im Flur auf das Mädchen Stefanie. Sie ist aus einer der vielen Türen gekommen und steht mir nun ganz unerwartet gegenüber. „Oda!“ Eine stille Freude zieht über ihr Gesicht, als sie auf mich zukommt und mir ihre Hände entgegenstreckt. „Wie schön. Gerade heute früh habe ich die Ärztin gefragt, ob ich euch morgen besuchen darf. Wie geht es dir denn? Und Elisa? Wie geht es Elisa?“ Sie strahlt über das ganze Gesicht. Ich kann die vielen bunten Sonnenpünktchen in ihren Augen tanzen sehen. Und ich? Ich lasse mutlos meine Hände aus ihren rutschen, will nicht vor ihr heulen, und kann mich auf einmal doch nicht mehr beherrschen. Ganz tief in mir schüttelt mich das Schluchzen. Erst ein bisschen und dann immer doller. „Aber was ist denn?“ Stefanie fasst erschrocken nach meiner Hand. Ich heule und heule. Ich kann gar nicht sprechen vor weinen, und bin doch gleichzeitig so erleichtert, dass da endlich jemand ist, der meine Tränen auffängt. Stefanie lässt mich weinen, hält meine Hand und reicht mir, als der Tränenfluss langsam versiegt, ein Taschentuch. „So schlimm?“, fragt sie leise. Ja, so schlimm. „Ach Stefanie, was soll ich nur machen. Sie spricht nicht, Elisa spricht einfach nicht. Egal wie viel Mut ich ihr machen will, egal was ich sage, sie hört mich gar nicht mehr. Warum kämpft sie denn nicht? Warum kann sie denn nicht nur ein bisschen so sein wie du? Sie kann sich doch nicht einfach so aufgeben! Ach Stefanie, wenn du sie sehen würdest. Sie ist nur noch ein Schatten ihrer selbst. Und manchmal, manchmal da denke ich, Stefanie, da hab‘ ich Angst, dass sie irgendwann nicht mehr da ist. Ach, Stefanie!“ Das Schluchzen schüttelt mich noch immer und ich weiß nicht, ob sie mich überhaupt verstanden hat. Den Kopf nach hinten gelegt und mit ganz schmalen Augen, hat sie sich an die Wand gelehnt und mir zugehört. „Weißt du wie das ist?“, fragt sie nachdenklich. „Weißt du wie das ist, wenn man dreizehn Jahre alt ist, mitten ins Leben will, es soll alles gerade erst losgehen, und dann erfährst du, dass du Krebs hast? Du erfährst, dass du schwerkrank bist, dass auf einmal alles, aber auch alles vorbei sein soll!
Und wenn du nachts allein in deinem Bett liegst, ganz allein, und Zeit hast zum Nachdenken, zum Grübeln und zum Weinen, dann kommt die große Angst. Und mit ihr der Gedanke, dass du so schwer krank bist, dass du daran vielleicht sogar sterben wirst. Weißt du wie das ist?“
Ich habe ihr mit offenem Mund zugehört. Betroffen von ihren Worten schüttele ich den Kopf. „Nein. Das weiß ich nicht.“ Stefanies Gesicht bekommt plötzlich

einen harten, beinahe bösen Zug. Da ist ein Ausdruck in ihren Augen, der sie mit einem Mal erwachsen macht. „Eben“, sagt sie leise. „Eben.“
„Weißt du“, sagt sie versöhnlicher und dreht nachdenklich an dem kleinen, goldenen Ring an ihrem Finger. „Ich versteh‘ Elisa. Als ich erfahren habe, wie krank ich bin, da ging es mir genauso. Ich wollte nicht mehr essen, nicht mehr reden, einfach gar nichts mehr. Und ich hab‘ eine Menge blöder Sachen gemacht. Ich hab‘ gesagt, dass ich meine Medikamente genommen habe. Und dabei hab‘ ich sie weggeschmissen und all so was. Das hat ziemlich viel Ärger verursacht. Frag‘ mal die Schwestern. Die können dir was erzählen.“ Die Nachtschwester, die gerade über den Flur kommt, lacht. „Oh, je. Das erzähl der armen Frau Kückelhaus lieber nicht. Die kriegt ja einen Schreck, wenn sie hört, was du hier mit uns veranstaltet hast.“ Stefanie lächelt traurig und wartet bis die Schwester außer Hörweite ist. „So war das aber. Weißt du, ich hab mich gefühlt, als wäre ich in ein ganz tiefes Loch gefallen. Alles ganz tief und dunkel. Ich hatte solche Angst, dass ich jetzt sterben muss. Aber ich wollte doch nicht sterben. Ich wollte doch noch soviel machen. Ich war doch erst dreizehn! Da kann doch noch nicht alles vorbei sein!“
Während sie da steht und mir ihre Geschichte erzählt, verschwimmt ihre kleine Gestalt vor meinen Augen. Die Tränen strömen fast unbemerkt über mein Gesicht. Ihre Worte zerschneiden mir fast das Herz. Am liebsten würde ich sie jetzt an mich drücken, sie streicheln, trösten. Wie traurig muss sie gewesen sein, wie unglücklich, wie verzweifelt. Ach, Stefanie. Trotzdem bleibe ich stumm vor ihr stehen, beinahe ehrfürchtig. Wage es nicht sie zu berühren, weil ich spüre, dass sie im Moment in der stärkeren Position ist. Sie, ein kleines krebskrankes Mädchen ist hundertmal, nein tausendmal stärker als ich, eine heulende Mutter, die sich im Selbstmitleid fast auflöst. Ihre Finger streichen liebevoll über den kleinen Ring. „Ich war mir ganz sicher“, erzählt sie weiter, „dass mit dieser Diagnose mein Leben vorbei sein würde. Immer wieder hab‘ ich mich gefragt: Warum? Warum ausgerechnet ich? Ich hab‘ doch keinem was getan! Aber dann war da Mutti. Und Mutti hat mir Mut gemacht, jeden Tag aufs Neue. Genau wie du bei Elisa. Sie hat gesagt, dass man nicht aufgeben darf. Man muss kämpfen! Wenigstens versuchen muss man es. Das Leben ist viel zu kostbar, als das man es einfach so wegwerfen darf. Und eines Tages, Oda, eines Tages hab’ ich mir gedacht: Mutti hat Recht! Ich muss es wenigstens versuchen. Und von diesem Tag an, da habe ich angefangen zu kämpfen. Es war die Hölle, und manchmal hab‘ ich gedacht, ich schaffe es nicht. Aber ich hab‘ nie aufgegeben. So einfach darf man das dieser Krankheit nicht machen! Und Mutti, du Oda, meine Mutti war immer bei mir. Immer. Ohne Mutti hätte ich all das nicht geschafft.“
Mein Taschentuch ist ein einziges, verknorkeltes, vollgeheultes Etwas. Ungeniert wische ich mir mit dem Ärmel über die Nase. Stefanie sieht es und zieht mich an sich. Meine Tränen versickern auf ihrem Nachthemd. „Wein‘ doch nicht“, sagt sie

leise und streichelt meinen Rücken. „Elisa ist jetzt in dem gleichen tiefen Elend, in dem ich auch war. Aber auch Elisa wird irgendwann erkennen, dass es sich lohnt zu kämpfen. Es wird schwer werden, verdammt schwer! Das müsst ihr wissen. Immer wenn man glaubt, ein Licht zu sehen, dann ist der Schatten schneller. Aber man kann es schaffen. Ach Oda, ich war doch ebenso krank wie sie. Und nun sieh mich doch an, wie schön ich wieder bin." Jetzt kann ich vor heulen überhaupt nichts mehr sehen. Sieh mich nur an, wie schön ich bin. Und sie ist schön, die kleine Stefanie, so wunderschön, als hätte sie ein Künstler aus einer anderen Welt erschaffen. Eine kleine kluge Zauberin, die es mit wenigen Worten geschafft hat, das erste Türchen in Elisas verschlossener Seele zu öffnen. Auf einmal verstehe ich ihr Schweigen. Es ist ja gar nicht so, dass sie nicht reden will. Es ist ja gar nicht so, dass sie mir nicht vertraut. Sie kann im Moment gar nicht anders! Das schwarze Loch ist viel zu tief und zu dunkel, als dass sie meine Hand einfach so ergreifen und sich ins Licht ziehen lassen kann. Hab' Dank Stefanie. Ohne dich hätte ich das wohl nie erkannt. Zum ersten Mal seit Wochen fühle ich eine wohltuende Erleichterung.
„Gebt nicht auf, du und Elisa", flüstert das Mädchen. „Es wird alles gut werden. Und wenn man ganz dolle kämpft, dann schafft man das auch. Dann ist man stärker als der Krebs. Dann wird man wieder gesund." Sie sagt das mit soviel Kraft in der Stimme, dass ich es beinahe glaube. Behutsam streicht sie mir eine Haarsträhne aus dem Gesicht und sucht nach einem sauberen Taschentuch in ihrem Pyjama. In ihren Augen steht wieder dieses Leuchten, als sie leise sagt: „Du Oda, meine Therapie ist doch im Frühling vorbei. Dann geh' ich nach Hause." Was für eine große unausgesprochene Sehnsucht kann ich da hören. „Aber wenn du möchtest, dann komme ich hierher in die Klinik zu euch. Ich würde Elisa gern helfen. Helfen, gesund zu werden." Ich kann nichts mehr sagen, bin völlig überwältigt von soviel Hilfsbereitschaft und Ehrlichkeit. Fassungslos schaue ich sie an. „Das würdest du tun, Stefanie? Das würdest du wirklich für uns tun?" Sie nickt. Wir stehen uns gegenüber, halten uns an den Händen und auf einmal spüre ich eine ungeheure Kraft in mir aufsteigen. Sie lächelt auf mich herab, und dann sagt sie etwas, was ich für den Rest meines Lebens nie mehr vergessen werde. „Du Oda? Weißt du was ich mache, wenn ich wieder richtig gesund bin?" Sie breitet die Arme aus und streckt die Hände zum Himmel. Sie erinnert mich an einen Vogel, der losfliegen will. Innerlich tief bewegt, schüttele ich den Kopf. „Nein. Was wirst du dann tun, Stefanie?" – „Leben!", sagt sie sehnsuchtsvoll. „Ganz, ganz dolle leben!"

Eigentlich müsste die Welt da draußen für einen Augenblick innehalten und das Leben stehen bleiben. Ihr da draußen – ihr Menschen, ihr Rastlosen, ihr Ruhelosen! Ihr da draußen, die ihr nie zufrieden seid, immer auf der Suche nach etwas, von dem ihr doch gar nicht wisst, was es eigentlich ist. Wie hat Elisa euch genannt? Arme Idioten! Warum habt ihr sie nicht gesehen, nicht gehört? Hier steht ein Kind, ein wunderschönes, todkrankes Kind! Habt ihr sie wirklich nicht gehört, die Worte des Mädchens Stefanie, die inmitten eurer Hektik, eures Stresses und eurer ganzen materiellen Lieblosigkeit ihren kleinen Traum vom Leben träumt? Nein, ihr habt sie nicht gehört und nicht gesehen. Und wenn, dann müsstet ihr euch eigentlich schämen, ihr da draußen, ihr Gesunden, ihr die glaubt, dass alles selbstverständlich ist!

Mit den Fingerspitzen fährt sich meine kleine Freundin vorsichtig über den Kopf. Ganz sanft, ganz behutsam. „Und weißt du", sagt sie, „wenn die Therapie zu Ende ist und meine Haare wieder wachsen, eh Oda, dann färb' ich mir die knallbunt. Das ist das erste, was ich mache, wenn ich wieder draußen bin." Ich muss lachen. „Richtig bunt? So grün und rot wie ein Punk?" – „Ach Quatsch!" Wieder kriegt sie eine ganz krause Nase, so sehr freut sie sich. „Erst mal mach' ich mir Strähnchen oder so. Muss ich sehen wie das aussieht. Und dann, du Oda, dann nehme ich alles mit was das Leben zu bieten hat: Partys, abfeiern, schwimmen, tanzen gehen. Ach Oda, einfach alles! Eben voll das Leben! Vielleicht fahr' ich später ein Jahr nach Amerika. Und Urlaub möchte ich gern machen, mit Mutti und Papa, und natürlich muss mein Bruder auch dabei sein. Wir haben alle so viel nachzuholen. Sie sprudelt förmlich über, voller Vorfreude auf das, was da draußen auf sie wartet, voller Lebenslust. Losfliegen, abheben, mitten hinein in das Wunder „gesund sein". Leben – ich komme!!!
Völlig überwältigt von ihren Worten, den Tränen nahe und doch voller Hoffnung habe ich ihr zugehört. „Darf ich mir was wünschen, Stefanie?" Sie nickt und die Sonnenpünktchen funkeln und blinkern wie verrückt. „Das erste Foto mit den bunten Haaren, Stefanie, dieses aller erste Bild, schickst du mir das?" Sie schaut mir tief in die Augen und auf einmal sehe ich, dass da neben den Sonnenpunkten kleine Tränenperlen sind. „Ja", sagt sie ernsthaft, „das Foto schick' ich dir. Ganz bestimmt."
Die Nachtschwester kommt erneut über den Flur. „Also Kinder! Wirklich! Ich fasse es nicht. Wisst ihr wie spät es ist?" Vorwurfsvoll zeigt sie auf ihre Uhr. „Du solltest ja wohl ein bisschen vernünftiger sein, Stefanie! Die halbe Nacht hier auf dem Flur verquatschen. So gesund bist du ja nun auch noch nicht. Und Sie, Frau Kückelhaus, Sie können theoretisch ja gleich hier bleiben. Wird eh gleich wieder hell draußen. Marsch nach Hause! Und du, Stefanie, ab ins Bett! Aber hurtig!" Sie verschwindet kopfschüttelnd im Schwesternzimmer. Stefanie und ich zwinkern uns zu und lachen. Schnell huscht sie über den Gang zurück in ihr Zimmer, hebt die Hand und winkt mir zu. Ich winke auch. „Schlaf schön. Und danke Schwester Stefanie."
Ihr Lächeln begleitet mich hinaus in die Nacht.

Ach Stefanie, vielleicht hast du gar nicht bemerkt, dass du mit deinen Worten in dieser Nacht unserem Schicksal eine Wende gegeben hast. Während ich hier an Elisas Schreibtisch sitze und mich an unser nächtliches Gespräch erinnere, wandert mein Blick zu deinem Foto. Du hast es mir geschickt, von deinem letzten Osterausflug. Weißt du noch? Du hast deine Jeans an, eine Bluse und einen auberginenfarbenen Westower. Unter dem Arm trägst du das kleine Päckchen, das wir dir geschickt hatten. Du winkst mir zu, hebst die Hand, genau wie an dem Abend, an dem du mir deine Geschichte erzählt und soviel Mut gemacht hast. Um den Kopf hast du ein Tuch gebunden. Ein weißes Tuch mit blauem Muster. Es steht dir gut, Stefanie. Ich seh‘ dein Lächeln, dein schmales, wunderschönes Gesicht. Und sogar von hier aus kann ich die kleinen Pünktchen in deinen Augen sehen. Hinter dir kann ich ein Stückchen Wald erkennen, in dem ihr wart. Mutti, Papa, dein Bruder und der Hund Wonni. Die Bäume im Hintergrund wirken dunkel, beinahe ein wenig bedrohlich. Aber du, Stefanie, du stehst mitten im Licht! Das Foto ist schön. Es ist nicht das, was du mir in jener Nacht versprochen hast. Aber dafür kannst du nichts, denn es hat kein Foto mehr mit den knallbunten Haaren gegeben. Leben hast du gewollt...

Warten auf Sam und eine wundersame Begegnung mit einem Engel

Jeden Tag scheint es früher dunkel zu werden. Draußen vor der Tür und drinnen in der Seele. Schon am frühen Nachmittag muss man das Licht anschalten. Daheim ist so etwas gemütlich. Der Wind jagt dicke Regenwolken ums Haus, anheimelndes Kerzenlicht wirft Schatten an die Wände und die Menschen rücken näher zusammen. Im Krankenhaus sind solche Nachmittage schlicht erdrückend. Um irgendwas zu tun, greife ich nach dem Hasenbuch, das auf dem Nachtschrank liegt und lese vor. Plötzlich setzt sich Elisa mühsam im Bett auf und fragt: „Weiß Sam eigentlich, dass ich im Krankenhaus bin?“ Die Frage verursacht mir Magenschmerzen. Ich nicke, und Elisa fragt enttäuscht und verwundert: „Er weiß, was ich habe? Warum besucht er mich dann nicht?“ Ja, das frage ich mich allerdings auch. Wieder spüre ich den Ärger in mir aufsteigen, als ich mich an den Tag erinnere, an dem ich ihn anrief, um von der schrecklichen Diagnose zu erzählen. Aber seine Reaktion war mehr als verletzend. „Leukämie? Was ist das denn?“, gähnte er herzhaft ins Telefon. Lediglich seine mangelnden Deutschkenntnisse ließen mich diese dumme Frage verzeihen. „Was das ist?“, flüsterte ich unter Tränen. „Das ist Krebs – Blutkrebs. Mensch, Elisa hat Krebs!“ Für eine Weile war es so ruhig am anderen Ende, dass ich dachte, er hätte aufgelegt. Dann gähnte er wieder. „Krebs. Das ist doch Quatsch“, sagte er und ich merkte, dass ich ihn zu nerven begann. „Das habe ich ja noch nie gehört, dass Kinder so was kriegen. Also, bei uns in Bulgarien gibt es das nicht.“ Seine

Stimme klang jetzt gereizt. Klar, dachte ich böse. In deiner scheiß Bananenrepublik gibt es ja nicht mal ein vernünftiges Gesundheitswesen. Da sterben die alle gleich." Dass mit der Bananenrepublik war gemein, aber ich war so wütend, dass ich einfach nicht mehr fair sein wollte.

„Kannst du Elisa nicht mal besuchen? Du weißt doch, wie sehr sie sich freuen würde", begann ich zu betteln. Schweigen am anderen Ende der Leitung. „Oder ruf' sie wenigstens an", versuchte ich es erneut. „Verdammt, es geht ihr so beschissen! Jetzt ist die kleinste Freude wichtig, damit sie wieder gesund wird! Ein Anruf, das ist doch nicht zuviel verlangt." Ich flehte und bettelte. Nicht für mich, obwohl ich mich auch gern mal irgendwo ausgeheult hätte. Ich bat für mein Kind. „Ich meld' mich", hörte ich ihn sagen, und dann legte er einfach auf. Ich stand wie versteinert in der Telefonzelle und starrte auf den Hörer in meiner Hand. Ich fasste es nicht.

Dicke Regentropfen schlugen auf den Pfützen Blasen. Wie in Zeitlupe ging ich zurück zum Krankenhaus und fühlte den Regen nicht, der mir über das Gesicht lief. Langsam stieg ich die Treppen zur Station hinauf und wünschte mir aus tiefster Seele, dass Elisa nie im Leben von diesem Telefonat erfuhr.

Und nun sitzen wir hier in diesem deprimierenden Krankenzimmer, sie im Bett und ich davor. Der trübe Herbstabend macht alles noch viel schlimmer, als es eh schon ist und Elisa fragt nach Sam. „Er kommt bestimmt bald", sagt das Kind hoffnungsvoll. „Vielleicht bringt er ja seine Gitarre mit. Ob die Schwestern das erlauben? Ich möchte so gerne noch mal das Lied vom Weihnachtsstern hören. Das, was Maria immer gesungen hat." Und dann: „Armer Sam. Jetzt muss er sich soviel Sorgen machen wegen mir." Wenn du wüsstest, denke ich zornig. Das Einzige, um dass der sich Sorgen macht, ist höchstens seine Haarfarbe. Trotzdem sage ich sanft: „Er kommt dich bestimmt bald besuchen. Jetzt hat er nur gerade so viel Arbeit." Elisa schaut mich aufmerksam an. „Du bist böse auf ihn Mutti. Ich hör' das an deiner Stimme." Überrascht suche ich nach Ausflüchten, aber Elisa legt mir die Hand auf die Lippen. „Ich hab' mir immer gewünscht, dass wir mal eine richtige Familie werden. So mit heiraten, weißt du? Aber ich glaub', das willst du jetzt gar nicht mehr – und eigentlich ist es auch nicht mehr wichtig. Egal was jetzt passiert, versprich mir, dass du ihm nicht böse sein wirst. Vielleicht brauchst du ihn eines Tages noch mal." Fassungslos habe ich ihr zugehört. In jedem ihrer Worte klingt Abschied und eine Weitsicht, die mich betroffen macht. Was weiß sie, wovon ich noch keine Ahnung habe?

Erschöpft lehnt sie sich in die Kissen zurück. Das Gespräch hat sie angestrengt. Draußen ist es dunkel geworden. Von Ferne hört man das Hupen der Autos. Blechlawinen quälen sich über die abendlichen Straßen. Feierabendverkehr. Wenn man jetzt nach Hause könnte. Nach Hause.

Ich stehe auf und knipse das kleine Licht über dem Waschbecken an. Ein gedämpfter Lichtschein fällt ins Zimmer. Elisa schließt die Augen und sieht mit einem Mal kleiner und verletzlicher aus.
„Weißt du, was ich mir wünsche?", flüstert sie leise. „Ich möchte einschlafen. Einschlafen und erst wieder aufwachen, wenn ich wieder gesund bin.

Als sich die Stationstür hinter mir schließt, würde ich mich am liebsten die Treppe runterfallen lassen. Einfach fallen lassen und liegen bleiben. Ich gehe wie in Trance über den Hof Richtung Straße, unter meinen Füßen das nasse Laub, um mich herum das Summen der Stadt, und doch fühle ich mich, als würde ich gar nicht dazu gehören. Einfach fallen lassen und liegen bleiben.
Ohne es zu merken, laufe ich ziellos die Straße hinunter, vorbei an kleinen Geschäften und Boutiquen, sehe nicht die schon weihnachtlich dekorierten Auslagen, sehe gar nichts mehr. Die Menschen, denen ich begegne, blicken mir erstaunt nach. Eine Irre, mögen sie denken. Eine Irre, die Ausgang hat. Meine Füße tragen mich immer weiter. Immer weiter und weiter. Einfach fallen lassen und liegen bleiben. Vor einer kleinen Kirche bleibe ich stehen. Die Tür steht offen und so trete ich vorsichtig näher. Feuchte Kühle schlägt mir entgegen, ein Geruch von Weihrauch und altem Papier. Es duftet ein wenig nach Holz und Kerzenwachs. Die alte, hölzerne Kirchenbank knackt und knarkst, als ich mich auf ihr niederlasse. Um mich herum ist Stille. Ich starre auf die geschnitzte Figur Jesu Christi vor mir, sehe in sein vom Schmerz gezeichnetes Gesicht unter der Dornenkrone, und fühle mich selbst wie gekreuzigt. Eigentlich möchte ich jetzt meine Hände falten und beten: „ ... und dein Reich komme, dein Wille geschehe…" Aber was, wenn er vielleicht etwas ganz anderes will als wir?
„Darf ich mich zu Ihnen setzen?" Erschrocken fahre ich auf, als ich die leise Stimme neben mir vernehme. Als ich hochsehe, blicke ich in ein faltiges Altfrauengesicht mit gütigen Augen.
„Darf ich?", fragt sie noch einmal und weist mit der Hand auf den freien Platz neben mir.
Ich rutsche zur Seite. Die alte Frau setzt sich, streicht den dunklen Rock über ihren Knien glatt und faltet die Hände in ihrem Schoß. Aus den Augenwinkeln heraus spüre ich ihren prüfenden Blick. „Sie haben Kummer, mein Kind. Und Sie zürnen Gott. Das ist nicht gut!" Sie schaut auf meine, zu Fäusten geballten Hände und fragt: „Was für ein Leid hat Sie getroffen, dass Sie so unglücklich und verbittert sind? Vielleicht mögen Sie es mir erzählen?" Und als ich noch immer schweige: „Außerdem gibt es für jedes Problem eine Lösung. Nichts ist so schlimm, dass man es nicht wieder gutmachen könnte."
Mit tränenverhangenen Augen blicke ich in ihr Gesicht. „Sie hat Krebs", sage ich leise. „Meine Elisa hat Krebs. Leukämie. Ich habe einfach nicht gut genug auf sie aufgepasst. Immer habe ich gewusst, dass mal etwas ganz Schlimmes passieren

wird. Und nun hat sie Krebs. Was ist daran wieder gutzumachen?“ Die Frau hat mir schweigend zugehört und legt nun ihre Hand auf meine. Ich spüre die Wärme, die von ihr ausgeht. Eine Hand, die von harter Arbeit ganz rau und rissig geworden ist. In den Augen der Frau sehe ich tiefes Mitgefühl. „Elisa ist Ihre Tochter?“, fragt sie behutsam, so als könne sie erkennen, dass mich jedes Wort unendlich viel Kraft kostet. Ich nicke. „Und wenn ich Sie richtig verstanden habe, dann geben Sie sich die Schuld an der Krankheit Ihres Kindes?“ Wieder kann ich nur nicken. „Ich wollte sie beschützen. Einfach vor allem beschützen in dieser Scheißwelt“, bricht es aus mir heraus. „Als sie noch ganz klein war, wissen Sie, da hab‘ ich immer Angst gehabt, sie könnte aus dem Fenster fallen oder auf der Straße vor ein Auto laufen. Keinen Augenblick hab‘ ich sie aus den Augen gelassen. Nicht einen einzigen Augenblick! Und als sie dann groß war, da war da immer die Angst, dass ihr irgendein Verrückter was antut. Sie wissen schon, ein Gewaltverbrecher, eben so ein pädophiler Perverser. Ich habe Albträume gehabt, dass sie mal jemand ins Auto zieht und entführt. Sie ist so ein hübsches Mädchen, groß, schlank und dann die langen Haare. Da gucken solche Kerle doch hin. Und dann, wenn man glaubt, alle Gefahren ausgeschaltet zu haben, kommt so eine verdammte Krankheit. Und das Schlimmste ist, dass ich nichts tun kann. Nichts, außer an ihrem Bett zu sitzen, sie zu trösten, ihr vom „Berg Gesund werden“ erzählen und hoffen, dass sie mir nicht abstürzt. Man kann einfach nichts tun!“ Ich stütze meinen Kopf in die Hände und heule.

„Glauben Sie nicht, dass es ziemlich viel ist, was Sie da für Ihr kleines Mädchen tun?“, fragt die weise Stimme neben mir. Ungläubig sehe ich sie an und weiß nicht, was ich darauf antworten soll. Sie sieht meine Überraschung und spricht weiter. „Sie tun genau das Richtige, indem Sie einfach nur da sind. Es mag Ihnen zu wenig erscheinen, aber für Ihre Tochter ist es jetzt das Wichtigste, dass sie Sie jetzt an ihrer Seite weiß.“ Umständlich kramt sie in ihrer großen, etwas altmodischen Handtasche und reicht mir ein Taschentuch. Ein blütenweißes Leinentuch mit zartrosa Häkelspitze. „Früher, als meine Augen noch besser waren, da hab‘ ich so was selbst gemacht“, sagt sie lächelnd und deutet auf die feine Handarbeit. Ich trockne meine Tränen und wir sehen beide andächtig zum Antlitz Jesu über uns auf. „Nicht Er ist Schuld an dem Unglück, das Euch getroffen hat“, spricht sie weiter. „Und Sie mein Kind, sind es auch nicht. Niemand weiß eine Antwort auf das Leid und das Unrecht, das auf der Welt geschieht. Aber glauben Sie mir, aus dem tiefsten Dunkel erwächst irgendwann ein Licht. Aus dem kärgsten Boden sprießt ein Samenkorn, und aus dem schmerzlichsten Abschied entsteht ein neues Leben.“ Sie nimmt meine Hände und sagt: „Gott hat Euch nicht verlassen. Er ist bei Ihnen und Elisa.“ Mühsam steht sie auf, wischt ein paar unsichtbare Fusseln von ihrem Rock und schickt sich an zu gehen. Ich folge ihr nach draußen, zurück in den Tag.

„Leben Sie wohl, mein Kind. Und vergessen Sie nicht, egal was auch geschehen wird, die letzte Entscheidung liegt nicht in unserer Hand. Gott wird entscheiden! Und auch wenn Sie es vielleicht nicht verstehen werden, der Tag wird kommen, an dem Sie ihm dafür dankbar sein werden." Sie nickt mir zu und geht mit kleinen Schritten davon. Ich stehe da und habe mich noch nicht einmal bedankt. Nicht für die Worte, nicht für das Verstehen und nicht für das Taschentuch, das ich noch immer in der Hand halte.

Ich sann über diese Worte nach. Noch heute tue ich das manchmal, weil ich mir nicht sicher bin, ob ich ihre Bedeutung verstanden hatte. Wie kann ein Mensch Dankbarkeit empfinden, wenn er von einem so grausamen Schicksal geschlagen wird? Wie Verständnis haben für eine Entscheidung, die ein ganzes Leben in Schutt und Asche versinken ließ. Hätte es „Ihn", diesen allmächtigen Gott nicht ein müdes Lächeln gekostet, ein Fingerschnippen, um mein Kind wieder gesund zu machen? Wo blieb das Wunder, um das wir ihn so sehr gebeten hatten?
Aber an diesem Abend fand ich auf all meine Fragen keine Antwort. Ich konnte das, was ich gehört hatte, nicht verstehen. Und ich konnte nicht wissen, dass die Weissagung der alten Frau in Erfüllung gehen würde. Die Dunkelheit würde dem Licht weichen, ein Samenkorn würde sprießen und aus dem Tod ein neues Leben entstehen.
Genauso hatte sie es prophezeit, und genauso würde es geschehen.

Angst vor morgen

Auf der Station herrscht Aufregung. Die Schwestern weichen meinen Fragen aus und der Professor steht mit sorgenvoller Miene an unserem Bett. Die Blutwerte haben sich weiter verschlechtert. Die Therapie hat überhaupt nicht angeschlagen. Elisa bekommt keine Luft und fiebert erneut. Beim Röntgen haben sie festgestellt, dass sie Flüssigkeit in der Lunge hat. „Das muss punktiert werden", sagt der Oberarzt mit den traurigen Augen, der hinzukommt, um uns die nächste Hiobsbotschaft zu überbringen. „Wir müssen euch auf die Intensivstation verlegen!" Mir schießen die Tränen in die Augen. Intensivstation! Alles, aber nicht auf die Intensivstation. Das ist in meiner Vorstellung so ziemlich das letzte, wo man landen kann, bevor man das Zeitliche segnet. Aber auf mein laienhaftes Vorstellungsvermögen nimmt keiner Rücksicht. Jemand reicht mir einen Aufklärungsbogen. Ich weiß nicht, wie oft ich diese Dinger schon unterschrieben habe. Einen für das MRT, einen für die Lumbalpunktion, einen für das ..., ach, „frag mich nicht wofür". Auf der letzten Seite unten rechts steht ein Satz, der mich immer wieder in Erstaunen versetzt: Ich fühle mich genügend aufgeklärt und habe keine weiteren Fragen mehr. Gibt es tatsächlich Eltern, die sich genügend aufgeklärt fühlen? Vielleicht, wenn ich promoviert oder es zumindest bis zur OP-Schwester gebracht habe. Aber als normalsterblicher Bürger? Wie will man denn alle aufgeführten Risiken entschlüsseln und notfalls von zwei Seiten beleuchten? Man hat doch gar keine Alternative. Das Kind soll gesund werden, da unterschreibt man einfach alles. Der Professor, der meine Ängste kennt, versucht mich zu beruhigen. „Es ist nur für einen Tag. Sie bekommen dort auch ein Zimmer und können bei Elisa bleiben." Das tue ich auch so. Und wenn ich auf dem Abtreter übernachten muss.

Anke packt unsere Sachen. Sorgsam verstaut sie Elisas Habseligkeiten in der kleinen Reisetasche. An die Seite kommen die CDs und der Discman. „Passt auf euch auf", sagt sie leise und nimmt Elisa in den Arm. Wir sind so froh, dass wir sie haben. Anke ist unsere Lieblingsschwester. Immer wenn sie ins Zimmer tritt, mit den tanzenden Krissellocken und den lustigen Sommersprossen auf der Nase, dann zaubert sie auch auf das traurigste Gesicht ein Lächeln. Die Kinder lieben sie, genau wie die dazugehörigen Eltern.

Ich denke, dass es auf all diesen Stationen, in all den vielen Kinderkrankenhäusern, nur solche „Ankes" geben dürfte. Schwestern, die alles für die kranken Kinder geben. Alles, auch wenn sie wissen, dass sie einige von ihnen am Ende verlieren.
Noch heute denke ich manchmal an die Schwester Anke zurück. An eine Frau, die mein Kind liebevoll „Schneewittchen" nannte und die uns immer wieder Hoffnung gegeben hat. Hoffnung, obwohl sie wahrscheinlich gewusst hat, wie unsere Geschichte enden wird.
Wenn sie dieses Buch vielleicht einmal lesen sollte, dann soll sie wissen, wie dankbar wir ihr gewesen sind.

Die Unruhe piekst und sticht auf meiner Haut wie tausend kleine Nadeln. Was wird der Tag uns bringen? Und so sehr ich mir auch das Gegenteil wünsche, ich weiß, dass es nichts Gutes sein wird. Mir kommt eine Zeile aus einem Gedicht von Dietrich Bonhoeffer in den Sinn:

> „Von guten Mächten wunderbar geborgen,
> erwarten wir getrost, was kommen mag.
> Gott ist bei uns am Abend und am Morgen,
> und ganz gewiss an jedem neuen Tag."

Immer wieder spult sich diese Strophe in meinem Kopf ab. Wie eine Schallplatte, die einen Sprung hat. „Gott ist bei uns am Abend und am Morgen, und ganz gewiss an jedem neuen Tag."

Ich kann nicht wissen, dass wir Gottes Hilfe nur wenige Stunden später verdammt nötig haben werden.

Kleiner Vogel in der Nacht

Auf der Intensivstation riecht es nach Schokoladenpudding. Nach Kaffee und heißer Milch. Eine freundliche, kleine Schwester hat uns herzlich willkommen geheißen. „Marlene“, hat sie sich lächelnd vorgestellt. Liebevoll streichelt sie Elisas blasses Gesicht, und ich bin erleichtert über so einen netten Empfang. „Marianne wird Ihnen Ihr Zimmer zeigen“, sagt sie, „und auch alles andere, was man hier noch so kennen muss: Kaffeeautomat, Münzfernsprecher und das Klo.“ Sie lacht ihre Kollegin an, die mir die Reisetasche aus der Hand nimmt und mich durch einen langen Flur dirigiert. Meine jetzige Bleibe ist ein kleines, gemütliches Zimmerchen, eingerichtet mit Bettcouch und Kleiderschrank. Auf dem kleinen Tisch am Fenster steht eine Schale mit Äpfeln, und auf einem Hocker stapeln sich frische Bettwäsche und Handtücher. So lange wollte ich eigentlich gar nicht bleiben. Wir wandern über Korridore und durch Treppenhäuser zurück zur Station. Die Schwester zeigt und erklärt, und am Ende unseres Rundganges weiß ich nicht, ob ich all die Räume am nächsten Tag wiederfinden werde. „Mutti traut sich wohl nicht rein?“, ruft Marlene mir zu, als ich irgendwann wieder vor Elisas Zimmertür stehe. Sie weist lächelnd auf einen Stuhl an Elisas Bett. „Mutti macht es sich mal gemütlich. Und nicht erschrecken vor unserer Technik hier. Ist alles ganz harmlos. Was, Elisa?“ Ihre Augen zwinkern lustig und Elisa probt ein zaghaftes Lächeln. Trotz der entspannten Atmosphäre bin ich zu Tode erschrocken. Auf Elisas Brustkorb sind lauter Elektroden befestigt und an ihrem Finger steckt ein komischer Clip. Auf dem Monitor hinter ihrem Bett tanzen lauter bunte Zacken und Kurven in Schlangenlinien übereinander. Marlene erklärt mir das Kringellabyrinth, das mich eher an ein Rätsel aus einer Kinderzeitschrift erinnert. So nach dem Motto: Wie findet Winnie Pooh auf dem kürzesten Weg zum Honigtopf? Hier heißen die Kringel allerdings Vitalfunktionen. Wieder etwas gelernt.
Vielleicht ist eine Intensivstation ja doch nicht so schlimm?

Den Eingriff haben wir gut überstanden. Trotzdem scheint etwas nicht in Ordnung zu sein. Der junge Arzt, der die Punktion durchgeführt hat, schüttelt unzufrieden den Kopf und winkt seine Kollegin näher. „Das ist zu wenig“, höre ich ihn sagen. „Da ist noch viel mehr drin, aber ich komme einfach nicht ran.“ Entsetzt sehe ich auf die eitrig gelbe Flüssigkeit, die sich im Glas gesammelt hat. Oh Gott, und so etwas war in ihrer Lunge? Die Schwester kontrolliert fortwährend den Blutdruck und breitet behutsam eine Decke über Elisa. „Sie

braucht jetzt Ruhe. Morgen früh hat sie das alles vergessen", sagt sie tröstend. Sie knipst das kleine Nachtlicht an und lässt uns allein.
Draußen ist es mittlerweile stockdunkel. Nur die erleuchteten Klinikfenster werfen helle Lichterstreifen auf den Gehweg. Wie spät es wohl sein mag? Hier drinnen verliert man jegliches Zeitgefühl. Noch eine Nacht und dann werden wir wieder nach Hause fahren. Nach Hause. Wie schrecklich. Schon zum zweiten Mal verbinde ich die alte, graue Villa mit dem Begriff „zu Hause". Ist es schon so lange her, dass ich gar nicht mehr weiß, was zu Hause wirklich ist?
Elisa schließt erschöpft die Augen. Ich streichele ihre Wange, lege meinen Kopf neben ihren auf das gestärkte Krankenhauskissen, und träume mich mit ihr davon.
„Wenn das alles vorbei ist, dann fahren wir zusammen ans Meer. Genau wie letzten Sommer. Das war schön. Weißt du noch? Lass uns nach Spanien fahren, da waren wir noch nie. Ich will an den Strand, Hand in Hand mit dir ins Meer laufen, in die meterhohen Wellen, die uns bis in den Himmel tragen. Und abends, Lise, abends bummeln wir durch die alten Straßen und Gassen. Wir suchen uns ein kleines verträumtes Bistro, wo wir draußen sitzen können. Irgendwo spielt jemand Gitarre und... Elisa? Elisa!" Der Atem kommt auf einmal nur noch stoßweise aus ihrer Brust. Erschrocken sehe ich in ihr Gesicht, aus dem alles Blut gewichen ist, sehe die wächsernen Lippen und die aufgerissenen Augen.
„Schwester!!!!"
Oh, mein Gott. Elisa. Ihr Mund bewegt sich, als ob sie noch etwas sagen möchte und doch nicht mehr vermag. Sie schnappt nach Luft, ihre Hände krallen sich mit fast unmenschlicher Kraft in meinen Arm, und die Augen suchen verzweifelt Halt in den meinen. Und dann passiert es. Ihr Blick versinkt vor meinen Augen im Nebel, beinahe wie ein Stein der untergeht, sich immer weiter von der Wasseroberfläche entfernt und langsam dem Grund entgegentrudelt. Und dann lösen sich die Finger von meinem Arm, rutschen aus meinen Händen; und so sehr ich es auch versuche – ich kann sie nicht mehr halten. Sie hat losgelassen! Einfach losgelassen! Der Strudel zieht sie in die Tiefe. Aber noch bin ich nicht bereit, sie einfach gehen zu lassen. Nicht jetzt. Nicht so. Ich packe ihre Hände, ziehe, zerre, möchte sie am liebsten zurück ins Leben schütteln. Bleib hier, Elisa! Geh nicht weg! Nicht weggehen! Meine Bitte ist ein einziger stummer Schrei. Die Geräte warnen wie verrückt. Ein durchdringender Ton, der durch Mark und Bein fährt. Die ehemals gleichmäßigen Wellenlinien auf dem Monitor haben sich in wilde Krakel und Zacken verwandelt. Elisa stirbt! Alles geht rasend schnell. Ehe ich einen klaren Gedanken fassen kann, steht die junge Ärztin von vorhin in der Tür. Erschrocken blickt sie auf Elisa und brüllt dann quer über den Flur: „Hannes!!! Das Kind..." Und dann ruft sie noch ein Wort, das ich nicht verstehe und von dem ich nur erahne, dass es etwas ganz Schlimmes sein muss. Das Zimmer füllt sich mit Menschen, Geräte werden an Elisas Bett gefahren, und um mich herum ist ein Summen und Brummen wie in einem Bienenstock. Ich werde

zur Seite geschoben, die Bilder verschwimmen vor meinen Augen und irgendwer ruft: „Bringt doch die Mutter hier raus!“ Eine Hand zieht mich aus dem Zimmer und drückt mich auf einen Sessel gegenüber im Aufenthaltsraum. „Die tun da drin jetzt alles, was in ihrer Macht steht“, sagt die Stimme, und dann bin ich allein. Ja, denke ich wie betäubt. Alles was in ihrer Macht steht. Aber was, wenn all das nicht ausreicht.

Die Geräte warnen noch immer gellend über den Flur. Lass sie nicht sterben, lieber, lieber Gott, lass sie jetzt nicht sterben! Zusammengekrümmt rutsche ich vom Sessel, falle auf die Knie und beginne zu beten. Ich bete so inbrünstig, wie ich noch nie in meinem Leben gebetet habe. Hilf uns, lieber Gott, bitte hilf! Er muss uns einfach helfen, dieser mächtige Gott da oben. Ich wende mein tränennasses Gesicht zum Fenster, suche nach einem Zeichen, nach irgend einem kleinen Licht dort am nachtblauen Himmel. Komm' schon, denke ich verzweifelt, komm schon. Aber der Himmel schweigt. Schweigt und lässt die letzte Hoffnung sterben. Es gibt keinen Gott! Willenlos lasse ich mich einfach fallen, liege ohne noch etwas zu empfinden auf der Erde und wünsche mir tot zu sein. Und dann geschieht etwas Merkwürdiges. Ich weiß nicht, wie lange ich da auf dem Boden gelegen habe, als auf einmal eine Vogelstimme an mein Ohr dringt. Langsam stehe ich auf, trete ans Fenster, um nach dem nächtlichen Sänger Ausschau zu halten. Erst kann ich in der Dunkelheit draußen gar nichts erkennen, aber dann sehe ich ihn. Im Baum vor dem Fenster sitzt ein Vogel. Ehrfürchtig, mit noch immer gefalteten Händen, stehe ich da und höre ich ihm zu. Der Vogel singt und singt. Mitten in der Nacht. Mitten im Winter. Irgendwie habe ich das Gefühl, dass er mir etwas sagen will.

Auf dem Gang wird eine Tür aufgerissen. Eilige Schritte. Der junge Doktor steht schwer atmend in der Tür. „Sie lebt“, sagt er und drückt meine Hand. „Wir haben sie wieder. Das Herz schlägt.“

Oh Gott, ich danke dir! Am liebsten würde ich meine Erleichterung in den Himmel schreien. Eine zentnerschwere Last rutscht von meinen Schultern. Tränen der Erleichterung rinnen über mein Gesicht. „Danke. Danke.“ Das ist das einzige, was ich in diesem Moment herausbringe. „Danke.“ Dabei möchte ich ihm am liebsten um den Hals fallen, ihn küssen und ihm meine EC-Karte samt Geheimnummer schenken. Die Gedanken fahren Achterbahn. „Wie konnte das denn passieren?“, höre ich mich fragen, und erst jetzt spüre ich, dass ich mich kaum noch auf den Beinen halten kann. Der Doktor sucht nach Worten. Nach beruhigenden, tröstenden Worten, die auch eine in Panik geratene Mutter verstehen kann. Er verzichtet auf alle medizinischen Fachbegriffe. Kein lateinisches Kauderwelsch, kein verwirrendes Drumherum. Und so kann selbst ich, in meiner ganzen Angst und Aufregung, verstehen, was sich da eben abgespielt hat. Eine Blutung, eine ganz massive Blutung, ausgelöst durch die Punktion der Lunge und begünstigt durch die gestörte Blutgerinnung. Während der Arzt spricht, kann ich es förmlich vor mir sehen. Blut, unheimlich viel Blut, das in den Brustkorb meines Kindes dringt, immer mehr dunkles Blut, das sich Platz schafft, das Herz und alles zur Seite drängt, was sich ihm in den Weg stellt. Tränen steigen in meine Augen.

Für Sekunden, oder sogar Minuten, hat ihr Herz nicht mehr geschlagen. Für Sekunden oder Minuten hat sie dieser Welt den Rücken gekehrt. Was mag sie gefühlt haben, was empfunden in diesem Augenblick? Hat sie Angst gehabt? Hat sie nach mir gerufen und ich, die im Leben Zurückgebliebene, habe es nicht mehr gehört?
Aber nun wird alles gut. Wie konnte ich nur an Gott zweifeln? Hatte er die Macht, dem Tod Einhalt zu gebieten? Ich glaube, dass jeder Mensch bei seiner Geburt seine Lebensuhr mitbekommt. So ähnlich wie eine Sanduhr. Niemand weiß, wie viel Lebenszeit für ihn festgelegt ist. Das Leben läuft, genau wie der Sand in der Sanduhr, stetig durch eine schmale Öffnung davon. Und vielleicht hat Gott ja Mitleid, dreht die Uhr, kurz bevor das letzte Körnchen versickert, noch einmal um und lässt das Leben von vorn beginnen. Er hat uns noch einmal Aufschub gewährt. Noch ein einziges, letztes Mal.

Der Arzt muss zu Elisa zurück. „Sie können gleich zu ihr. Die Schwester holt Sie dann.“ Er nickt mir zu und ich bin so dankbar, dass ausgerechnet er in dieser Nacht Dienst hat. Langsam gehe ich zurück in den Aufenthaltsraum, sinke auf das kleine Sofa und schicke einen dankbaren Blick in den Himmel. Und dann erst sehe ich es: Der Platz am Fenster ist leer. Der Vogel ist verschwunden.

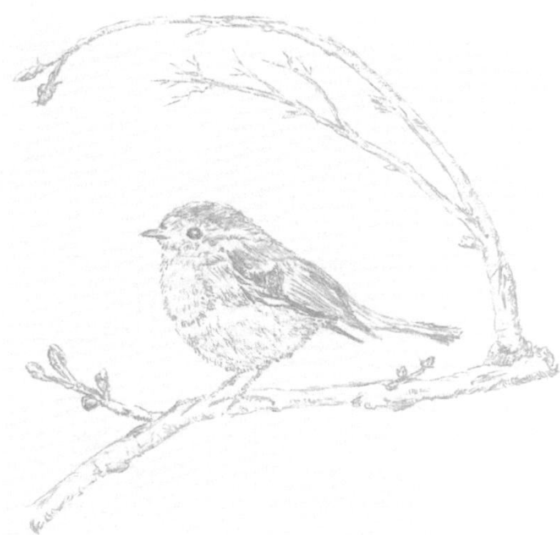

Auf diesen Anblick bin ich nicht vorbereitet. Ein kleines blasses Mädchen in einem großen weißen Krankenhausbett. Das Gesicht ist unter der Beatmung fast nicht mehr zu erkennen. Überall Schläuche, die aus dem kleinen geschundenen Körper ragen. Der Tubus, die Schläuche vom Beatmungsgerät, der Blasenkatheter und der Auffangbeutel der Thoraxdrainage, in dem sich eine blutige, gelbe Soße sammelt. Sie wird sterben, schießt es mir durch den Kopf. Nicht nur das ganze Blut ist aus ihr hinausgeflossen, sondern auch das letzte bisschen Lebenskraft. Wie soll sie sich je wieder davon erholen? Sie wird sterben! Wir werden beide sterben! Keiner wird allein gehen und keiner wird allein zurückbleiben. Und ich denke in diesem Moment, dass ich eigentlich gern noch ein bisschen gelebt hätte. Eine gähnende Leere breitet sich in mir aus. Mit hängenden Armen stehe ich mitten im Raum, stehe den Schwestern im Weg, die noch immer geschäftig hin und herlaufen, Infusionen aufziehen, Blutkonserven anhängen und sich an dem riesigen Medikamententurm mit den blinkenden Lichtern zu schaffen machen. Vor meinen Augen der Monitor mit der grünen Herztonkurve. Jeder kleine Zacken ist ein Herzschlag. Jeder Herzschlag bedeutet Leben. Leben für Elisa.

So sehr ich mir wünsche, dass Elisa meine Nähe spürt, so sehr wünsche ich mir auch, dass sie jetzt nichts von all dem mitbekommen muss. „Ich möchte einschlafen und erst aufwachen, wenn ich wieder gesund bin.“ Das hat sie vor wenigen Tagen erst gesagt. Und nun schläft sie, mein todkrankes Königskind. Schläft einen tiefen, künstlichen Dornröschenschlaf, hundert Jahre und länger. Hundert Jahre; und ich weiß nicht, ob die ausreichen, um wieder gesund zu werden. Und was, wenn sie vielleicht gar nicht mehr aufwachen will? Was, wenn sie nicht mehr zu mir zurückkommt?

Mein Blick fällt auf den kleinen Kalender an der Wand. Vierzehnter November. Und unsere Lebensuhr dreht sich ein letztes Mal.

Zwischen Bangen und Hoffen

In der Nacht hat es geschneit, und der Frost hat Zweige und Gräser mit feinen, glitzernden Eiskristallen überzogen. Das Weiß auf der Wiese vor dem Haus verdrängt den schmuddeligen Trübsinn und gibt dem Tag einen Hauch von Freundlichkeit. Ich habe keinen Blick für die Schönheit da vor der Tür. Mein Leben ist jetzt dieses kleine Zimmer auf der Kinderintensivstation. Die blinkenden und ehemals furchteinflößenden Geräte jagen mir keine Angst mehr ein. Das monotone Piepen, das bei jedem Herzschlag ertönt, begleitet mich durch den Tag wie andere Leute Musik hören. Die Schwestern, die mich gutmütig „unsere Mutti“ nennen, haben sich mittlerweile an mich gewöhnt. An mich, die

Mutter, die da still am Bett hockt und ihr Kind bewacht. Morgens, mittags, nachts. Alle sind so liebevoll besorgt um uns. Selten habe ich soviel Fürsorge und Mitgefühl erfahren, noch dazu von völlig fremden Menschen. Kein Tag vergeht, an dem nicht wenigstens eine Schwester versucht, uns etwas Gutes zu tun. Für mich bringen sie selbstgebackenen Kuchen von zu Hause mit. Sie suchen das Gespräch, auch wenn ihre Dienstzeit längst zu Ende ist; und sie spenden Trost, wenn alles verloren scheint. An Elisas Bett steht seit kurzem ein CD-Player und die Schwestern sorgen dafür, dass jetzt jeden Tag ihre Musik läuft. „Sie kann das hören", sagen sie. Und vielleicht kommt sie ja jetzt zurück. Seit ein paar Tagen hängt an ihrem Tropfständer ein kleiner Weihnachtskalender. Verwundert habe ich zugesehen, wie die Schwestern ihn aufgehängt haben. „Advent", haben sie gesagt. „Es ist doch Advent, Mutti. Und auch hier bei uns soll es für Lischen Weihnachten werden."
Auch wenn Elisa die einzige Krebspatientin auf dieser Station ist, so sind wir doch nicht die Einzigen, denen das Schicksal übel mitgespielt hat. Betroffen sehe ich auf das kleine Menschenkind im Zimmer vor uns, das einen künstlichen Darmausgang hat. Und wenn ich den viel zu früh geborenen Jungen betrachte, der eine Stube weiter so verzweifelt um sein kleines Leben kämpft, dann könnte ich vor Mitleid zerfließen. Der Kleine hat noch etliche Operationen vor sich, und niemand weiß, ob er überleben wird. Zu dem kleinen, zu früh geborenen Jungen gehören nette, sympathische Eltern. Auch sie haben auf ein gesundes Kind gehofft. Nun haben sie ein krankes. Die Mutti weint, als sie mir am Abend in der Elternküche ihre Geschichte erzählt. „Es ist so ungerecht!", sagt sie immer wieder und ich weiß, dass sie nicht nur das Schicksal ihres Kindes meint. Ungerecht. Das ist der einzig treffende Ausdruck. Ungerecht.

Aber trotz aller Bemühungen der Ärzte und Schwestern gelingt es nicht, Elisa von der Beatmung zu nehmen. Aus einem benachbarten Klinikum wird ein Spezialbett angefordert, um die kranke Lunge zu entlasten. Bei einem Gespräch auf dem Flur fällt der Begriff Tracheotomie. „Wir machen einen Luftröhrenschnitt und legen eine Kanüle. Damit kann sie später sogar sprechen", erklärt der Oberarzt. „Sie kann auf keinen Fall länger an der Beatmung bleiben." Dem Onkologen, der hinzukommt, stehen die Haare zu Berge. „Eine Trachealkanüle! Also, wenn es dazu kommt, dann ist das der Anfang vom Ende. Wissen Sie, was das für eine Infektionsquelle ist?" Verärgert schüttele ich den Kopf. Sind die alle doof? Wie soll ich denn entscheiden, was falsch und was richtig ist? Ich will, dass mein Kind wieder aufwacht! Alles andere ist mir egal. Aber der Oberarzt hat offensichtlich noch ein ganz anderes Problem. Nachdenklich wandert er neben mir über den Flur. „Wenn Elisa wieder wach ist, dann brauchen wir Ihre Hilfe. Finden Sie heraus, an was sie sich erinnert. Reden Sie mit Ihrer Tochter. Fragen Sie nach ihrem Namen, ihrem Geburtsdatum, Telefonnummern von Freundinnen. Fragen

Sie nach allem, was Ihnen einfällt. Wie Sie heißen, Oma und Opa – es ist wichtig zu wissen." Der Doktor hat anscheinend gar nicht mitbekommen, was er mir soeben für einen Schock versetzt hat. Ich beginne unkontrolliert zu zittern. Erst die Beine, die Arme und dann der ganze Körper, geschüttelt vor Entsetzen. Jetzt weiß ich, was es mit dieser Redensart auf sich hat. „Wollen Sie damit etwa sagen...", meine Stimme überschlägt sich fast, „wollen Sie sagen, dass sie... ich mein, wenn sie wieder aufwacht, dass sie nicht mehr weiß, wer sie ist? Dass sie nicht mehr weiß, wer ich bin?" Das ist nicht wahr! Sag', dass es nicht wahr ist! Am liebsten würde ich diesen Doktor am Kittel packen und schütteln. Mein Kind kann sich nicht mehr an mich erinnern. Sie wacht auf und hat alles vergessen. Das ist schlimmer, als alles vorher Dagewesene.
Der Arzt sieht mein entsetztes Gesicht. „Nein! Sie verstehen das falsch. Es muss nicht so sein. Allerdings besteht nach einer Reanimation immer die Gefahr..." Ich höre ihm nicht mehr zu, will gar nicht hören, was er da sagt. Irgendwann stehe ich allein auf dem langen Flur. Vorbeieilende Schwestern bleiben bei meinem Anblick verdutzt stehen und fragen mich etwas. Vielleicht wollen sie wissen, ob es mir nicht gut geht? Abwehrend schüttele ich den Kopf. Ihre Fragen dringen wie aus weiter Ferne an mein Ohr. Ich kann ihre Worte nicht verstehen, kann ihre Gesichter nicht erkennen, bin wie betäubt. Mein Kind weiß nicht mehr, wer ich bin. Das ist das Einzige, woran ich noch denken kann. Mit schleppenden Schritten schlurfe ich über den Gang, lasse die Arme kraftlos baumeln und hebe nicht einmal mehr die Füße. Wie eine alte, verwirrte Oma im Pflegeheim.

Vor der Röntgenabteilung sitzen ein paar wartende Eltern mit ihren Kindern. Ein kleiner Junge quengelt auf dem Schoß des Vaters. Seine Schulter ist notdürftig mit einem Handtuch verbunden. Vielleicht hat er sich beim Spielen den Arm gebrochen. Die Eltern starren mich an. Die können jetzt gleich mit ihren Kindern nach Hause gehen, denke ich neidvoll. Nach Hause. Mir bleibt nur der Gang in ein Zimmer auf der Intensivstation, zu meinem Kind, das sich vielleicht nie mehr an mich erinnern wird.

*****

Die Extubation ist schief gelaufen! Für mich völlig unerwartet, haben sich die Ärzte doch entschieden, Elisa an diesem Vormittag zu extubieren. Weg von der Beatmung, das bedeutet einen kleinen aber sicheren Schritt in Richtung Leben. Ich bin so voller Hoffnung und gleichzeitig spüre ich Angst und eine ungeheure Anspannung. Wenn nur alles gut geht! Die diensthabende Ärztin hat mir genau erklärt, was nun passieren wird. Und sie hat mit Elisa gesprochen, so lieb, so einfühlsam, dass mir fast die Tränen gekommen sind. Wie gut, dass es Ärzte gibt, für die eine beatmete Patientin nicht nur ein Gegenstand ist. Wenn ich alles richtig verstanden habe, dann verringern sie jetzt die Medikamentengabe und lassen Elisa langsam aufwachen. „Sprechen Sie mit Ihrer Tochter", meint die Oberärztin und nickt mir aufmunternd zu. „Sie kann Sie hören!" Voller Hoffnung drücke ich Elisas Hand und spreche ihr Mut zu. „Mutti ist hier. Hörst du, Lise? Du musst keine Angst haben. Die lassen dich jetzt aufwachen und ziehen diesen Tubus raus. Elisa, und dann musst du atmen! Das ist vielleicht am Anfang nicht ganz leicht, aber ich weiß, dass du es kannst!" Eine Schwester rückt mir einen Stuhl zurecht und streicht beruhigend meinen Rücken. „So. Du musst jetzt alleine Luft holen", höre ich die Ärztin sagen. „Atmen! Schön atmen!" Elisas Lider zucken und dann schlägt sie tatsächlich die Augen auf. Ihr Blick flattert zittrig durchs Zimmer und verharrt dann auf meinem Gesicht. Oh, mein Gott. Sie ist wieder da! Ich kann unser Glück kaum fassen. Meine Augen füllen sich mit Tränen. „Elisa, liebe Elisa. Jetzt wird alles wieder gut." Aber nichts wird gut, gar nichts. Statt der erhofften Atemzüge dringen grausig, röchelnde Töne aus ihrem Mund. Sie kriegt keine Luft! Großer Gott, warum bekommt sie keine Luft! Auf einmal füllt sich das Zimmer mit Menschen. Ich weiß gar nicht, wo die alle herkommen. Tut doch was, denke ich verzweifelt. Tut doch endlich was! Das Röcheln und Gurgeln wird immer stärker. Es ist fast so, als würde man eine Flasche unter Wasser drücken. Jetzt dreh' ich durch! Aber am schlimmsten sind da ihre Augen. Während der ganzen Zeit sieht Elisa mich an. Hilfesuchend, flehend, verzweifelt – wie ein geschlagenes Tier. Ihr Blick brennt sich in meine Seele und ich fühle mich so verdammt schuldig. Verzeih mir Elisa, verzeih. Und all das nur, weil ich will, dass du lebst.

„Verdammt, der Kehlkopf ist ja völlig zu!", ruft jemand. „Da ist ja alles voller Koagel", sagt eine andere Stimme und ich sehe mit Entsetzen die dicken, geronnenen Blutklumpen, die die Schwestern unermüdlich absaugen. „Das wird so nichts", meint der Oberarzt, den irgendwer angepiept haben muss. „Wir intubieren wieder." Ein ganzer Pulk von grünbekittelten Menschen macht sich jetzt an meinem Kind zu schaffen und ich, die ich halb vor dem Bett zusammengebrochen bin, klammere mich an der kleinen, verkrampften Kinderhand fest. Immer mehr Menschen drängen in den Raum und schieben sich zwischen Elisa und mich. Der Doktor hält einen metallisch glänzenden Haken in der Hand. Ich will mein Kind sehen! Nur noch eine Sekunde will ich ihre Augen sehen. Verzeih mir Lise, das hab' ich alles nicht gewollt. Die Schwester, die hinter mir steht, drückt mich energisch auf meinen Stuhl zurück. „Nicht hinschauen! Schauen Sie da nicht hin", sagt sie und dreht meinen Kopf in die andere Richtung. „Nicht hinschauen! Sonst werden Sie diese Bilder nie mehr im Leben los." Instrumente klappern, Stimmen brummen und summen um mich herum, das Röcheln erstirbt und dann ist es vorbei. „Geschafft", sagt der Oberarzt und atmet tief durch. Im Zimmer ist es auf einmal ganz still. Zusammengekrümmt hocke ich auf meinem Stuhl, unfähig mich zu bewegen und habe die Augen zugekniffen wie ein Tier, das sich tot stellt. Die Schwester lässt mich los, streichelt meinen Arm und sagt leise: „Ist wieder gut. Ist alles wieder gut." Ich wage einen zögerlichen Blick auf Elisa, die jetzt wieder ganz still da liegt und wieder beatmet ist. Wie viel Hoffnung habe ich in diesen Tag gelegt. Mein Kind wollte ich zurück. Ich wollte sie in den Arm nehmen, mit ihr sprechen, weinen und schweigen. Und nun war alles umsonst! Stumm sitze ich neben ihrem Bett und wünsche mir, ihr doch wenigstens ein Wort des Verzeihens sagen zu können. Aber es wird eine Zeit kommen, in der Worte auch nicht mehr wichtig sind.

Im Zimmer ist es einschläfernd warm. Eine Schwester hängt eine neue Blutkonserve an und bleibt für einen Moment am Bett stehen. Tröstend fährt ihre Hand über Elisas Wange. Ich hocke unglücklich am Bett, lese aus dem alten Märchenbuch vor, und singe mit erstickter Stimme irgendwelche albernen Kinderlieder aus vergangenen Tagen, die mir im Kopf herumschwirren. Auf dem Nachtschrank liegt ein dicker Umschlag mit Briefen und kleinen Kuscheltieren, welche die Klassenkameradinnen geschickt haben. Blut spenden wollten sie, hat mir Anika vor einigen Tagen am Telefon erzählt. Alle – die Mitschüler, die Lehrer, die Eltern und die Freunde aus der Musikschule. Blut spenden, damit die Freundin gesund werden kann. Sie ahnt nicht, was sie mit diesen Worten bei mir auslöst. So viele Menschen wollen uns helfen. Mit Briefen, Geschenken, Gebeten und eben Blut. Aber langsam wächst in mir der Verdacht, dass diese ganze Therapie einem russischen Roulette ähnelt.
Behutsam breite ich die vielen Briefe auf der Bettdecke aus.

MD, d. 18. 11. 99

Liebe Elisa,

heute möchte ich dir wieder ein paar Zeilen schreiben.
Die Klasse und ich denken jeden Tag an dich. Deine Mitschüler fragen, wann du wieder zur Schule kommst! Also, Elisa, du musst unbedingt ganz schnell wieder gesund werden!
Letzte Woche haben wir im Englisch-A-Kurs ein Projekt zum Thema „Magdeburg" durchgeführt. 2-3 Schüler haben in Gruppen eine Stadtführung durch MD in englischer Sprache ausgearbeitet. Dazu wurde ein Plakat mit Bildern und englischen Berichten über unsere Heimatstadt angefertigt. Jede Gruppe hat dann ihre Stadtführung vor der Klasse vorgestellt. Dabei haben Dirk und Jerome einen ziemlich lustigen Vortrag gehalten, so dass alle lachen mußten.
Sonst gibt es nichts Neues.
Katja ist nicht mehr in unserer Klasse, da sie die Schule gewechselt hat.
Liebe Elisa, nochmals viele Grüße und beste Genesungswünsche von Deiner Lehrerin

K. Just

P.S. Alles Gute wünschen ebenfalls Fr. Habenicht und Fr. Bindes!

Hy Elisa

Ich hoffe das es dir gut geht, und das du wieder bald zur Schule kommst. Und die Schule ist doof. Deine Mitschülerin Sabine Lingnat

Lächeln ←

Hy Elisa, ich hoffe du wirst bald wieder Gesund, weil wir vermissen dich sehr. Hier ist immer alles noch beim gleichen 5 und 6 gibt es auch, also wenn du wieder kommst musst du dich wieder anstrengen. Bis bald sagt Michél

P.s. Werde wieder Gesund

Hallo Elisa!

Ich hoffe das du bald wieder gesund wirst. Hier in der Schule geht viel ab, du verpasst ganz schön was. Hoffendlich wirst du bald wieder zur Schule kommen. Viele Grüße

Deine Cindy

Hy Elisa

Gute besserung und alles Gute

Dein Ronny

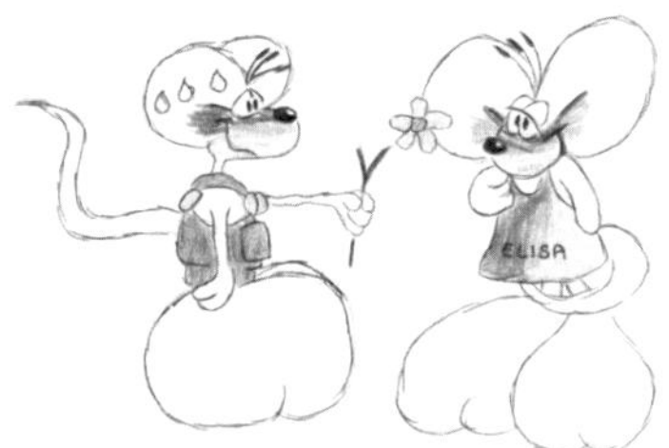

Hallo Elisa

Wie geht es dir ich hoffe gut

Dein Frank

Hy Elisa

Ich hoffe das es dir gut geht, und das du wieder bald zur Schule kommst. Und die Schule ist doof. Deine Mitschülerin Sabine Lingnat

Lächeln ←

Hallo Elisa,

ich wünsche dir viel Glück, dass du wieder gesund wirst. …

ist ein Spion der laufend zu uns rüber guckt, was wir machen.

Dass Spiel: „Welche Elisa schaft es zum Eisbecher." ist von mir und Michel gezeichnet worden. Tschüss bis bald,

Stefan Seifarth

MD, d. 09.09.99

Liebe Elisa

Schade das du nicht hier bist.
Mir geht es den Umständen entsprächend,
weil du nicht da bist, denn du bist meine beste
Freundin.
Ich hoffe du kommst bald wieder deine Anika.

Hallo Elisa ich bins Jessica, ich hoffe das du wieder
zur Schule kommst. Und ich hoffe das wir
wieder Freunde werden, ich werde mich angewönnen
das ich dich nich mehr so viel nerve. Elisa du
verpasst jetzt was in Englisch wir machen
wieder zusammen arbeit in Englisch.
Ich hoffe das du balt wieder kommst deine Jessica.

Hallo Elisa!
Die Schule ist mal toll und mal weniger toll. Letzte mal hatten wir
Bio ausfall. Werde balld gesund, hoffentlich. Deine Dorina D.
PS: gute Besserung

Hallo Elisa!
Wir haben gerade Geo und schreiben eine kleine Arbeit, aber jetzt merk
ich das es nur ne Vorbereitung (für eine Arbeit) ist.
Werde bald wieder gesund
Dein Mitschüler Patrick Haberland

Hy Elisa!
Viele Grüße von Alex. Werde bald wieder gesund! Die Schule ist so lalala O.K bis bald
Deine Mitschülerin
Alexandra Lewy

Hy Elisa!
Also die Schule ist blöd wie immer also du verpasst wirklich nichts. Naja aber
ich glaube das du lieber in der Schule wärst als im Krankenhaus. O.K. Also viele liebe
Grüße und gute Besserung, deine Mitschülerin Josi Winter

– 1 –

Das Beatmungsgerät schnauft vor sich hin. „Alle haben sie dir geschrieben", erzähle ich Elisa. „Alle. Sogar Cindy, von der du immer geglaubt hast, dass sie dich nicht leiden kann." Und dann, ein bisschen leiser, „Komm' wieder, bitte komm' wieder, Elisa! Kannst du nicht einfach wiederkommen?" Ich halte ihre kleine Hand und schaue traurig aus dem Fenster in den Wintertag. Und dann passiert es. Wie ein Stromstoß fährt es durch meinen Körper. Elisas Finger bewegen sich. Unsicher suchend, tasten sie schmetterlingsleicht in meinen Händen herum. Tränen steigen in meine Augen. Sie hört mich, sie spürt mich! Soll ich die Schwester rufen? Oder den Arzt? Aber was, wenn sie mir nicht glauben? Spielt mir meine Fantasie einen üblen Streich? „Lisestern", höre ich mich flüstern. „Mutti ist hier, ganz dicht bei dir. Und wenn du mich jetzt hören kannst, Lise, dann drück' bitte, bitte meine Hand!" Vor Tränen kann ich nicht sehen, was jetzt geschieht. Aber ich kann es fühlen. Und wieder bewegen sich Elisas Finger in meiner Hand. Zart, kaum spürbar, aber sie bewegen sich.
Oh Gott, was für ein unglaublich großes Geschenk.
Und so bekommt der Tag doch noch sein Wunder.

Schneewittchen tanzt nie mehr

Elisa ist aufgewacht! Zittrig und ein wenig benommen, findet sie zurück ins Leben. Lächelt, als sie mich erkennt. Beginnt nach ein paar Tagen sogar wieder zu sprechen, und wirkt doch seltsam fern. Was hat sie so verändert? Was hat sie gesehen, auf der anderen Seite des Regenbogens? Was ist mit ihr geschehen? Entgegen den Befürchtungen des Oberarztes kann sie sich an alles erinnern, was vorher war. Am Schlimmsten ist, dass sie zeitweilig völlig verwirrt scheint. Unruhig windet sie sich in den Kissen und sieht Dinge, die ich nicht sehen kann. Ein Mädchen, das angeblich an ihrem Bett steht, eine Mickeymaus am Fenster und irgendwelche Tiere, die durch das Zimmer krabbeln. Was wird das jetzt! Ist sie etwa verrückt geworden? Was haben die mit meinem Kind gemacht? Die Schwestern bemühen sich zu trösten. „In ein paar Tagen ist das alles vorbei", beruhigen sie mich. „Das kommt von dem Medikament, das sie so lange bekommen hat. Das muss sich ganz langsam wieder ausschleichen." Mir stehen die Haare zu Berge. Was ist das für ein fürchterliches Medikament, wenn mein Kind davon so durchgedreht ist. Warum hat mir das denn kein Mensch vorher gesagt! So etwas Schrecklichem hätte ich doch nie im Leben zugestimmt! Nach einem Gespräch mit den Ärzten finde ich einen Bruchteil meiner Ruhe wieder. Von allen Seiten bekomme ich versichert, dass sich Elisas Zustand in wenigen Tagen wieder normalisieren wird. „Es ist ähnlich wie bei einem Entzug", erklärt mir ein Arzt. Und da Elisa das Medikament länger als vorgesehen bekommen hat, dauert auch die Phase der Entwöhnung länger. Ein Entzug! Meine Erfahrungen

mit Arzneimitteln beschränken sich auf drei Kopfschmerztabletten im Jahr, ich war noch nie drogenabhängig und mein Rotweinkonsum hält sich auch in Grenzen. Unterm Strich habe ich null Ahnung was Elisa jetzt erneut durchmachen muss. „Und warum bekommt ein Kind so etwas überhaupt verabreicht?!“, frage ich aufgebracht den Doktor. „Können Sie mir das mal erklären?“
Nachdenklich sieht er mich an. „Ja, weil Elisa die letzten Tage sonst nicht überstanden hätte. Die Angst und die Schmerzen, hätte sie das etwa bei vollem Bewusstsein erleben sollen? Wäre Ihnen das lieber gewesen?“

Den nächsten Stunden sehe ich wider Erwartens etwas hoffnungsvoller entgegen. Die Physiotherapeutin ist mit Elisa soweit zufrieden, lobt sie ausgiebig und ein Hauch ihres Wohlwollens fällt auch auf mich. Allerdings bereitet Elisas eingeschränkte Motorik ihr und den behandelnden Ärzten Sorgen. Trotzdem zeigen sich alle zuversichtlich. Selbst der kritische Oberarzt scheint optimistischer und sorgt dafür, dass mein Stimmungsbarometer langsam aber stetig nach oben steigt. Sogar das Blutbild ist Dank unzähliger Blutkonserven den Umständen entsprechend annehmbar. Wendet sich das Blatt nun doch noch zum Guten?
Aber bereits am Abend darauf erreicht der Horror seinen Höhepunkt. Als es Abendbrotzeit wird, zeigt Schwester Marianne freundlich mahnend auf ihre Armbanduhr. Also gut. Schnell eine kurze Auszeit und dann zurück zu meinem Kind. Aber alles kommt anders. Als ich zur Tür gehe, fängt Elisa auf einmal an zu weinen. „Bleib hier, Mutti“, schluchzt sie und kann sich kaum beruhigen. Die Versicherung, dass ich mir nur ganz schnell einen Tee hole, vermag sie nicht zu trösten. Verzweifelt schüttelt sie den Kopf. „Nicht weggehen!“ Ihre Hände beginnen zu zittern und in ihren Augen flackert die blanke Angst. „Wenn du weggehst... Mutti, in der Nacht... sie töten die Kinder! Mutti, sie töten die Kinder!“ Vor Entsetzen pralle ich zurück. So etwas Furchtbares aus dem Mund meines Kindes! Vor Schreck bin ich wie gelähmt. „Lise“, sage ich mit einer Stimme, die nicht mehr meine ist. „Lise, du bist hier in einem Krankenhaus. In einem Kinderkrankenhaus. Kein Mensch tötet hier irgendwen! Kein Mensch, hörst du!“ Ihr Körper bäumt sich auf wie unter einem Stromschlag und sie beginnt panisch um sich zu schlagen. „Die Schwestern“, weint sie laut auf, „Mutti, sie töten die Kinder. Erst den kleinen Jungen in dem Zimmer da vorn und dann die anderen Kinder. Nur mich nicht, weil du immer da bist.“ Sie schreit und weint. Meine verzweifelten Einwände erreichen sie gar nicht mehr. „Die Wüste, Mutti, da ist ganz viel Sand... und der Tisch, Mutti, alle Kinder müssen sich da drauf legen. Ich hab‘ Angst und es tut so weh! Feuer! Das Feuer, Mutti... überall Feuer! Nicht verbrennen, bitte nicht verbrennen! Hilf mir! Mutti!!!“ Ein kehliger, schmerzerfüllter Schrei. Ich halte mir die Ohren zu, stürze aus dem Zimmer und laufe geradewegs Marianne in die Arme. Die Worte sprudeln aus mir heraus. Ich bin so erschüttert, dass ich bezweifle, ob mich die Schwester überhaupt versteht.

Die Ärztin, die hinzugerufen wird, versucht sich ihre Betroffenheit nicht anmerken zu lassen. Wieder bekomme ich erklärt, dass dies noch Auswirkungen der Beruhigungsmittel sind. Auch die Versicherung, dass sich Elisa morgen nicht mehr daran erinnern wird, ist für mich kein Trost. Mein Kind, gnadenlos ausgeliefert an seine schlimmsten Horrorfantasien, krank, verwirrt, gepeinigt von Todesangst. Mein Kind durchlebt seinen eigen Tod, verbrennt an lebendigem Leib. Das ist mehr, als man ertragen kann. Diese Bilder brennen Narben auf meine Seele, die nie wieder verheilen werden. Sie werden mein ganzes Leben verändern und dafür sorgen, dass ich nie wieder zu meiner ursprünglichen Identität zurückfinden kann. Ich bin längst mit verrückt geworden. Auch wenn ich das an diesem Abend noch nicht begreife – die späte Erkenntnis wird Monate später um so schlimmer sein.

Auch wenn ich es schon nicht mehr geglaubt habe – die Ärzte behalten Recht. Von Elisas Verwirrtheit ist keine Spur mehr, dafür wirkt sie apathisch und niedergeschlagen.
Über die Reanimation selbst und die Zeit danach sprechen wir nicht. Aber es kommt noch viel schlimmer. Ihre Hände liegen seltsam verdreht auf der Decke, müde wie zwei Vögel, die abgestürzt sind. Vergeblich müht sich die Physiotherapeutin, ihr einen kleinen Ball in die Hand zu drücken, ihre Finger zu beugen oder sie nach etwas greifen zu lassen. Ebenso leblos sind die Beine, die immer wieder kraftlos zur Seite rutschen. Habe ich ihren körperlichen Verfall den Ereignissen der letzten Tage zugeschrieben, so wird Stunden später die schlimme Ahnung zur Gewissheit.
„Wissen Sie, was ein Querschnitt ist?“, fragt mich einer der Ärzte und weicht meinem Blick aus. „So ähnlich müssen Sie sich das vorstellen.“ – „Aber da muss man doch was machen können!“ Mit so einem Ergebnis will ich mich nicht zufrieden geben. „Gezielte Physiotherapie, Massagen, was weiß ich!“ Der Doktor schüttelt abwägend den Kopf. „Was nicht mehr da ist, können Sie auch nicht mehr wiederholen. Das eine oder andere kommt vielleicht wieder, aber so wie früher wird es nicht mehr.“ Erschrocken sehe ich mich zu Elisa um, die im Bett liegt und alles gehört hat. Nun sind wir am Ende. Krebskrank, vielleicht zeitlebens ein Pflegefall, im Rollstuhl – und das mit dreizehn Jahren!
Elisa schaut traurig auf ihre Hände. „Mit den Fingern, da kann ich doch nie wieder Gitarre spielen“, sagt sie leise. „Mutti, nie wieder! Und ich hab‘ doch so sehr davon geträumt.“
Vorbei, alles vorbei. Kein Tanzen mehr im blumenbunten Kellykleid, kein Gitarrenspiel in der Fußgängerpassage, keine lebensfrohen Aquarelle auf grauem Asphalt. Alles vorbei!
Stunden hocken wir nebeneinander, ohne Worte, ohne Tränen. Als die Nacht kommt, betteln Elisas Augen. „Hilf mir, Mutti!“, flüstert sie weinerlich. „Bitte,

hilf mir doch. Hilf mir endlich!“ Besorgt beuge ich mich zu ihr herab. „Wie soll ich dir helfen?“, frage ich und streiche ihr behutsam über die Stirn. „Tut dir was weh? Möchtest du anders liegen? Ich hol‘ dir die Sterne vom Himmel, ich tue alles für dich, du musst nur sagen, was du möchtest.“
Elisa presst die Lippen zu einem ganz schmalen Strich zusammen, weist mit dem Kopf auf die ganzen Gerätschaften, die sie umgeben und flüstert dann mit einer ganz fremden, geisterhaften Stimme: „Mach aus, Mutti! Bitte, mach aus. Mach einfach alles aus!“ Die Stimme erstirbt. Der Schmerz in der Brust drückt mir die Luft ab. „Lisestern, sag‘ doch nicht so was. Du wirst wieder gesund! Ich verspreche es dir.“ Dabei habe ich schon viel zu viel versprochen. Und wieder verspreche ich etwas, von dem ich nicht weiß, ob ich es überhaupt halten kann. „Aber du brauchst im Moment all die vielen Infusionen und das Blut...“, das Sprechen fällt mir schwer. „Und wenn ich jetzt auch nur einen dieser Knöpfe und Schalter abstelle, Elisa, dann kannst du..., dann kannst du nicht mehr leben!“ Elisa dreht den Kopf weg, so dass sie mich nicht anzusehen muss. „Na ja, dann mach’ doch jetzt endlich aus, Mutti!“

Gott ist gemein

Die Schwestern der Onkologie zeigen sich bestürzt, als wir Tage später zurück auf die Station kommen. In Stefanies Augen stehen Tränen, sie drückt mich fest an sich und ich spüre ihren flatternden Herzschlag. „Ihr wart so lange weg“, flüstert sie an meinem Ohr. „Ich hab‘ schon gedacht, ihr kommt nicht mehr wieder.“ Ja, denke ich bitter, das wären wir beinahe auch nicht. Vorsichtig tritt sie ans Bett und reicht Elisa die Hand. „Hallo, Elisa.“ Mehr sagt sie nicht, und mehr ist auch nicht zu sagen. Ich sehe den Kummer in ihren Augen, als ihr Blick über das Antlitz der Leidensgefährtin huscht. Vielleicht sieht sie ja viel mehr, als ich sehen will. Stefanies Mutter zeigt sich, ebenso wie die Tochter, betroffen von Elisas Zustand. Ein bisschen ist es die gleiche Situation wie vor Wochen, als wir uns in diesem Zimmer das erste Mal begegnet sind. Jetzt hat sich das Blatt gewendet. Vielleicht ist es jetzt die Steffimutter, die denkt: „Gott sei Dank, so krank ist mein Kind nicht!“ Wie nahe liegen Glück und Leid beieinander.
Als wir später zusammen auf dem Hof stehen und unsere Gesichter in die blasse Wintersonne halten, reicht mir die Steffimutter ihre Hand. „Jetzt kennen wir uns schon so lange“, sagt sie lächelnd, „und sagen immer noch „Sie“ zueinander. Ich bin Petra.“ – „Oda.“ Dankbar lächele ich zurück. Ich bin froh, dass es Stefanie und ihre Mutter gibt.

Auf der Station breitet sich Mittagsstille aus. Die Zopfschwester, von der ich mittlerweile weiß, dass sie Tanja heißt, hat die Balkontür angelehnt und man hört

die Spatzen im Baum schimpfen. Ich rücke mir leise einen Stuhl zurecht, schaue auf die schlafenden Mädchen und beginne zu beten. „Was machst du denn da?“ Stefanie hat sich räkelnd im Bett aufgesetzt, reibt sich den Schlaf aus den Augen und guckt verwundert auf meine gefalteten Hände. „Ich bete. Das siehst du doch.“ Stefanie steht das Erstaunen ins Gesicht geschrieben. „Du betest? Glaubst du etwa immer noch an deinen Gott? Nach all dem, was passiert ist?“ Irgendwie habe ich das Gefühl, mich rechtfertigen zu müssen. Findest du beten so doof?“, frage ich. Stefanie macht ein böses Gesicht. „Keine Ahnung. Aber wenn es diesen Gott tatsächlich gibt, warum hat der uns dann so krank werden lassen? Das musst du mir mal erklären!“ Kampflustig hat sie die Arme vor der Brust verschränkt und schaut mich herausfordernd an. „Siehst du“, sagt sie, als ich keine Antwort finde. „Du weißt es auch nicht.“ – „Nicht Gott ist schuld“, sage ich leise, obwohl ich gern einen Schuldigen für die ganze Misere hätte. „Vielleicht sind wir Menschen schuld, weil wir aus der Welt eine einzige Müllhalde gemacht haben. Vielleicht liegt hier die Ursache für die vielen grausamen Krankheiten. In der genmanipulierten Nahrung, die wir essen, in der verschmutzten Luft, die wir atmen. Ach Stefanie, ich weiß auch nicht. Die Menschen haben die Welt zerstört, nicht Gott! Die Menschen haben Tschernobyl gebaut, die Menschen haben Öl ins Meer laufen lassen, die Menschen züchten in geheimen Laboratorien teuflische Viren und Bakterien, um damit Krieg zu führen. Es waren die Menschen, Stefanie, die Menschen und nicht Gott!“
Das Mädchen hat mir schweigend zugehört. Jetzt schüttelt sie abwehrend den Kopf. „Aber die Kinder“, sagt sie leise, „warum denn wir Kinder? Wir haben doch all das nicht getan!“ Und nach einer Weile: „Ne`, ich glaub das alles nicht. Aber wenn es deinen Gott tatsächlich geben sollte, dann ist er entweder gleichgültig oder einfach nur ziemlich gemein.“

Wünsche und Träume

In der Nacht geht der Kummer schlafen. Manchmal aber erwacht er gerade in diesen Stunden. Auf der Station gehen die Lichter aus, die Eltern flüchten sich in ein paar Stunden unruhigen Schlafes, und nur die Nachtschwester Marie geht auf leisen Sohlen durch die Flure. Sie breitet behutsam heruntergerutschte Zudecken über die kleinen, zusammengerollten Körperchen da in den Betten, streichelt fiebrige Gesichter und trocknet heimlich geweinte Tränen. Ab und zu schaut sie auch zu uns ins Zimmer, sieht mich mit der Müdigkeit kämpfend an Elisas Bett sitzen und sagt doch nichts. Ich bin froh, dass sie mich nicht wegschickt.
Elisa ist in dieser Nacht seltsam verändert. Immer wieder versucht sie mich zu streicheln. Ihr kleiner ausgemergelter Körper sucht meine Nähe, meine Wärme. Wir kuscheln uns schutzsuchend aneinander wie zwei Kinder, die sich verlaufen

haben. „Wenn ich jetzt eine Schwester hätte“, sagt sie ganz leise, „das wäre schön.“ Wie erstarrt hocke ich auf der Bettkante und wage kaum Luft zu holen. „Was willst du denn jetzt mit einer Schwester? Wir sind hier eingesperrt in dieser Klinik und das vielleicht noch Ewigkeiten. Jetzt hätten wir gar keine Zeit für ein Baby. Vielleicht später, wenn du wieder gesund bist. Aber jetzt?“ Elisa schaut versonnen auf ihre Hände, als hätte sie mir überhaupt nicht zugehört. „Haben wir noch das blaue Kleid? Du weißt schon, das mit der Baumwollspitze. Das war mein Lieblingskleid als ich klein war. Haben wir das noch?“ – „Ich hab‘ alles aufgehoben“, versichere ich, und meine Augen beginnen zu brennen.
Elisa lächelt müde. „Schön“, flüstert sie und weicht meinem Blick aus. „Schön. Dann kann meine Schwester die Sachen später mal anziehen. Und die Gitarre und die Noten soll sie haben. Und meine Rätselhefte. Vielleicht mag sie ja Rätsel und...“ Mit einem Ruck ziehe ich sie an mich, presse sie an meine Brust und versuche ihre Worte zu ersticken. „Was redest du denn? Großer Gott, Elisa, was redest du denn?“ Meine zittrigen Hände streichen über ihre Stirn, die sich ganz heiß anfühlt. „Du hast ja Fieber!“ Elisa schüttelt entschlossen den Kopf. „Hör‘ mir zu“, flüstert der kleine Mund. Ihre Stimme klingt jetzt ganz verändert, fast so wie zerbrochenes Glas. „Das mit der Schwester, das ist wichtig, Mutti. Du musst das mit der Schwester machen, jetzt, nicht irgendwann mal.“ Und dann sagt sie: „Wenn ich jetzt die Schwester hätte, dann wäre es nicht so schwer.“ Meine Augen hängen wie gebannt an ihren Lippen. Ich kann kaum glauben, was ich da höre. DANN WÄRE ES NICHT SO SCHWER! Dabei wäre es so einfach. Will ich wirklich nicht begreifen, warum sie sich jetzt dieses Geschwisterkind wünscht? Einen Menschen, der ihre Kleider trägt, ihre Musik spielt und ihr Leben lebt? Warum kann ich das kleine Wort Abschied nicht einmal denken, wo Elisa es so offen ausspricht.
„Versprich es mir!“, sagt das Kind. „Ich will doch nur, dass du dann nicht alleine bist.“ Ich sehe die Verzweiflung in ihren Augen, diese Entschlossenheit, und ich kann nur noch stumm nicken.
Das Überwachungsgerät warnt, das Notlicht über der Tür leuchtet auf. Auf dem Flur werden Schritte laut und eine Tür klappt. Wir haben nur noch wenige Augenblicke für uns allein. Ich gehe zur Tür, um zu sehen, wo die Nachtschwester bleibt. „Mutti!“ Da ist sie wieder, diese fordernde, harte Stimme, die nach Glasscherben klingt, diese Stimme, vor der ich betroffen zurückweiche. „Du hast es versprochen, Mutti! Vergiss das nicht! Du hast es versprochen!“ Dieser Satz ist mehr als eine simple Feststellung. Er klingt fast wie eine unverhüllte Drohung.
D u h a s t e s v e r s p r o c h e n!

Als der Morgen anbricht, stehe ich sinnend am Fenster und schaue zu, wie sich das Dunkel da draußen verliert. Unser nächtliches Gespräch hat mich nicht

schlafen lassen. Ich will einfach nicht darüber nachdenken, warum sie sich jetzt diese Schwester wünscht. Ihr Wunsch überfordert mich. Da setze ich meine ganze Kraft ein, dass Elisa wieder gesund wird, ich investiere alles, was ich noch an eigener Stärke und Motivation besitze, um mit ihr auf diesen „Berg Gesund werden“ zu steigen; ich würde diesen Traum mit meinem eigenen Leben bezahlen, nur damit sie weiterleben kann – und sie tut so, als wäre das alles nicht mehr wichtig. Stattdessen lässt sie wieder und wieder diesen Traum von der Schwester aufleben. Hofft sie, dass ich von selbst hinter ihr trauriges Geheimnis komme? Wenn, dann hofft sie vergebens. Ich bin viel zu sehr von der großen Hoffnung beseelt, dass Elisa wieder gesund wird, dass sie leben wird und dass der Tag kommt, an dem wir zurück ins Leben treten. Ich sehe diesen Augenblick förmlich vor mir. Einen sonnendurchfluteten Herbsttag, einen mit einem leuchtend blauen Himmel und goldenen Blättern, die der Wind vor sich her tanzen lässt. Wir würden uns an den Händen halten, eine Windböe würde Elisas langes, offenes Haar durcheinanderwirbeln und wir würden einfach davongehen. Wir sind wieder da! Willkommen im Leben.
In meinen Träumen ist das eine einzigartig schöne Vorstellung. So schön, dass ich es mir wieder und wieder ausmale. So schön, dieser Traum vom Leben. Dabei wird gar kein Herbst mehr sein, wenn wir das Krankenhaus wieder verlassen werden. Vielleicht Frühling, vielleicht Sommer – aber eben kein Herbst. Und sie wird auch keine langen Haare mehr haben. Elisa wird gar keine Haare mehr haben. Ein Tuch, ein Bandana – aber keine Haare. Und wir werden auch nicht einfach so davongehen und so tun, als wäre alles wieder gut. Die Krankheit hängt wie ein Damoklesschwert über uns. Jeder Tag birgt die Gefahr eines Rückfalls, an jedem Tag kommt die Angst, die Falltür unter den Füßen könne sich erneut öffnen. Wie gut, dass es diesen Traum gibt, diesen milden, watteweichen Traum, der nach heißem Tee auf dem Weihnachtsmarkt schmeckt und sich wie warmer Sommerregen auf nackter Haut anfühlt. Dieser Traum, in den man sich flüchten kann, wenn man die Wahrheit nicht mehr erträgt.
Warum aber lehnt Elisa es so kategorisch ab, mir in mein geborgtes Traumreich zu folgen? Warum träumt sie nicht mit mir diesen Traum vom Gesund werden? Warum lässt sie sich nicht entführen, in diesen Herbsttag mit der Sonne, den Blättern und dem Wind im Haar? Warum nicht? Weil sie klüger ist als ich? Weil sie längst weiß, dass es diesen Tag gar nicht mehr geben wird? Weil sie das Ende, das ich fürchte, längst für sich angenommen hat? Wie bringt man einer Mutter bei, dass sie ihren Weg vielleicht allein weitergehen muss. Kann man einfach so sagen: „Du höre mal zu, es kann ja sein, dass ich sterben muss!“ Nein, kann man nicht! Nicht zu dem Menschen, den man liebt und den man beschützen muss. Und dabei wäre so vieles leichter, wenn man, ja wenn man eben diesen einen Satz sagen könnte.

Ach Elisa, manchmal wünsche ich mir, ich hätte deine Botschaft früher entschlüsselt. Ich müsste mich vor dir verbeugen, vor deiner Stärke und dem Mut, mit dem du den Weg für mich geebnet hast. Dabei würdest du jetzt sicherlich liebevoll den Kopf schütteln und sagen: „Komm schon, Mutti! Komm, und leb‘ einfach weiter! Dann hat letztendlich alles doch noch seinen Sinn gehabt.

Das letzte Foto

Nikolaustag. Auf der Station breitet sich ein Hauch von Weihnachtsfrieden aus. Die Schwestern haben in der Diele einen Tannenbaum geschmückt, und es duftet nach Harz und Nüssen. Nicht jedes Kind hat das Glück, den Weihnachtsabend zu Hause, im Kreis der Familie zu verbringen. Der Alltag auf dieser Station ist schwer für die kranken Kinder – Heiligabend in der Klinik ist die Härte. Für all die großen und kleinen Patienten und Patientinnen steht dieser liebevoll geputzte Baum, auf den Nachttischen locken gefüllte Schokoladenkalender zum Naschen, und die Schwestern singen beim Bettenmachen das Lied vom „Maschendrahtzaun“.
Weihnachten auf der Kinderkrebsstation.
Den Höhepunkt bildet auch in diesem Jahr das Weihnachtsmärchen. Jedes Jahr finden sich ein paar der jungen Schwestern zusammen, um den Jahresausklang in ein besonders schönes Licht zu rücken. Da werden Rollen verteilt, Texte bis zum Umfallen geübt, Kostüme in mühseliger Kleinarbeit genäht, und am Ende stehen die eifrigen Schauspieler und Schauspielerinnen mit Herzklopfen vor ihrem Publikum – den krebskranken Kindern und ihren Eltern. In diesem Jahr haben sich die Schwestern für „Die Bremer Stadtmusikanten“ entschieden. Das Theaterstück findet am Nachmittag im großen Saal – im Erdgeschoss der alten Villa – statt. Die Kinder sitzen bei selbstgebackenem Kuchen und Kakao und lauschen mit glänzenden Augen dem Märchen. Die Aufführung wird ein voller Erfolg. Für all die Kinder, die nicht aufstehen dürfen oder können, so wie Elisa und Stefanie, tragen die Schwestern ein bisschen Märchenzauber in die Zimmer. In ihren wunderschönen Kostümen stehen sie an Elisas Bett und singen. Eine Stimmung, die einem die Tränen in die Augen steigen lässt. Elisa kann den Blick kaum von ihrer Schwester Anke wenden, die heute so schön ist, dass man sie immerfort anschauen mag. Ihr Part im Märchen hat sie eine Fee werden lassen, eine Rolle, die ihr auch im wahren Leben stehen würde. Ach Anke, wenn du doch wahrhaftig zaubern könntest. Lauter kleine Wünsche. Einen für Elisa, einen für Stefanie und einen für all die Unglücklichen auf dieser Station. „Ihr seht heute richtig toll aus“, meint Stefanie und fügt grienend hinzu: „Schade, dass ihr nicht immer so rumlauft.“ Die Schwestern lachen. Tanja hebt gespielt erschrocken die Hände. „Na, bloß nicht! Was glaubt ihr wohl, wie man in diesem Katzenkostüm

schwitzt.“ In theatralischer Pose tupft sie sich unsichtbare Schweißperlen von der Stirn. „Ne, da lobe ich mir doch meinen weißen Kittel.“ Wieder lachen alle. Zum Schluss zaubert einer der jungen Assistenzärzte, der sich für diesen Nachmittag in einen Weihnachtsmann verwandelt hat, für jedes Kind eine buntverpackte Weihnachtsüberraschung hervor. Elisa hat schon einen ganzen Tisch voller Geschenke. Erst gestern ist ein Nikolauspäckchen von meiner Freundin Iris angekommen. Ein ganzes Päckchen, gefüllt mit liebevoll ausgesuchten Kleinigkeiten. Eine „Gesund werden Tasse“, ein kleiner tönerner Schutzengel, ein Kuscheltier gegen die nächtliche Einsamkeit und für mich ein Buch. „Für dich, weil du nicht aufgeben darfst“, steht auf dem Titelblatt. Meine Freundin hat sich beim Zusammenstellen der Geschenke etwas gedacht. Aber eigentlich tut sie das immer. Ihre Aufmerksamkeiten hatten in all den vergangenen Jahren nicht nur einen Sinn, sondern auch ein Eigenleben.
Von mir liegen auf dem Gabentisch eine CD, Korkschmuck und ein neuer Pulli. Elisa hat müde gelächelt. „Wenn ich erst wieder hier raus bin, dann kann ich den gleich anziehen.“ Angesehen hat sie mich bei diesen Worten nicht, und ihre Stimme bekam wieder diesen Klang von zerbrochenem Glas. Ein bisschen fürchte ich mich, dass sie vielleicht fragt, warum sie all die Geschenke schon vorher bekommt. Aber Elisa fragt nicht.
Die Sozialarbeiterin hält die Bescherung im Bild fest. „Möchtest du auch ein Foto, Elisa?“, ruft
sie fröhlich und schwenkt eine kleine Sofortbildkamera. Der Schreck fährt mir bis in den Magen.

Nein, möchte ich rufen, um Gottes Willen kein Foto! Ist die Frau verrückt? Seit Wochen ist es meine große Sorge, dass Elisa nach einem Spiegel verlangt. Sie ist ein schönes Mädchen, noch immer und trotz der schweren Krankheit. Aber sie sieht natürlich nicht mehr so aus wie früher. Für ein junges Mädchen, das stundenlang vor dem Spiegel gestanden hat, kann diese Veränderung alles zum Einsturz bringen. Aber zu spät. Die selbst ernannte Fotografin hat schon auf den Auslöser gedrückt und wenige Sekunden später kommt das Polaroid zum Vorschein. Es wird das letzte und einzige Bild sein, dass es von Elisa – von der kranken Elisa – geben wird. Sie schiebt das Foto zwischen Elisas Finger und sagt: „Pass auf! Gleich ist es fertig. Dann kannst du dich sehen.“ Oh, du meine Güte! Am liebsten würde ich dazwischen gehen und Elisa dieses verdammte Bild wegnehmen. Gib mir das Foto, Lise! Sieh es dir nicht an! Das bist du doch gar nicht. Du bist Elisa, meine Königin, meine wunderschöne Königin. Sieh es dir nicht an! Aber sie versteht meine stumme Botschaft nicht. Mit brennenden Augen starrt sie auf das Foto in ihrer Hand. Eine stille Traurigkeit breitet sich auf ihrem Gesicht aus. „Ach“, flüstert sie leise und dreht das Bild wortlos um, schiebt es weit von sich und schaut es nicht mehr an. „Ach.“ In diesem Wörtchen klingt

soviel Enttäuschung mit, und mir bleibt nichts, als schweigend ihre kleine Hand zu streicheln. Es gibt dafür keine Worte und auch keinen Trost. Nur dieses kleine hilflose „ach“.
Die Sozialarbeiterin macht derweil ein Foto von Stefanie. Sie hat wohl nicht einmal bemerkt, welchen Todesstoß sie meiner Tochter soeben versetzt hat.

Der Weg zum Regenbogen

An Elisas Bett versammelt sich ein ganzer Schwarm Weißkittel. Es wird debattiert, diskutiert und jeder meint etwas Anderes. Das Seltsame ist, dass Elisa in keiner Weise auf diesen Trubel reagiert. Sie liegt ganz still in den Kissen, die leblosen Hände auf der Bettdecke ausgebreitet und schaut mit merkwürdig entrücktem Blick aus dem Fenster. Sie scheint weder wahrzunehmen, dass die Ärzte ihre Finger hin- und herbewegen, noch reagiert sie auf Fragen oder Aufforderungen. Sie ist einfach nicht mehr da. Irgendwann verschwindet die weiße Wolke. „Lisekind“, sage ich fast verzweifelnd. „Lise, warum redest du denn nicht mit denen?“ Keine Reaktion. „Das Schiff“, sagt sie auf einmal ohne jeglichen Zusammenhang. „Guck‘ mal da draußen, das sieht aus wie ein Schiff.“ Ich versuche ihrem Blick zu folgen, aber so sehr ich mich auch bemühe, ein Schiff kann ich nicht erkennen. Das Einzige was ich sehe, ist der Rohbau des Gerichtsgebäudes, an dem seit Wochen gearbeitet wird. „Siehst du es, Mutti?“, flüstert Elisa. „Da draußen, das Schiff... du weißt doch, das Schiff, das wir im Film gesehen haben. Mutti, guck doch... die Arche, es sieht ja aus wie die Arche!“ Mir wird schlecht. Oh, mein Gott, was sieht sie da? Aber mit ganz viel Fantasie bekommt das Betonskelett da draußen tatsächlich ein wenig Ähnlichkeit mit dem Schiffsrumpf, den Noah mit seinen Söhnen baute. „Kannst du es sehen, Mutti?“, flüstert Elisas zerbrochenes Stimmchen. Traurig nicke ich. „Ja, ich kann deine Arche sehen, Elisa! Wenn ich mit deinen Augen sehe, dann kann ich dein Schiff erkennen. Erschüttert blicke ich auf mein Kind. Das Luft holen fällt ihr schwer und sie braucht all ihre Kraft um weiterzusprechen. „Aber die Tiere“, sagt sie nach einer Weile weinerlich, „Mutti, die Tiere sind noch gar nicht da!“ Unruhig dreht sie ihren Kopf in den Kissen. „Die Tiere? Wo sind denn die Tiere?“ Betroffen streiche ich ihr die Haare aus der fiebrig heißen Stirn. „Die kommen noch, Lise“, sage ich und hoffe, dass sie die unterdrückten Tränen in meiner Stimme nicht hört. „Die Tiere kommen noch. Die sind schon unterwegs.“ Ich streichele ihre Hände, sehe mein Kind in eine, für mich unerreichbare Sphäre versinken und bin dankbar dafür. Ich will nicht, dass sie mich weinen sieht.

Das Leben gleitet uns davon. Ich stehe hilflos am Bett meines Kindes und glaube den Verstand zu verlieren. Die Phasen zwischen Traumzeit und Wirklichkeit

werden immer kürzer. Elisa verlässt ihren Körper für immer längere Zeit, lässt mir die Hülle zurück, die so gar nichts mehr mit dem Mädchen gemein hat. Ich weiß nicht wo sie hingeht, weiß nicht, was sie dort sieht, fühlt, erlebt. Ach Elisa, nimm mich doch mit auf deine Reise! Was ist denn so schlimm daran, gemeinsam zu sterben. In den Phasen, in denen sie für kurze Zeit wieder in ihren traurigen, zerstörten Körper schlüpft, habe ich manchmal das Gefühl, dass sie alles um sich herum, auch mich, gar nicht mehr wahrnimmt. „Angst! Solche Angst!" Diese Worte flüstert sie immer wieder, scheinbar zusammenhanglos, denn auf meine Frage, was ihr denn solche Angst mache, bekomme ich nur einen stummen Blick aus erloschenen Augen. „Angst Mutti, solche Angst!" Dieser Satz macht mich wahnsinnig. Ich werde meiner Hilflosigkeit nicht mehr Herr, streichle das zitternde Kind, halte es im Arm, singe immer wieder die selbe Strophe eines albernen Kinderliedes, tröste und erzähle von früher – und habe doch das Gefühl, sie gar nicht mehr zu erreichen. „Weißt du noch wie wir am Meer waren? Im Sommer? Wir haben den Sonnenuntergang gesehen, Lise. Und kannst du dich noch daran erinnern, was ich dir erzählt habe? Das mit dem Schlimmen? Wenn mal etwas ganz Schlimmes im Leben passiert, dann versuche dich an diesen Sonnenuntergang zu erinnern. Weißt du noch?" Das Kind schüttelt schwach den Kopf. „Vergessen. Hab' ich vergessen, Mutti." Ich presse meine Hände auf den Mund, um jetzt nicht loszuheulen. „Du hast es vergessen?! Aber... wie kannst du das vergessen?! Wir waren zusammen am Meer, Elisa. Wir beide. Das kannst du doch nicht alles vergessen haben! Dich. Mich. Unser ganzes Leben!" Völlig fassungslos habe ich mich vor ihr Bett gekniet und möchte am liebsten die Erinnerung zurück in ihre Seele schütteln.
„Vergessen", sagt das Kind traurig. „Alles vergessen."

Und weil der Mensch ein Mensch ist?

Wenn alle ehrlich wären, dann könnte man spätestens jetzt die Krankenakte „ELISA" schließen, der Mutter die Wahrheit sagen und ein Kind zum Sterben nach Hause entlassen. Alle wissen, was nun passieren wird. Aber die einen sprechen es nicht aus, und die anderen wollen es nicht hören.
Stattdessen legen sie mir Patientenaufklärungsbögen vor, Einverständniserklärungen für Untersuchungen wie ein MRT und ein Echolot. Alles Dinge, die angeblich wichtig sind. Dazu kommen noch Ultraschall und Röntgen. Wozu muss ein sterbendes Kind zum MRT??! Und ich, die Mutter, die noch immer nicht begreifen will, unterschreibe all diese Zettel.
Die Sanitäter, die uns zu all den Untersuchungen quer durch die ganze Uni-Klinik kutschen, schütteln den Kopf. „Na, ob das jetzt noch sein muss?", sagt der eine hinter meinem Rücken. Eine Frage, die mir noch Jahre später das Leben zur Hölle

machen wird. Der junge Arzt vom MRT sieht das ähnlich. „Das hat keinen Sinn mehr“, meint er und streichelt Elisa. „Wir quälen das Mädchen doch nur noch.“
Die Röntgenassistentin, die uns noch von der Intensivzeit her kennt, schlägt betroffen die Hände vor den Mund. Schweigend tut sie ihre Arbeit, und als wir uns verabschieden, sehe ich die Tränen in ihren Augen. Unsere nächste Station ist die Kardiologie. Der Arzt, der Elisa untersucht, hebt den Kopf und tauscht einen langen, stummen Blick mit der Sprechstundenschwester. Da ist der gleiche Ausdruck, den ich schon bei den Sanitätern und dem MRT-Arzt wahrgenommen habe. Er weiß es! Alle wissen es! Nur ich nicht! Ich warte immer noch auf cin letztes Wunder.
Auf dem Gang vor der Röntgenabteilung müssen wir warten. Diesmal auf den Krankenwagen, der uns zurück auf die Onkologie bringen soll. Der Krankentransport kommt nicht. Stattdessen stehe ich mit meinem sterbenden Kind auf dem Flur, mitten im Durchzug, und das, obwohl Elisa angeblich keiner Infektion ausgesetzt werden darf. Aber anscheinend interessiert das keinen mehr. Unentwegt hasten Leute an uns vorbei – Schwestern, Ärzte, Laboranten und Klinikbesucher. Am unangenehmsten sind die Blicke der Besucher, die interessiert stehen bleiben, Elisa anstarren und darüber debattieren, was dem „armen Kind“ denn fehlen mag. Vergeblich versuche ich, Elisa vor diesen aufdringlich klebrigen Blicken zu schützen, ziehe meine Jacke aus und halte sie abwehrend über mein Kind. Ach, was seid ihr nur für Menschen, ihr, die ihr euch doch auch Mütter nennt. Was seid ihr nur für Menschen?
Aber dann geschieht etwas, was mich unheimlich bewegt, und was die Gaffer eigentlich zum Schweigen bringen müsste. Im Foyer betritt ein kleiner Junge, vielleicht vier oder fünf Jahre alt, mit seinem Vater die Klinik. Der Vater trägt eine Reisetasche und einen buntgemusterten Kinderrucksack über der Schulter. Der Junge hält einen strubbeligen Teddy im Arm. Anscheinend muss der Kleine hier im Krankenhaus bleiben. Er zottelt mit hängendem Kopf, in sein Schicksal ergeben, hinter dem Vater her, der es offensichtlich eilig hat. Neben Elisas Trage bleibt der Junge stehen, übersieht das Drängen des Vaters, steht einfach nur da und schaut stumm auf Elisa. Für einen Moment sieht der Kleine in mein Gesicht, schiebt die Unterlippe vor als ob er weinen möchte, und wagt dann doch ein hilfloses Lächeln. Ich würde ihm gern über den Kopf streicheln, ihm etwas Freundliches sagen, aber noch ehe mir die richtigen Worte einfallen, hebt das Kind seinen Teddy hoch und legt für einen winzigen Augenblick die weiche Bärenpfote an Elisas Hand, die leblos von der Trage hängt. Nur einen Moment, einen winzig kleinen Wimpernschlag – dann ist der Zauber verflogen und der Kleine geht mit seinem Teddy im Arm davon. Und keiner der Anwesenden hat bemerkt, dass dieser kleine Junge für ein paar Sekunden ein Held war.

Elisas Hände huschen unruhig über die Decke. Ihr Blick ist der eines geschlagenen Tieres. „Nach Hause“, flüstert der kleine Mund. „Bring‘ mich nach Hause, Mutti!“ Und dann leise und jedes Wort betonend, in der Hoffnung, dass ich endlich begreife: „Mutti, jetzt kann ich nicht mehr! Lass uns aufhören, bitte!“
Der Boden scheint unter mir nachzugeben. Die Menschen um uns herum verschwimmen vor meinen Augen, ich sehe ihre aufgerissenen Münder und kann sie nicht mehr verstehen. Es ist wie ein Stummfilm, der im Zeitraffer vor einem abläuft. JETZT KANN ICH NICHT MEHR! Sie hat losgelassen. Diesmal endgültig. Losgelassen von dem Traum vom Leben, losgelassen von der Hoffnung gesund zu werden, einer Hoffnung, die es doch nie wirklich gegeben hat. Panik schießt mir vom Kopf bis in die Fußspitzen. „Warte!“, schreie ich. „Wir holen den Doktor, du weißt schon, den, der dich schon einmal gerettet hat. Wir lassen ihn ausrufen, den Doktor Hannes, der wird uns helfen.“ Die Angst, die mich ergriffen hat, bringt mich fast um den Verstand. Es darf jetzt nicht das Ende sein. Bitte, lass es nicht das Ende sein!. Aber Elisa schüttelt den Kopf. „Es ist vorbei, Mutti“, sagt sie leise. „Jetzt ist es doch vorbei.“
Eigentlich müsste sich die Erde aufhören zu drehen und das Leben zum Stillstand kommen. Es ist vorbei. Kein Leben mehr nach der Krankheit, keine Sonnenuntergänge am Meer, kein Lachen, kein Weinen, kein Hoffen und verzweifeln. Nichts mehr! Nur noch Leere, Stille. Und am Ende bleibt nichts von dem, was einmal gewesen ist. Es ist vorbei.

Irgendwann kommt der Krankenwagen. Wortlos schieben die Sanitäter Elisas Trage durch die Wartezone hinaus ins Freie. Der Rettungswagen stinkt! Ein eigentümlicher Geruch von Desinfektionsmittel und Erbrochenem kehrt mir den Magen um. Gütiger Himmel! Haben die hier vorher einen Besoffenen transportiert? Erst müssen wir eine Ewigkeit im Durchzug warten und nun auch noch dieser dreckige Krankenwagen. Es ist nicht zu fassen! Der Gipfel des ganzen ist, dass der Krankenwagen nicht nur schmutzig, sondern auch noch arschkalt ist. „Könnten Sie vielleicht mal die Heizung anmachen?“, frage ich den maulfaulen Sanitäter so höflich, wie es mir gerade noch möglich ist. „Was?“ Der Mann glotzt mich desinteressiert an. „Die Heizung!“, dränge ich jetzt schon energischer. „Es ist hier zu kalt für meine Tochter.“ Ein abfälliger Blick fällt auf Elisa. „Was denn“, meint der Mann und knatscht gelangweilt auf seinem Kaugummi. „Die hat doch ne' Jacke an!“ Es ist unglaublich! Der Kerl hat ganz offensichtlich den Beruf verfehlt. Elisa scheint all das nicht mehr wahrzunehmen. Sie liegt ganz still, schaut durch die kleinen Oberlichter nach draußen und schweigt. Ihr Gesicht sieht mit einem Mal aus wie das eines ganz kleinen Mädchens. Die Augen ganz groß und klar, ein wehmütiges Lächeln spielt um ihren Mund, als sie so daliegt und hinaus in den blauen Himmel schaut. Ab und zu wendet sie mühevoll den Kopf, ihr Blick tastet sich langsam über mein

Gesicht, müde, traurig und wandert dann wieder hinaus. Fängt die letzten Bilder ein, die das Leben für sie gezeichnet hat: den strahlend blauen Himmel, die weichen tupfigen Wolkenkleckse, Bäume und die gleißende Sonne, die so hell strahlt, als wolle sie ihr den Weg zeigen. Das Leben fliegt in Bruchteilen an uns vorbei, eingefangen in dem kleinen quadratischen Oberlicht des Rettungswagens. Wolkenfetzen und Himmelsblau. Elisa nimmt Abschied.

*****

Das Büro der Oberärztin wirkt genauso sachlich und nüchtern wie vor sechs Wochen, der Platz auf der Couch ist derselbe, die Kühle des Leders dringt an meinen Rücken, genau wie an dem Tag, als ich hier das erste Mal saß. „Es sieht böse aus", sagt die Ärztin leise, „es sieht ganz, ganz böse aus." Sie spricht langsam, wählt ihre Worte mit Bedacht. Ich sitze reglos neben ihr auf dem Sofa, höre ihre Stimme wie durch einen dichten Nebel, bemühe mich, sie zu verstehen, aber das Einzige, was in mein Bewusstsein dringt, ist die Tatsache, dass Elisa sterben wird. Es tut weh! Es tut so doll weh! Meine Hände graben sich in meine Handflächen, tiefer und tiefer, als würde das den Schmerz in mir lindern. Die Pappeln vor dem Fenster bewegen sich sacht im Wind. Wunschpappeln, denke ich mit brennenden Augen. Aber die Zeit der Wünsche ist vorbei. Es gibt keine Wünsche mehr und auch keine Wunder. Die Wunder sind alle.

Die Bilder der letzten Wochen ziehen an mir vorbei. Da sind die Tränen, die vergebliche Hoffnung, der unfaire Kampf gegen eine Krankheit, bei der es keine Sieger sondern nur Besiegte gibt. Das Erbrechen, die Haare auf dem Kopfkissen, die Reanimation, dieser ganze Kampf auf der Intensiv. Und inmitten all dieser Ereignisse ein kleines, immer schwächer werdendes Lebenslicht, das einfach nicht verlöschen darf. Und nun soll alles umsonst gewesen sein?
„Es gibt jetzt noch zwei Möglichkeiten", sagt die Ärztin, die noch immer still neben mir sitzt. Die Hoffnung lebt noch einmal auf. „Wir könnten jetzt noch mit einer weiteren Chemotherapie beginnen, aber..." Sie hebt beschwichtigend die Hände, als sie die Erwartung in meinen Augen sieht, „aber wir werden Elisa damit nicht heilen können." Es fällt ihr schwer, mir das so zu sagen. Trotzdem empfinde ich ihre Worte wie kleine Lichtpunkte am Ende des Tunnels. Man kann noch etwas tun! Wir haben noch ein bisschen Zeit gewonnen und vielleicht, ja, vielleicht kommt morgen oder übermorgen schon der Durchbruch. Weltweit wird doch geforscht nach den Ursachen dieser Krankheit. Nach einem Medikament. Nach Heilung. Warum soll denn nicht jetzt, gerade jetzt in diesem Augenblick dieses Wundermittel erfunden werden? Irgendwo auf dieser Welt, in Amerika, Russland, in Japan, ach, was weiß ich wo. Ein Medikament. Eines, das mein Kind noch rettet.

Die Ärztin schüttelt müde den Kopf. „Vielleicht gelingt es uns mit dieser Therapie die Blasten noch einmal zurückzudrängen, aber eine Heilung, nein, eine Heilung ist nicht mehr möglich." Mitfühlend legt sie ihre Hand auf meinen Arm und sagt dann leise: „Es ist nur noch eine Verlängerung des Leidens." Die Tränen rollen unbemerkt über mein Gesicht. Eine Verlängerung des Leidens! Das ist das Letzte, was ich für mein Kind will, aber behalten, behalten will ich sie doch auch! Die nächste Chemo, denke ich verzweifelt. Noch ein bisschen Zeit... Und wer will denn wissen, ob nicht doch noch ein Wunder geschieht! Auch Ärzte können sich irren. Aber dann sehe ich Elisas Gesicht vor mir, dieses blasse, todtraurige Gesicht. „Ist vorbei, Mutti!", hat sie gesagt. „Ist vorbei!" Sollte man das nicht akzeptieren? Woher nahm ich das Recht, ihr noch eine weitere Behandlung zuzumuten. Sie war mein Kind, sicher, aber sie war nicht mein Besitz. Was berechtigte einen Menschen, den anderen zum Leben zu zwingen? Nur weil man selbst nicht in der Lage war loszulassen? Wo war sie, die Grenze zwischen Liebe und Egoismus? Die Seele schien sich zu spalten, genau wie das Herz und der Verstand. Loslassen, wo man doch festhalten will? Festhalten, wo man doch loslassen muss?

„Und die zweite Möglichkeit?", frage ich und starre hinaus auf die Pappeln. „Wir behandeln nicht weiter", sagt die Ärztin und trägt schwer an ihren Worten. „Elisa bekommt Nahrung über den Tropf und wenn die Schmerzen kommen, Morphin. Sie können bei ihr bleiben und sie pflegen, bis es zu Ende ist." Bis es zu Ende ist.

„Wie viel Zeit haben wir noch?", frage ich tonlos und bin auf einmal seltsam gefasst. „Schwer zu sagen", meint die Ärztin. „Vielleicht ein paar Tage, vielleicht mehr." Ich brauche eine Weile, um das Gesagte zu begreifen.

„Wir möchten jetzt nach Hause." Meine Stimme klingt wie zerbrochen. „Sie soll nicht hier im Krankenhaus sterben!" Die Ärztin schüttelt den Kopf. „Es tut mir leid. Wissen Sie, Tumorpatienten entlassen wir manchmal zum Sterben nach Hause. Aber in Elisas Fall – bei einer Leukämie... Man weiß nicht wie das Ende sein wird. Bitte, bitte bleiben Sie!"

Ich sitze auf der kühlen Ledercouch und kann nichts mehr empfinden. Keine Trauer, keinen Schmerz, ja nicht einmal Wut. Gar nichts mehr. In meinem Kopf wird es dunkel. Ganz langsam gehen die letzten Lichter aus, eins nach dem anderen, fast wie im Kino, bevor der Film beginnt. Aber unser Film ist zu Ende. Alles ist zu Ende! Elisa wird sterben und unser Leben vorbei sein. Elisa wird sterben!

Oh Gott, was hast du getan?

Wie betäubt steige ich die Treppen zur Station hinab, höre die schrille Klingel an der Tür, sehe die verweinten Augen der Schwester, die mir öffnet, und fühle mich so seltsam unbeteiligt. So, als hätten sich alle menschlichen Regungen verflüchtigt. In der Diele ist eine kleine Bühne aufgebaut. Ein Zauberer schwenkt

geheimnisvoll seinen Zauberstab über einem schwarzen Zylinder. Die kleinen Patienten, die im Halbkreis aufgeregt auf ihren Stühlchen zappeln, können ihre Neugier kaum verbergen. „Ein Kaninchen!", ruft eines der Kinder aufgeregt. „Zaubere mal ein Kaninchen!" – „Oh, ja", rufen die anderen und klatschen in die Hände. Wie erschlagen stehe ich inmitten des fröhlichen Trubels und kann es nicht fassen. Mein Kind stirbt und die spielen hier Kaspertheater! Fast bin ich versucht, den Zauberer zu verhauen, seine alberne Bühne umzuschupsen und den Zylinder in lauter kleine Fetzen zu zerreißen. Da hinter dieser Tür stirbt mein Kind und ihr tut so, als wenn die Welt in Ordnung wäre?! Aber dann sehe ich auf einmal das Gesicht des kleinen Jungen, der so gern das Kaninchen sehen wollte. Er ist vor Aufregung vom Stuhl gesprungen, die Augen leuchten, ein blasses, vom Kortison aufgequollenes Kindergesicht und ein verrutschtes Basecap, das das kahle Köpfchen sichtbar macht. „Mach' doch bitte das Kaninchen", ruft er immer wieder dem Zauberer zu, und hält vor Vorfreude zitternd die Händchen an den Mund. Und eben wegen diesem kleinen Jungen gehe ich weiter. Vorbei an den Kindern, vorbei an den Eltern, die mich erschrocken anstarren, gehe vorbei ohne den Zauberer zu verhauen und die Bühne kaputtzumachen. Gehe einfach vorbei und lasse den Kindern ihr Lachen und ihre Fröhlichkeit. Wer weiß, wie viel Zeit ihnen dazu noch bleibt. Vor Elisas Zimmer hält mich die Stationsschwester zurück. „Lassen Sie mal das Häschen kommen", sagt sie leise. „Elisa hat immer von ihrem Kaninchen gesprochen und dass es bald Geburtstag hat. Sie wollte es doch so gern noch mal sehen." Fassungslos habe ich sie angestarrt. „Das Kaninchen Emilie? Hierher, ins Krankenhaus? Aber geht denn das... ich meine, wegen der Hygiene und so? Das ist doch bestimmt nicht erlaubt." Die Schwester winkt müde ab. „Hygiene! Das ist doch jetzt alles egal! Wir wissen doch, wie sehr Elisa an ihrem Häschen hängt. Und wenn wir ihr jetzt noch eine Freude machen können, dann sollten wir das auch tun."
Menschlichkeit. Es gibt sie also wirklich noch.

Lass mich einfach los!

Die Schwestern haben den kleinen Tisch an Elisas Bett gerückt und den Hasenkäfig darauf gestellt. Ganz dicht, damit sie das Kaninchen Emilie nahe bei sich hat. „Kaninchen ist gekommen. Elisa, Emilie Kaninchen ist da. Das hast du dir doch so gewünscht." Es dauert lange, bis sie meine Stimme erreicht. Langsam wendet Elisa den Kopf, öffnet die Augen und schaut auf ihr Kaninchen. Ein Zucken geht um ihren Mund, so als wolle sie anfangen zu weinen. „Nini." – „Nehmen Sie das Häschen doch aus dem Käfig", meint die Schwester. „Vielleicht möchte sie es ja in den Arm nehmen." Aber Elisa schüttelt den Kopf. Sie legt ihre Hand ganz behutsam an das Gitter und scheint auf etwas zu warten. Und dann geschieht erneut etwas Seltsames. Das Kaninchen, das in seinem ganzen Hasenleben noch keine zwei Sekunden still gesessen hat, dieses kleine schwarzweiße Fellbündel hoppelt beinahe vorsichtig auf sie zu, schließt die Augen und schmiegt sein Köpfchen in Elisas geöffnete Hand. Minuten vergehen und noch immer verharrt das Kaninchen reglos in dieser Stellung. Spürt dieses kleine Wesen das Sterben? Ich wende mich ab, blinzele meine Tränen fort und kann die schlichte Traurigkeit dieses Augenblicks nicht ertragen. Sie haben sich sehr geliebt, das Tierkind und das Menschenkind. Nun nehmen sie Abschied von einander.

Die Dämmerung wirft ihre Schatten aus. Das Tageslicht wird blasser und schwächer, und irgendwann verlischt es. Genau wie das Leben meines Kindes. Elisa hat die Augen geöffnet, ihr Blick huscht fahrig und ohne ein Ziel über mein Gesicht, flattert suchend durch den Raum und verliert sich dann irgendwo im Nichts. Die kleinen Hände bewegen sich unentwegt, öffnen und schließen sich, als wollten sie nach etwas greifen, was nicht mehr zu halten war. „Angst Mutti, solche Angst!“ Immer wieder der gleiche Satz. Und auf einmal kommt mir der furchtbare Gedanke, dass hinter diesen Worten viel mehr steckt, als sie es sagen kann. Ich rufe mir das letzte Gespräch mit dem Onkologen ins Gedächtnis. Auf meine Frage, ob man mit einem so kranken Kind über den Tod sprechen sollte, hatte er geantwortet: „Wenn ein Kind eine ganz klare Frage stellt, dann soll man auch ehrlich antworten. Aber kein Kind wird fragen: ‚Muss ich jetzt sterben?‘ Die Kinder wissen es längst selbst. Eine letzte Bestätigung wollen sie gar nicht.“ Das hat der Doktor gesagt, an diesem besagten Nachmittag – und ich habe es geglaubt. Er ist der Fachmann, habe ich gedacht. Der muss es wissen. Jetzt bin anderer Meinung. Steckt hinter diesem „Angst... solche Angst“ nicht vielleicht etwas ganz anderes? Und auf einmal glaube ich zu wissen, wovor Elisa solche Angst hat. Nicht ihr Sterben ist das Problem – ich bin es! Ich bin das Problem. Elisa weiß, dass sie sterben muss. Sie hat es die ganze Zeit gewusst. Und sie hat die ganze Zeit versucht, es vor mir zu verbergen. Ach Elisa, da hast du dich wochenlang gequält, hast eine Last auf dich geladen, die man nicht alleine tragen kann. Du hast mich beschützen wollen, genau wie ich dich. Du hast dein leises Sterben allein sterben wollen, still, ohne viel Aufsehen. Genauso wie du gelebt hast. Du hast mich schützen wollen.

Das ist die Wahrheit, das ist das ganze Geheimnis, welches sie so sorgfältig vor mir gehütet hat. Und jetzt wird mir klar, dass nicht sie es gewesen ist, die die ganzen Jahre meines Schutzes bedurft hatte. Ich war es, ich war die Schutzbedürftigere von uns beiden. Alles, was ich je gewesen war, das war ich nur durch sie. Ich verdankte ihr alles, und wenn sie jetzt ging, dann würde nichts von dem übrig bleiben, was ich einmal gewesen war.

Für mich bleibt eine letzte Aufgabe. Die letzte und schwerste Aufgabe, die mir die Liebe zu Elisa abverlangt. Ich schaue auf das Antlitz meines Kindes, dieses engelhaft schönen Kindes, das ich vor dreizehn Jahren zur Welt gebracht habe. Wenn ein Kind geboren wird, denken wohl die wenigsten Menschen darüber nach, dass die Zeit, die man mit diesem Kinde hat, nur geliehen sein kann. Aber das Privileg, ein gesundes Kind zu bekommen, bedeutet nicht automatisch, dass dieses Kind auch gesund bleibt. Es gibt Unfälle, Verbrechen und Krankheiten. Krankheiten wie Leukämie. Niemand weiß, wie viel Zeit dem kleinen neuen Menschen da gegeben ist. Jeder Augenblick ist eine Kostbarkeit. Nichts ist selbstverständlich. Nicht das erste Lächeln und nicht der erste Schritt. Aber die Menschen sind sich dieses Wunders nicht bewusst. Sie nehmen es als gegeben, dieses wundervolle gesunde Kind. Niemand mag darüber nachdenken, wie schnell alles vorbei sein kann. Glück ist vergänglich. Und ich, die ich am Ende unseres Lebensweges angekommen bin, erkenne, dass es jetzt nur noch eines für mich zu tun gibt. Ich muss loslassen, muss mein Kind loslassen, weil es ohne meine geöffneten Hände nicht gehen kann. Ich habe Elisa in dieses Leben hinausgeschickt. Jetzt liegt es an mir, sie würdig aus diesem Leben zu begleiten. Es ist das Letzte, was ich jetzt noch für sie tun kann.

Wenn man jemanden wirklich lieb hat, dann muss man auch loslassen können. Egal wie weh es auch tat, man durfte niemanden zum Bleiben zwingen, der nicht mehr bleiben konnte. Wenn man dann die Hände öffnen und sagen könnte: Du kannst gehen. Du musst nicht bleiben, nur weil ich meine, nicht ohne dich leben zu können. Du bleibst mein Kind, immer, aber wenn du jetzt fortgehen möchtest, dann sollst du das, ohne Angst um mich, tun dürfen. Ich möchte, dass du glücklich wirst. Lauf‘ los, dreh‘ dich nicht mehr um...
Ich denke, das ist wahre Freundschaft.

Meine Hände berühren ihr Gesicht. Ich bin mir nicht sicher, ob sie mich überhaupt noch wahrnimmt, mich erkennt. So weit weg erscheint sie mir nun. So weit weg und verloren. Nur ihre Finger krallen sich noch immer unverändert im Bettbezug fest, und ihr Mund haucht dieses verzweifelte „Angst... solche Angst“.
„Elisa? Kannst du mich hören?“ Keine Reaktion. „Elisa, kannst du mir etwas versprechen?“ Die kleinen Finger hören auf, das Betttuch zu kneten. „Versprich mir, dass du jetzt nicht mehr darüber nachdenkst, was aus Mutti wird! Es ist nicht mehr wichtig. Hörst du? Denk‘ jetzt nur noch an dich, an dich, Lisekind! Hab‘ keine Angst um Mutti... ich komme klar – irgendwie...“ Die Tränen kullern. „Und ich werde genauso weiterleben, wie du das von mir erwartest. Ich weiß, dass das im Moment nicht so aussieht, aber ich lebe weiter, Lise, ich verspreche es dir!“
Das Weinen schüttelt mich derart, dass ich nicht in der Lage bin weiter zu sprechen. Und dann geschieht auf einmal erneut etwas Seltsames. Eine

wundersame Veränderung vollzieht sich in Elisa. Fast kann ich fühlen, wie das Leben noch einmal in ihren Körper zurückkehrt. Ihre Seele schlüpft noch ein letztes Mal in die verlassene Hülle. Sie öffnet die Augen, schaut mich beinahe überrascht und erwartungsvoll an und ist in diesem Augenblick, so schön wie nie zuvor. Wie viel Liebe kann ich da in diesen Augen sehen. „Ich komm‘ klar. Du kannst dich drauf verlassen“, flüstere ich heiser und habe das Gefühl, keine Luft mehr zu bekommen. Elisa nickt – stumm, liebevoll, verzeihend. Wir halten uns an den Händen. Glücklich und doch wissend, dass es unser Abschied ist. „Und Nini?“, flüstert der kleine Mund. Die Tränenflut schwappt über. „Nini wird's gut haben. Ich versprech‘ es dir. Und er wird Geburtstag feiern, den größten und schönsten Geburtstag, den je ein Kaninchen gefeiert hat. Mit Gästen und Geschenken, so wie du es dir gewünscht hast.“
Vor Weinen kann ich meine Worte kaum mehr verstehen. Elisa liegt ganz ruhig da. Ein tiefer Frieden ist über sie gekommen, so still, so sanft, breitet sich aus wie ein hauchdünnes Seidentuch. Die ganze Angst der vergangenen Wochen ist von ihr abgefallen. Und noch immer liegt ihr erwartungsvoller Blick auf mir, denn das letzte, das wichtigste Versprechen steht noch aus.
Ich sehe immer nur ihre Augen, diese wunderschönen blauen Augen. So blau wie der Himmel, in den sie sich so oft geträumt hat. So weit wie das Meer, das sie so geliebt hat. So fern wie das Leben, dem wir so nahe waren. „Und die Schwester?“, fragt das Kind leise. Ich lege meinen Kopf auf ihr Bett, spüre ihre kleine Hand auf meinem Haar und kann nur noch nicken. „Du hast es versprochen“, flüstert der kleine Mund. Ich nicke immer noch, eifrig, bekennend. „Du bekommst ja die Schwester. Es wird alles so sein, wie du es dir wünscht! Und sie wird deine Kleider tragen und deine Musik spielen.. und.. ach, Elisa.“
Ein zufriedenes Lächeln zieht über ihr Gesicht. Jetzt ist alles gesagt. *Mutti weiß, dass ich sterben muss. Ich muss mich nicht länger hinter dieser selbst errichteten Mauer aus Schweigen verstecken. Und ich muss keine Angst mehr haben. Meine Mutti wird weiterleben. Das Kaninchen Emilie wird Geburtstag feiern und ich werde eine Schwester bekommen. Und diese Gewissheit macht es mir leichter zu gehen.*
„Elisa, ich wollte dir schon immer etwas sagen. Danke. Danke, dass du mein Kind geworden bist.“
Die kleine Hand tastet nach mir. „Erzähle noch was, irgendwas, wie zu Hause vorm Einschlafen.“ Und ich erzähle. Es wird die letzte und gleichzeitig schönste „Gute Nacht Geschichte“ meines Lebens. Eine Geschichte zur guten Nacht, auch wenn es nach dieser Nacht keinen Morgen mehr für uns geben wird.
Solange ich erzähle, hört sie noch zu. Solange sie zuhört, lebt sie noch.

Noch während ich spreche, hebt Elisa auf einmal unruhig die Hand. Ihre Lippen bewegen sich, der kleine Mund formt Worte, die ich nicht mehr verstehen kann.

Sie ringt nach Luft, sammelt ihre ganze Kraft und sagt dann einen letzten Satz – einen, der für mich unbegreiflich ist, und der doch ihre ganze Größe demonstriert. „Mutti, kein trauriges Ende. Ne?“ Ich bin so betroffen, dass ich nicht einmal mehr weinen kann. „Du möchtest“, sage ich fassungslos, „du möchtest, dass die Geschichte nicht traurig endet?“ Elisa nickt, schüttelt gleich darauf den Kopf und flüstert: „Und alles, Mutti. Und alles...“
KEIN TRAURIGES ENDE.

Die Lebensuhr läuft ab. Elisa hat die Augen wieder geschlossen, wirkt ganz ruhig und entspannt. Das Leben beginnt, sich aus ihrem Körper zu stehlen. Ich halte die Hände meiner Tochter, klammere mich förmlich daran fest. „Ich halte dich fest! Hab‘ keine Angst, Elisa. Es wird nicht schlimm sein. Ganz bestimmt wird es das nicht.“ Woher aber will ich das eigentlich wissen? Woher will ich wissen wie Sterben ist. Behutsam löst Elisa ihre Finger aus meiner Umklammerung. „Nicht festhalten, Mutti, nicht festhalten!“ Und nach einer Weile: „...kann ich allein.“ Betroffen und doch gleichzeitig bewundernd schaue ich auf mein Kind, sehe die schmalen Hände, die, zwei erschöpften Vögeln gleich, still und gefasst auf der Bettdecke liegen. *Halt‘ mich nicht fest. Halt‘ mich nicht zurück. Diesen letzten Weg muss ich allein gehen.*
Aber loslassen ist so schwer! Und weil ich einfach noch nicht endgültig loslassen kann, ergreife ich erneut ihre Hände. *Verlass‘ mich nicht, bitte verlass‘ mich nicht. Wie soll ich ohne dich leben?* Es ist eine stumme Bitte, und doch scheint Elisa sie zu verstehen. *Das wirst du auch nicht,* sagen ihre Augen. *Das wirst du auch nicht. Ich werde bei dir sein. Immer.*
Aber wie? frage ich verzweifelt. *Ich werde die Sonne sein,* sagt das Kind. *Die Sonne, die auf dich nieder scheint und auf deiner Nase lustige Sommersprossen wachsen lässt. Ich werde der Wind sein, der Wind, der in deine Haare pustet, so dass du dich immer wieder kämmen musst. Und ich werde der Himmel sein, der Himmel mit all seinen Farben bei Tag und den unzähligen Sternen bei Nacht. Und wenn du des nachts nach mir Ausschau hältst, dann werde ich heller leuchten als alle Sterne neben mir.* Und dann sagen ihre Augen: *Ich werde in allem sein, was du fühlst und tust. Und wenn du tief in dich hinein schaust, dann wirst du mich sehen können.*
Ich kann noch immer nicht fassen, welches merkwürdige Empfinden da zwischen uns erwacht. *Aber warum,* versuche ich es ein letztes Mal, *warum verlässt du mich, wo ich dich so lieb habe?*
Wenn du mich wirklich lieb hast, sagt das Kind, und glaubt an seinen eigenen Worten zu ersticken, *wenn du mich wirklich lieb hast, dann musst du mich jetzt gehen lassen. Lass mich fliegen! Lass mich ziehen! Lass mich einfach los! Gerade, w e i l du mich lieb hast.*

Das Leben geht zu Ende, die Seele macht sich bereit für den letzten Schritt, verlässt das Irdische, das Heute und Hier. „Ich liebe dich, Lise, ich liebe dich bis ans Ende der Welt. Oder bis zum Mond. Weißt du noch? Bis zum Mond." Der Hauch eines Lächeln lässt sich in ihren Mundwinkeln nieder. *Bis zum Mond? Ja, bis zum Mond.*
Der Atem wird immer angestrengter. Wie viel Treppenstufen sind es bis in den Himmel? Du hast es gleich geschafft, denke ich, und lediglich ihre Bitte, dass es nicht traurig sein soll, hält mich davon ab, jetzt völlig die Fassung zu verlieren. Behutsam lege ich meine Hände auf die sterbende kleine Kinderhand da auf der Decke. *Nun geh' schon, quäl' dich nicht länger. Lauf los, dreh' dich nicht mehr um. Ich liebe dich, Lise, ich liebe dich.*
In diesem Augenblick löst sich die Seele vom Körper, befreit sich wie ein unbeschreiblich schöner Schmetterling aus seinem Kokon, drängt, windet sich aus der starren Umarmung der Hülle, schwebt, tanzt, strebt dem Licht entgegen – und lebt! Es ist schmerzlich und doch gleichzeitig wundervoll. Und weil ich mein Kind auf diesem letzten Pfad so lange wie möglich begleiten möchte, weil ich mir wünsche, dass meine Stimme das Letzte ist, was sie hört, bevor sie endgültig über dem Regenbogen davon geht, darum beginne ich zu singen.
„Da wurde mitten in der Nacht ein Kind geboren." – Atmen – „Da war mit einem Mal der Himmel nicht mehr fern." – Atmen – „Da sang ein Engelschor, die Welt ist neu erkoren." – Ein tiefer Atemzug – „Und über allem leuchtet hell der Weihnachtsstern."
Stille. Stille. Stille.
Elisa? Ach, Elisa.
Der kleine Brustkorb hat sich nicht mehr gesenkt, lässt den verhärmten Körper voller aussehen, als er gewesen. Die Hände liegen still auf der Decke, hingebreitet und ergeben. Ihre Augen sind noch immer leicht geöffnet, schauen nach draußen, auf einen Punkt, der für mich nicht erreichbar ist. Ich kann immer nur auf ihr Gesicht sehen, ihr Gesicht, das jetzt im Tod so schön und gelöst aussieht. Ach Elisa, so wunderschön. Auf ihren Lippen liegt ein Schimmer glücklich sein, und ich bin mir sicher, dass sie etwas sehr Schönes gesehen haben muss, dort hinter der verborgenen Tür hinter dem Regenbogen.

Noch ein paar Minuten lasse ich vergehen, bevor ich auf den Notruf drücke. Sekunden später steht die diensthabende Ärztin am Bett. Die Schwestern bleiben abwartend in der Tür stehen. Nach nur wenigen Augenblicken lässt sie ihr Stethoskop sinken. „Es tut mir sehr leid", sagt sie, ohne mich anzusehen. „Ihre Tochter ist jetzt definitiv eingeschlafen." Definitiv eingeschlafen. Was für ein sinnloser, blöder Satz. Sagt man das immer so, wenn ein Kind gestorben ist? Ich versuche mir krampfhaft klarzumachen, was dieser Satz in all seiner Konsequenz bedeutet. Mein Kind ist tot und alles ist so verdammt unwirklich. Alles um mich

herum verschwimmt zu unklaren Konturen. Ich kann nichts mehr sagen, nichts mehr empfinden, ja nicht einmal mehr weinen. In mir ist eine unerklärliche Leere, ein tönernes Gefäß ohne Inhalt, ein Körper ohne Seele. So ist also sterben, denke ich verwundert, denn dass ich ebenfalls tot bin, steht für mich außer Frage. Wie sonst ist wohl diese wundersame Leichtigkeit zu erklären, die durch mich hindurchgeht, langsam jede Faser des Körpers durchwandert und dieses friedvolle Schweben der Seele möglich macht. Erleichterung! Aber ist das nicht vollends schizophren? Wie kann man Erleichterung empfinden, wenn einem das Kind gestorben ist. Es ist vorbei, denke ich immer wieder. Sie braucht jetzt nie wieder Angst zu haben, braucht nie mehr zu weinen, keiner der kommt um ihr weh zu tun. Keine Chemotherapie mchr, keine Spritzen, keine Infusionen, keinen Schmerz. Ach Elisa, jetzt hast du endlich deine Zuflucht erreicht. Nie wieder wird dir ein Leid geschehen.
Es ist vorbei.

Die Ärztin kommt noch einmal zurück und sagt: „Die Schwestern kümmern sich jetzt um alles. Waschen, anziehen... Sie dürfen sich dann noch von Ihrer Tochter verabschieden. Das Bestattungsinstitut ist in Kenntnis gesetzt. Länger als vier Stunden darf die Verstorbene nicht mehr hier bleiben. Das verstehen Sie sicher.
„Ich verstehe es nicht. Weder, wie man sich einfach so verabschieden soll, noch warum mein Kind auf einmal nur noch „die Verstorbene" heißt.
Wenige Jahre später wird es, auf Grund einer Änderung der Gesetzlage im Bestattungsrecht, die Möglichkeit geben, seinen Angehörigen noch bis zu sechsunddreißig Stunden zu Hause aufbahren zu können. Vielleicht ist das nicht jedermanns Sache, aber ich denke, dass man es Eltern wenigstens sagen sollte.

*****

Auf dem Nachtschrank brennt eine Kerze und verbreitet ein warmes, tröstendes Licht. Die Schwestern haben alles, was an Krankenhaus erinnert, aus dem Raum entfernt. Kein Überwachungsgerät, keine Tropfständer – alles sieht jetzt aus wie ein ganz normales Zimmer. Und da auf dem Bett liegt Elisa. Sie haben ihr das Haar gekämmt, ihr die Hände auf der Decke gefaltet, und für einen Moment habe ich das Gefühl, dass sie nur schläft. Tanja hat ihr den neuen Pullover angezogen, den, den sie anziehen wollte, wenn wir nach Hause gehen. Und sie haben ihr ihre Musik angemacht. Ganz leise dringen die vertrauten Töne an mein Ohr.
„Hijo de la Luna" – das Lied von dem Kind, das dem Mond versprochen war. „Hijo de la Luna". Die Schwestern stehen betroffen im Hintergrund. Ich sehe das verweinte Gesicht meiner Freundin Iris, die plötzlich da ist, sehe Tanja, die die Lippen ganz fest aufeinander presst und ein ganz maskenhaftes Gesicht bekommen hat, und ich spüre die warme, tröstende Hand der Schwester Marie,

die nichts ahnend zum Nachtdienst gekommen ist und nun erleben muss, dass Elisa gestorben ist. Ich fühle die feste Umarmung der Steffimutter, die plötzlich vor mir steht, mich in die Arme nimmt und nichts mehr sagen kann. Elisa ist gestorben! Was soll es da noch Worte geben. Die Menschen um mich herum weinen, trauern, zeigen ihren Kummer ganz offen. Und ich? Ich bin ganz still. Der Schmerz hat mich stumm gemacht. Oder wahnsinnig. Oder vielleicht auch beides.

Abschied

Irgend jemand hat die Krankenhausseelsorgerin angerufen. Ein paar Mal bin ich ihr bereits früher auf der Station begegnet. Eine kleine schmale Person, freundlich, klug, voller Wärme und Herzlichkeit. Wie mag sie es schaffen, sich ihre Fröhlichkeit und ihr liebes Wesen bei einer so an die Substanz gehenden Arbeit zu bewahren? Wie schafft man es, sich am Leben zu erfreuen, ans Leben zu glauben, wenn man immer wieder dem Tod begegnet? Half der Glaube? Half Gott? Aber wenn ich ehrlich bin, dann fühle ich jetzt nur Zorn. Zorn auf Gott, der uns doch helfen sollte und es nicht getan hat. Mein Kind hat er mir weggenommen, mein einziges Kind, und ich kann einfach nicht begreifen, warum er mich so bestraft hat. Trotzdem empfinde ich die Anwesenheit der Pfarrerin als sehr wohltuend. Und vielleicht ist ja auch sie nicht mit allem einverstanden, was ihr „Herr und Meister" dort oben tut. Aus ihrer Tasche holt sie zwei kleine blau bemalte Holzvögel, die durch ein dünnes Hanfband miteinander verbunden sind. „Für Sie und Elisa", sagt sie und legt die beiden Figuren in meine geöffnete Hand. Ein Vogel für mich und den anderen wird Elisa mitnehmen. Die kleinen Vögel werden somit zu einem Symbol. Ein Erkennungszeichen für den Tag Irgendwann im Land Nirgendwo.

Ich finde dich wieder, Elisa! Und wenn ich bis ans Ende der Welt laufen muss, ich finde dich wieder.

Raum und Zeit verlieren an Bedeutung. Wir sitzen an Elisas Bett, jeder in seiner eigenen Traurigkeit, jeder mit seinen eigenen Gedanken. Elisa ist gestorben und keiner von uns kann es begreifen. Es ist auch nicht zu begreifen! Da ist ein Kind gestorben und die Welt dreht sich immer noch.
Petra steht mit hängenden Schultern in der Tür. „Stefanie", sagt sie hilflos, und es ist ihr deutlich anzumerken, wie schwer es ihr fällt, mich ausgerechnet jetzt von Elisas Bett wegzubitten. „Stefanie weint so sehr. Sie möchte dich gerne sehen. Kannst du vielleicht... nur ein paar Minuten?" In ihren Händen knüllt sie ein Taschentuch. Vielleicht braucht sie ja jetzt auch etwas zum Festhalten. Die

Pfarrerin und meine Freundin versprechen mir, auf Elisa acht zugeben. Ich folge, wenn auch schweren Herzens, der Steffimutter hinaus auf den Flur. „Stefanie weiß es?“, Petra nickt. Und dann erfahre ich, dass sich in den letzten Stunden unseres Lebens im Nebenzimmer ebenfalls eine Tragödie ereignet hat. Die Schwestern sind meinem Wunsch tatsächlich nachgekommen. Keiner hat Stefanie die Wahrheit gesagt. Stattdessen haben sie ihr erzählt, dass Elisa verlegt wird. Genau wie ich es mir gedacht hatte. Aber das Mädchen Stefanie ist viel zu klug und hat in den vergangenen Monaten viel zu viel erlebt, als dass man das fadenscheinige Märchen vor ihr aufrecht erhalten kann. Den ganzen Nachmittag hat sie aufrecht und starr im Bett gesessen, immer die Glastür im Auge, durch die sie alles beobachten kann, wartend auf dic Sanitäter, die Elisa wegbringen würden. Aber der Nachmittag verging, es wurde Abend und es kamen keine Sanitäter. Stattdessen huschten die Schwestern mit verweinten Augen an ihrem Zimmer vorbei, keiner redete mit ihr, keiner beantwortete ihre Fragen. Aber Stefanie braucht, dank des sensiblen Wahrnehmungsempfindens, mit dem wohl alle schwerstkranken Kinder gesegnet sind, keine Antworten mehr. Als die Schwestern dann irgendwann das Rollo herunterziehen und ihr den Blick nach draußen verwehren, ist alles klar. Man hat sie belogen! Und da tut ihre Mutter das einzig Richtige, dass sie in dieser Situation noch tun kann: Sie sagt ihr die Wahrheit.

Als ich jetzt das Zimmer betrete, finde ich eine völlig aufgelöste und fast hysterische Stefanie vor. Ihr Gesicht ist vom Weinen total verquollen. Es sieht aus wie zerflossen. Ich spüre ihre heißen, zittrigen Arme um meinen Hals, höre das hektische Pochen ihres Herzens, und für einen Augenblick lenkt mich die Verzweiflung des Kindes von meinem eigenen Kummer ab. „Es tut mir so leid“, flüstert sie immer wieder, „es tut mir so leid.“ Die Tränen fließen. „Sie ist ganz friedlich eingeschlafen“, hauche ich dicht an Stefanies Ohr, „einfach eingeschlafen.“ Das Mädchen blickt aus verweinten Augen zu mir auf. „Aber wie kann das denn sein?“, schluchzt sie. „Vorhin, vorhin.. da hab‘ ich sie doch noch gesehen, zu ihr gesprochen. Und jetzt... jetzt soll sie einfach nicht mehr da sein?“ Der Kummer schüttelt sie so sehr, dass sie nicht mehr sprechen kann. In meinen Armen wiege ich das weinende Kind, sehe die Mutter, die auf einen Stuhl neben dem Bett der Tochter gesunken ist, und versuche mir auf einmal vorzustellen wie das ist, wenn man selbst betroffen ist und das Sterben eines anderen hautnah miterlebt. Die letzten Wochen haben wir hier zusammen verbracht. Auch wenn jeder letztendlich seinen schweren Weg allein gehen muss, das gleiche Schicksal hat, eine stille Gemeinsamkeit geschaffen. Zwischen den Kindern, genau wie zwischen uns Müttern. Man hat einander Mut gemacht, man hat zusammen gehofft und gelitten. Jeder Tag war ein einziger Balanceakt. Nun sind wir abgestürzt. Der Tod hat uns in die Tiefe gerissen und in Sekunden alles zunichte gemacht, wofür wir so sehr gekämpft haben. Wir haben verloren, diesen ungleichen Kampf, in dem es keine Sieger, sondern nur Besiegte gibt. Diese Krankheit ist böse, sie ist heimtückisch und sie kennt kein Erbarmen. Auf einmal ist jemand gestorben, den man kannte, mit dem man wochenlang das Zimmer geteilt und der die gleiche tödliche Diagnose in sich getragen hat wie man selbst. Und jetzt ist dieser jemand tot. Plötzlich, unvorbereitet – ist auf einmal nicht mehr da. Und morgen schon kann man der Nächste sein.

Ist es das, was die kleine Stefanie so verzweifeln lässt? Da kämpft man einen schier unmenschlichen Kampf, beißt die Zähne zusammen und geht mit geschlossenen Augen aufrecht mitten durch die Hölle – und dann soll alles umsonst gewesen sein? „Du wirst gesund werden! Du wirst leben Stefanie!“ In einem Anflug von Verzweiflung packe ich sie an den Armen und ziehe sie ganz dicht an mich heran. „Versprich mir, dass du gesund wirst!“
Er kann nicht alle Kinder haben wollen, dieser Gott da oben, der uns im Stich gelassen hat. Er kann nicht alle wollen! Du musst leben, Stefanie, wenigstens du!
Das Mädchen wischt sich tapfer die Tränen ab und sieht mit einem Mal ganz erwachsen aus. „Ich will es ja versuchen“, sagt sie leise und drückt meine Hand. Eine Weile sitzen wir noch alle drei beieinander. Mich zieht es zurück zu Elisa, und gleichzeitig fühle ich mich doch auf merkwürdige Art und Weise getröstet durch die Nähe der kleinen Stefanie und ihrer Mutter. „Ich muss jetzt gehen.“ Stefanies Augen füllen sich erneut mit Tränen. „Was wirst du denn jetzt tun?“, fragt sie ängstlich. Unsicher hebe ich die Schultern.

Ja, was werde ich jetzt tun? Ich werde morgen früh nach Hause gehen, ich werde dafür sorgen, dass sich jemand um das Kaninchen Emilie kümmert, ich werde Elisas Beerdigung organisieren und mir anschließend das Leben nehmen. Nicht ein einziges meiner Versprechen werde ich erfüllen. Es wird keinen Hasengeburtstag geben und kein Geschwisterkind. All das habe ich versprochen, damit Elisa leichter sterben kann. Jetzt ist sie tot und meine Versprechen machen keinen Sinn mehr.

Stefanies Augen ruhen noch immer angstvoll auf mir. „Ich bleibe heute Nacht noch hier, und morgen früh, ja morgen früh fahr‘ ich dann nach Hause. Und dann muss ich sehen, wie es weitergeht.“ Meine Antwort beruhigt sie ein wenig und die Tatsache, dass ich heute Nacht noch auf der Station bleibe, gibt ihr wieder etwas Sicherheit. Als ich schon an der Tür bin, ruft mich ihre Stimme noch einmal zurück. „Oda?“ – „Ja?“ – „Kommst du wieder?“ In ihren Augen glimmt ein einsames kleines Sonnenpünktchen auf. Ahnt sie meine Gedanken, die ich vor ihr zu verbergen versuche? Ergibt sich hier nicht vielleicht eine kleine Chance, ihr einen Teil des Guten zu vergelten, das sie für uns getan hat? In den letzten

Wochen ist sie zu einem unentbehrlichen Teil unseres Lebens geworden. Sie hat Rat gewusst, wenn ich ratlos war, sie hat getröstet, wenn ich untröstlich war, und sie hat noch ein Licht gesehen, wenn es bereits stockdunkel um uns wurde. Kann ich ihr jetzt ein wenig von dem zurückgeben, was sie so großherzig verschenkt hat? Mit diesem kleinen Satz: „Kommst du wieder?“, weist mir das Mädchen erneut den Weg in die richtige Richtung. Aber davon kann ich in dieser Nacht noch nichts wissen.

In Elisas Zimmer ist die gleiche feierliche Stille zu spüren, die sich im Augenblick ihres Sterbens ausgebreitet hat. Die Kerzen flackern und zaubern himmlische Muster an die Zimmerdecke. Wo magst du jetzt sein, Elisa, wo magst du jetzt sein. Meine Hände berühren ihren verlassenen Körper, streicheln das zarte Gesicht, die weichen Haare. Ach, mein Sternenkind! Du siehst aus wie Elisa, du fühlst dich an wie Elisa und doch bist du es nicht mehr. Elisa ist fort, hat ihr menschliches Kostüm verlassen, hat sich nicht mehr umgedreht und ist fortgegangen – vorbei an Wolken, Licht und Farben. Sie ist barfuß auf Zehenspitzen über den Regenbogen balanciert und ist angekommen, angekommen an einem Ort, wo es keine Tränen gibt. Sie ist frei! Sie ist endlich frei!

*****

Draußen an der Stationstür geht die Klingel. Das Schrillen der Glocke dringt bis zu uns in die friedvolle Stille, die uns umgibt. In der Diele werden Stimmen laut, Schritte verharren vor unserer Tür. „Die Herren vom Bestattungsinstitut sind jetzt da“, lässt die Schwester vernehmen. Ihre Worte erzeugen ein dumpfes Pochen in meinem Kopf. Ich brauche keine Bestatter! Wozu sollen die auch gut sein? Ich bin bei Elisa, meine Freundin sitzt neben mir, und die Anwesenheit der Pfarrerin ist tröstend und beruhigt mich. Diese beiden Menschen genügen mir vollauf, sie beschützen Elisa und mich. Noch mehr Menschen stören nur, sie machen uns Angst, machen Elisa Angst. Sie sollen wieder gehen, weggehen, uns in Ruhe lassen. Wir haben sie nicht gerufen. Außerdem ängstigt mich schon allein das Wort „Bestatter“. Nein! Abwehrend schüttele ich den Kopf und schaukele stereotyp auf meinem Stuhl hin und her. Nein, keine Bestatter. Weggehen, geht weg!
Aber sie gehen nicht weg, kommen zur Tür herein. Zwei Mann – schwarze Jacken, schwarze Hosen, schwarze Mützen. Ich rutsche noch ein Stück näher an Elisa heran, bin bereit, sie zu beschützen, zu verteidigen – und sei es mit meinem Leben. Keiner fasst mein Kind an! Keiner nimmt mir mein Kind weg! Keiner!
Die beiden Männer stehen vor mir, murmeln irgendwas von Beileid und drücken meine Hand. Der kleinere von beiden nimmt meine Hand in die seine, hält sie fest und sein Händedruck ist warm und tröstend. „Frau“, sagt er leise, und diese

Anrede und sein Tonfall lassen mich überrascht aufhorchen. „Frau, das tut mir so leid für Sie." Stumm schaut er auf das tote Kind, schluckt und wischt sich dann rasch mit dem Handrücken über das Gesicht. Verwundert schaue ich zu ihm auf. Er ist ein wildfremder Mensch, der Elisa nie im Leben begegnet ist, hat sie nicht gekannt, weiß nichts von uns und unserem Leben, hat einen Job, der ihn verpflichtet, tagtäglich Seite an Seite mit dem Tod zu arbeiten – und zeigt doch Mitgefühl? „Ach, Frau", sagt er und dreht hilflos seine Mütze in den Händen. „Ich hab auch ´nen kleinen Enkel. Wenn ich mir vorstelle..." Er spricht nicht aus, was er sich lieber nicht vorstellen sollte. Und dann sagt er noch: „Das Leben geht weiter." Die Seelsorgerin auf ihrem Stuhl holt vor Empörung tief Luft. Sie sieht so aus, als wolle sie ihn für diesen Satz am liebsten hauen. Das Leben geht weiter! Es ist der beknackteste Satz, den man in einer solchen Situation sagen kann, noch dazu zu einer Mutter. Dabei hat der Mann sogar Recht, das Leben geht tatsächlich weiter. Für alle anderen geht es weiter. Nur für uns nicht mehr. Für uns ist es vorbei.

Die Ärztin im Hintergrund labert zum hundertsten Mal, dass Elisa jetzt von der Station muss, und ich begreife zum ersten Mal, warum die Bestatter überhaupt hier sind. Die wollen mein Kind! Die wollen mein Kind mitnehmen! Es ist einfach grotesk. Glaubt hier denn tatsächlich irgend jemand, dass ich mir mein Kind wegnehmen lasse? Und wenn sie tausendmal tot ist – sie bleibt meine Elisa! Am liebsten möchte ich jetzt alle aus dem Zimmer jagen, zur Tür hinaus drängen und mich einschließen. Weg, alle weg! Ihr sollt endlich weggehen! Ich fühle mich wie ein Tier in der Falle, dem sämtliche Fluchtwege versperrt sind. Wir müssen hier weg, uns verstecken, unsichtbar machen. Aber wo will ich hin mitten in der Nacht, mit einem Kaninchenkäfig und einem toten Kind im Arm. Panik flackert in meinen Augen. Panik, gepaart mit Wahnsinn.
Von allen Seiten reden irgendwelche Leute auf mich ein. Wortfetzen fliegen um mich herum, manche bleiben haften und andere verstehe ich gar nicht erst. Mit den Händen versuche ich sie abzuwehren, die Stimmen, die Gesichter, diese riesigen aufgerissenen Münder aus denen Worte tropfen, glibberig, eklig, gespenstisch. Ich fühle mich in die Enge getrieben, meine Fluchtdistanz ist überschritten. Jetzt bleibt mir nur noch der Angriff. Mein Kind, ich muss meine Lise retten, wenigstens ihren Körper, ihre Hülle, ihr menschliches Kostüm. Es ist doch das Letzte, was mir von ihr geblieben ist.
Und keiner der Anwesenden ahnt welcher Gewissenskonflikt in mir tobt. Der Bestatter redet mit Engelszungen auf mich ein. Und dann nehme ich wahr, dass ich ihm mein Kind mitgeben muss, dass man ein totes Kind nicht behalten kann, und dass sie nur solange auf der Pathologie bleiben muss, bis ich alle erforderlichen Unterlagen ins Bestattungsinstitut gebracht habe. Pathologie! Allein dieser Name! Jetzt war der Zeitpunkt, um wirklich verrückt zu werden.

„Haben Sie keine Angst, Frau", versucht der Bestatter mich zu beruhigen. „Kein Mensch tut Ihrer Kleenen was. Das verspreche ich Ihnen. Bloß... es ist doch Vorschrift, und glauben Sie mir, die Kleene fasst da keiner an. Wird doch keine Obduktion gemacht. Sie muss da nur so lange bleiben, bis alle Papiere zusammen sind. Für die Beerdigung und so..." Er sucht verzweifelt nach Worten. „Und bitte glauben Sie mir, keiner fasst sie da an! Ohne Ihr Einverständnis dürfen die das gar nicht." Mein Blick trifft auf den der Pfarrerin. Ein trauriges Nicken. Er hat Recht, sagen ihre Augen. Sie können ihm glauben. Keiner dort wird Elisa etwas tun. „Und wenn ich die Papiere gebracht habe, dann bekomme ich Elisa wieder?", frage ich misstrauisch. Der Bestatter schaut mich mitleidig an. „Wir können die Kleene dann von der Pathologie abholen und dann mit zu uns nehmen. Sie bleibt dann im Bestattungsinstitut bis zur Beerdigung. Aber wir müssen Elisa jetzt erst einmal mitnehmen." Dass ich mein Kind zurückbekomme, hat er nicht gesagt. „Kann ich bei Ihnen mitfahren?", frage ich zur Sicherheit. Bei den Krankentransporten haben sich die Fahrer manchmal auch pingelig. Der Mann starrt mich an, als wenn ich ihm ein unsittliches Angebot gemacht hätte. Abwehrend hebt er beide Hände. „Ne Frau, das geht nicht", stottert er vollkommen schockiert. „Das geht wirklich nicht." Seine Antwort bringt mich nicht aus der Fassung. „Dann nehme ich mir eben ein Taxi." Der Bestatter sieht aus, als wenn er jeden Moment tot umfallen würde. „Sie können da nicht mitfahren", sagt er verzweifelt. Und als er mein Gesicht sieht, fügt er ein etwas gefasster hinzu: „Das ist unmöglich. Sie kommen da gar nicht erst rein. Glauben Sie mir. Eltern können nicht mit auf die Pathologie. Wirklich nicht." Ich begreife gar nichts mehr. Ich soll jetzt allen Ernstes mein Kind ganz allein dorthin schicken, noch dazu in Begleitung zweier Männer, die ich gar nicht kenne? Das ist ja lächerlich. Außerdem will ich sehen, was das für ein Mensch ist, der dort mein Kind in Empfang nehmen wird. Ist es ein guter Mensch, einer mit guten Augen und einem Herzen? Ich will da ja nicht bleiben, nein, aber ich muss doch sehen, wem ich da mein Kind anvertraue. Ist das so schwer zu verstehen? Warum lässt man mich nicht wenigstens dort im Flur warten? Ich störe doch niemanden, aber ich will einfach nur in der Nähe von Elisa bleiben. Wie machen das denn andere Eltern? Lassen die sich alle kampflos ihre Kinder wegnehmen? Das glaube ich nicht, nein, das glaube ich einfach nicht! „Dann warte ich eben auf der Straße", bettele ich, in der Hoffnung, dass wenigstens das erlaubt ist. Der Bestatter schüttelt immer noch fassungslos den Kopf. „Ach Frau, das geht doch so nicht! Sie können doch nicht die ganze Nacht da auf der Straße stehen. Es ist kalt und es regnet. Frau, das würde die Kleene doch nicht wollen." Dieser letzte Satz schubst mich in die Wirklichkeit zurück. Ich kann nichts machen. Wenn ich mich weigere, dann werden sie mir Elisa wegnehmen. Meine Elisa. Dabei kann ihr doch niemand mehr etwas anhaben. Vielleicht hat sie das Land Nirgendwo längst erreicht, ist glücklich und geborgen. Vielleicht aber ist ihre Seele auch noch ganz hier in der Nähe, vielleicht sieht sie mich jetzt, ahnt als Einzige meine wahnsinnigen Gedanken und schüttelt traurig den Kopf.

Ach Mutti, was machst du bloß! Dieser Körper ist doch nicht mehr wichtig, okay, für dich ist er das sicherlich. Aber für mich, Mutti, für mich ist er längst Vergangenheit. Dreh' dich doch um, sieh mich doch an, schaue zum Himmel! Kannst du mich denn nicht sehen, nicht hören, nicht spüren? Dieser Körper ist vergänglich, er ist ein Kostüm, in dem du mich einmal gekannt hast, aber diese Hülle hat doch nie das ausgemacht, was ich wirklich war! Sieh' mich doch jetzt, wie ich bin. Ich kann fliegen, ich kann träumen, ich bin frei! Mutti, ich bin endlich frei!

Der Uhrzeiger rückt erbarmungslos voran, zerhackt die Zeit, die uns noch bleibt. Die Zeit zusammenzusein, sich zu sehen, sich berühren zu können. Noch kann ich mein Kind im Arm halten, streicheln, küssen, ihr sagen, dass ich sie liebe. Noch! Das Kaninchen Emilie liegt still auf der Seite, ganz teilnahmslos, als wenn es auch gestorben wäre. In dem Augenblick, als Elisas Herz aufgehört hat zu schlagen, hat es sich hinfallen lassen, so als hätte der Tod es auch gestreift. Die ganze Zeit liegt es nun schon so unbeweglich da, mit aufgerissenen Augen, und nur ab und zu geht ein Zucken über sein weiches Fell. Armes Nini! Kaninchen können nicht weinen.
Die Ärztin hat längst aufgegeben, uns an diese dämliche Krankenhausordnung zu erinnern, nach der ein Verstorbener nach vier Stunden von der Station zu verschwinden hat. Auf wessen Mist eine so unmögliche Regelung wohl gewachsen ist? In anderen Kulturkreisen bleiben die Toten mitunter noch Tage im Kreis ihrer Familie. Okay, dass so etwas im Krankenhaus nicht hinhaut, will ich ja noch akzeptieren. Aber dann muss man andere Möglichkeiten finden. Ich weiß, dass es anderswo solche Möglichkeiten gibt. Ein Abschiedshaus, ein Sterbezimmer, einen Platz für Menschen, die Abschied nehmen müssen und wollen. Ein Hospiz. Ein Ort voller Wärme und Geborgenheit, voll von wohlklingenden Tönen, sanften Farben, geführt von Liebe, Zuwendung und Toleranz. Ein Ort für die Gehenden und die Bleibenden.
„Lassen Sie sich Zeit, Frau", hatte der Bestatter gesagt. „Lassen Sie sich Zeit. Wenn Sie meinen, dass es gut ist, dann sagen Sie Bescheid. Aber jetzt..., lassen Sie sich Zeit."
Und nun ist da diese Uhr, diese Uhr, die die Zeit immer weniger werden ließ. Wann ist der richtige Moment? Wann konnte man sagen: Okay, jetzt habe ich mich verabschiedet. Jetzt gebe ich mein Kind her. Gab es so einen Moment überhaupt? Mitternacht war längst überschritten, man konnte den Morgen schon erahnen, als ich endlich bereit war. Ich sah, wie die Männer Elisa vom Bett aufhoben, sie in eine blaue Tragetasche aus Cordstoff legten, und dann schloss

sich der Reißverschluss über ihrem blassen und ach so wunderschönen Gesicht und versperrte mir einen letzten Blick auf mein Kind.

Sie tragen die Tasche hinaus, vorbei an dem kleinen Zimmer, in dem sich das Mädchen Stefanie im Arm ihrer Mutti in den Schlaf geweint hatte. Vorbei an der Schwester Marie, die blass und hoch aufgerichtet im Flur steht, steigen sie die Treppen hinab zum Hof. Draußen peitscht uns ein eisiger Wind ins Gesicht, fegt nasses Laub und kleine abgebrochene Zweige über das Kopfsteinpflaster, und fährt mit seinen kalten Fingern bis unter die Haut. Ich verfolge mit starrem Blick wie sie die Tasche in den Leichenwagen stellen. Die Männer nehmen noch einmal die Mützen ab, verbeugen sich und dann schließen sich die Türen. Ich kann mein Kind nicht mehr sehen. Der Bestatter sagt noch etwas, was ich nicht verstehe. Meine Freundin und die Pfarrerin haben mich untergehakt. Vielleicht halten sie mich auch einfach nur fest. Der Wagen setzt sich in Bewegung, wendet vorn an der Pforte, fährt schwankend an uns vorbei und fährt davon. Und da erwache ich aus meiner inneren Starre, reiße mich los aus der tröstenden Umarmung und beginne zu laufen. Der Leichenwagen fährt schneller und schneller. Die Rücklichter werden kleiner und verlieren sich irgendwo in der Dunkelheit. Das Auto verschwindet aus meinem Blickfeld. Ich kann es nicht mehr einholen, nicht mehr sehen. „Elisaaaa!“ Mein Schrei bleibt in der frostklaren Luft hängen, zersplittert zu tausend kleinen Eiskristallen. Ich kann mich nicht mehr auf den Beinen halten, würde mich am liebsten auf den kalten Boden fallen lassen und dort liegen bleiben. Lasst mich sterben, ach verdammt, warum lasst ihr mich nicht endlich sterben! Iris und die Pfarrerin ziehen mich zurück ins Haus, zurück ins Warme. Wir haben alle keine Jacken an und es ist bitterkalt. Die Kälte ist überall, aber am schlimmsten ist dieses stechende Gefühl tief in mir drinnen. In meiner Brust schmerzt ein eisiger Klumpen, dort, wo andere Menschen ein Herz haben. Meines ist tot, erfroren. Und eigentlich brauche ich es jetzt auch nicht mehr.

In zehn Tagen ist Heiligabend.

In der Nacht stehe ich am Fenster meines kleinen Mansardenzimmers und starre hinaus in den nächtlichen Himmel. In meinen Händen halte ich den kleinen blauen Vogel, umklammere ihn mit aller Kraft, weil ich fürchte, ihn zu verlieren. Er ist unser Erkennungszeichen, unser Symbol zum Wiederfinden. Und ein bisschen ist er für mich der Schlüssel ins Paradies. Der Himmel ist ganz klar. Wo sind die Sterne, denke ich verzweifelt. Wo ist ihr Stern, der doch heller leuchten sollte als alle anderen? Wo bist du Elisa, wo bist du mein Kind? Rufst du nach mir und ich kann dich nicht hören? Weinst du und ich halte deine Tränen für Regentropfen? Hast du Angst und ich kann dich nicht trösten? Ach Elisa, wo magst du jetzt wohl sein.

Plötzlich habe ich für einen Augenblick das Gefühl, dass mich jemand beobachtet, und eine tiefe unerklärliche Ruhe breitet sich in meinem Körper aus. Was ist das? Dieses unerwartete Empfinden macht mir Angst, und gleichzeitig fühle ich mich seltsam gelöst. Mit brennenden Augen starre ich hinaus in die Nacht, habe Mühe, in der Dunkelheit überhaupt etwas zu erkennen, aber dann kann ich es sehen. Ein zur Seite geneigtes Köpfchen, aus dem mich zwei blanke, runde Knopfaugen aus dem Dunkel heraus neugierig anschauen – ein weiches, aufgeplustertes Gefieder. Im Baum vor dem Fenster sitzt der Vogel.

Allein im Niemandsland

Als es Tag wurde, ging ich noch einmal zurück auf die Station. Ich betrat Elisas Zimmer, setzte mich auf ihr leeres Bett und wusste zum ersten Mal nicht, was ich jetzt tun sollte. Mit den Fingerspitzen fuhr ich behutsam über das bereits frisch bezogene Laken. Dieses Bett würde nicht lange unbenutzt bleiben. Irgendwann, vielleicht heute noch, oder spätestens am nächsten Tag, würde das Schicksal Leukämie erneut zuschlagen, irgendeiner Familie den Boden unter den Füßen wegziehen, und ein Kind, das bis dato gesund gewesen war, vielleicht zum Tode verurteilen. Mein Blick glitt durch das Zimmer, wanderte von den steril weißen Betten über den Nachtschrank, entlang an der Wand, an der noch immer – beinahe wie vergessen – Elisas Weihnachtskalender hing, zog hinaus durch das geöffnete Fenster und verlor sich. Ich würde jetzt gerne weinen, aber es geht nicht. Die Tränen sind alle. Meine Seele war noch immer in dieser lähmenden Starre gefangen, und es schien unmöglich, sich aus eigener Kraft daraus zu befreien. Ein Mensch im Winterschlaf. Es war ein merkwürdiges Gefühl, diese Taubheit der Glieder, diese Leere im Kopf und das Unvermögen, überhaupt etwas zu empfinden.
Ein paar der Schwestern, die mich durch den Türspalt auf dem leeren Bett sitzen sahen, kamen zu mir ins Zimmer. Ich hörte Worte des Beileids und des Mitgefühls, und trotzdem fühlte ich mich seltsam unbeteiligt. Es war so unwirklich. Herzliches Beileid. Meinten die tatsächlich mich? Mechanisch schüttelte ich unzählige Hände und nickte zu den Beileidsbekundungen, ganz so wie ein Hund zum Aufziehen, so einer, der immer mit dem Kopf wackelt, wenn man ihn anstößt. Ich sah den Professor, den Oberarzt, sah die Schwestern Anke und Tanja und die freundliche Laborantin, deren Namen ich nicht einmal wusste. So viele Menschen hatten Elisa helfen wollen. Wie bitter, wenn man dann erleben musste, dass alles vergebens war. Die anderen Schwestern tuschelten draußen im Flur. Anscheinend wollten sie mir wohl gar nicht erst begegnen. Was sagte man auch zu einer Mutter, der das Kind gestorben war. Außerdem schien es nicht zum Standard zu gehören, dass Eltern nach dem Tod des Kindes in der Klinik blieben.

Ich wusste nicht, wie die anderen das machten. Ich wusste nur, dass ich nichts mehr hatte, wo ich hingehen konnte. Ich fürchtete mich vor dem Augenblick, in dem ich die Wohnungstür aufschließen und in die verwaiste Wohnung zurückkehren musste. Ich würde in einem Zimmer stehen, dessen Bewohnerin nicht zurückkommen würde, ich würde ihre Schulsachen sehen müssen, ihre Gitarre, die Zahnbürste im Bad und die Jacke an der Flurgarderobe. Überall würde Elisa sein, überall und doch unerreichbar.
Ich stand auf und nahm meinen Mantel. Es gab hier nichts mehr zu tun für mich! Jetzt musste ich nur noch dafür sorgen, dass ich mein Kind so schnell wie möglich aus der Pathologie zurückbekam. Sie würde die schönste Beerdigung bekommen, die ich in der Lage war auszurichten. Ein Abschied in Würde und Schönheit – genau wie sie gelebt hatte und wie sie gestorben war. Und dann würde ich mich auf meinen letzten Weg machen, auf den Weg ins Land Nirgendwo, um mein Kind wiederzufinden.

Die Stationstür fiel hinter mir ins Schloss. Von Ferne klingelte ein Telefon, Geschirr klapperte und es roch nach übergekochter Milch. Irgendwo weinte ein Kind und zwei Sanitäter drängten sich mit einer Trage an mir vorbei. Ein neuer Morgen auf der Kinderkrebsstation. Ich gehörte nicht mehr dazu. Als ich auf den Hof trat, blendete mich das gleißende Sonnenlicht. Ein letztes, verlorenes Herbstblatt trudelte zu Boden. Genauso hatte er sein sollen, der Tag, an dem wir nach Hause gehen wollten. Ein Tag, so sonnig, so himmelsschön, mit goldenen Blättern und Wind im Haar. Wir wollten uns an den Händen halten und dann zusammen fortgehen. Zurück ins Leben. Den Traum vom Leben gab es nicht mehr. Und jetzt stand ich hier ganz allein auf dem Hof. Ohne Elisa.
Das grelle Licht tat weh. Wie ein Maulwurf, der unverhofft aus seinem schützenden Dunkel gezerrt wird, kniff ich die Augen fest zusammen. Und wie ein Maulwurf fühlte ich mich auch. Ich hatte Angst vor dem Leben da draußen, dem ich jetzt ohne Elisa so hilflos gegenüberstand. Die Menschen da hinter der Mauer waren mir fremd geworden. Für mich war die Welt in zwei Extreme gespalten – in Drinnen und Draußen. Und wenn ich jetzt noch eine Wahl gehabt hätte, dann wäre meine Entscheidung auf „Drinnen“ gefallen.

*****

Am Nachmittag zog ich durch die Stadt, alleine und irgendwie gar nicht anwesend. Ich kaufte Weihnachtsgeschenke für Elisa. Für die tote Elisa. Einen Ring, den „Lothar und Lieselrucksack“, den sie sich immer gewünscht hatte, eine CD. Wie versteinert, ging ich durch die einzelnen Abteilungen des Kaufhauses, sah niemanden an, sprach mit keinem ein Wort, zeigte nur stumm auf die Dinge, die ich kaufen wollte; und ich merkte, dass ich den Menschen, denen ich

begegnete, Angst machte. Dabei wünschte ich mir nichts sehnlicher, als das mich irgendwer ansprechen würde, irgendwer, dem ich von Elisa erzählen konnte. Aber die Menschen wichen vor mir zurück, vor meinen toten Augen, dem bösen, verbitterten Zug um meinen Mund, und vor der Kälte und Unnahbarkeit, die ich ausstrahlte. Kinder versteckten sich hinter dem Rücken ihrer Eltern. Vielleicht hielten sie mich für die Schneekönigin – böse genug, sah ich jedenfalls aus. Dabei war ich nicht böse. Ich war nur traurig, unsagbar traurig, allein und verlassen. Und zornig, ja zornig war ich auch! Auf all die Leute, die hier mit vollen Einkaufstüten an den Kassen drängelten, auf die Verkäuferinnen, die jedem Kunden – mich eingeschlossen – „Ein frohes Fest" wünschten, und auf all die, die so taten, als wenn nichts geschehen wäre. „Elisa ist gestorben!", hätte ich am liebsten geschrien, „und ihr feiert Weihnachten!" Aber die Menschen hörten mich nicht, sie verstanden mich nicht! Sie wussten nichts vom Leben, rein gar nichts! Sie wussten nichts vom Sterben, von Leukämie und Chemotherapien, vom Kämpfen und Verlieren, nein, sie wussten nichts. Stattdessen ließen sie sich von dieser scheußlichen Weihnachtsmusik berieseln, stopften genießerisch Zuckerwatte und Schmalzkuchen in sich hinein. Und ich wünschte von ganzem Herzen, dass sie an ihrer Gleichgültigkeit ersticken würden.
Am Abend ging ich zurück in die leere Wohnung, machte kein Licht, zog nicht einmal meine Jacke aus, setzte mich in die dunkle Küche und wartete. Ich wartete auf das Klingeln des Telefons, auf das Läuten an der Tür – auf irgendein Zeichen. Wenn ich es mir nur fest genug wünschte, dann würde sich vielleicht jetzt der Schlüssel in der Tür drehen und Elisa zurückkommen. Ich kniff die Augen zusammen und begann zu zählen: Zehn, neun, acht... Bei null würde die Tür aufgehen, Elisa würde im Flur das Licht anknipsen, „Hi, ich bin wieder da rufen!", und wir würden zusammen beim Schein der kleinen Stumpenkerze Tee trinken. Und alles würde wieder gut sein.
Aber es wurde nicht wieder gut. Die Schritte im Treppenhaus verloren sich, die Tür blieb zu, kein Schlüssel drehen und kein Telefonklingeln. Kein Anruf, dass es später werden würde. Nichts! Und ich saß in der kalten, dunklen Wohnung, den Blick starr auf die Korridortür gerichtet, und wartete. Und wartete. Und wartete.

*****

Am nächsten Tag traf ich mich mit der Pfarrerin. Ich war so froh, dass sie spontan zugesagt hatte, als ich sie darum bat, Elisa aus diesem Leben zu verabschieden. Als ich nun durch den kleinen Garten ging und das Pfarrhaus betrat, das soviel Wärme und Behaglichkeit verbreitete, fiel mir plötzlich eine Geschichte ein, die ich vor langer Zeit mit Elisa erlebt hatte. Wir hatten die Kirche besucht und waren anschließend noch ein bisschen spazieren gegangen. Elisa war mit großen Augen vor dem Pfarrhaus stehen geblieben, hatte sich die Nase am Zaun platt gedrückt

und neugierig gefragt: „Och, das ist aber schön hier. Wer wohnt denn in dem Haus?“ „Ich glaub‘ der Pastor, der Küster, oder eben irgend jemand anderes von der Gemeinde“, hatte ich ihr erklärt. „Cool“, hatte das Kind gemeint. „Hier möchte ich auch Pfarrer sein. Dann könnte ich den ganzen Tag im Garten sitzen und Kaffee trinken. Und wenn es richtig warm ist, dann kann man sogar draußen schlafen, im Schlafsack, so richtig unter freiem Himmel.“ Ich dachte mir, dass Pastoren vermutlich nicht all zu viel Zeit haben, um den lieben langen Tag Kaffee zu trinken. Und ob sie gerne im Schlafsack im Garten lagen, war auch fraglich.
Die Pfarrerin holte mich aus meinen Erinnerungen zurück ins Heute. „Kommen Sie“, sagte sie sanft und führte mich in ein geschmackvoll eingerichtetes Wohnzimmer. Hier hätte sich Elisa auch wohlgefühlt, dachte ich und sah mich angenehm überrascht um. So viele Bücher. Es duftete nach Tee und Zimtsternen und auf dem Klavier schlief eine dicke, wuschelige Katze. In dieser Atmosphäre, in der mich so vieles an Elisa erinnerte, fiel es mir wundersam leicht, von meinem Kind zu erzählen. Wer war sie gewesen, dieses Mädchen, welches dreizehn Jahre lang Tochter, Ratgeberin und beste Freundin für mich war? Sie, die Schöne, die Kluge, die Sanfte. Dieses Kind, das erst glücklich schien, wenn es alle anderen auch waren. Jeden Tag hatte sie gelebt, als wäre es der Letzte. Sie hatte Dinge gesehen, die andere übersahen. Warum saß der Mann im Winter bettelnd in der Fußgängerzone? Und warum konnte man ihn nicht einfach mit nach Hause nehmen und behalten? Warum gab es Kriege? Und warum verdienten die Einen am Leid der Anderen Geld? So viele „Warums“. Schon, als sie noch ganz klein war, hatte sie mich mit Fragen verwundert, mit Fragen wie: „Mutti, warum muss alles im Leben schnell gehen? Wenn man alles langsam macht, dann sieht man doch viel mehr.“ Und einmal hatte sie mich gefragt: „Mutti, warum freuen sich die Menschen denn so selten? Irgendwann sind sie alle tot und dann haben sie gar nichts von ihrem Leben gehabt.“ Als sie diesen bemerkenswerten Satz sagte, war sie gerade mal vier Jahre alt.
Sie hatte gern gelacht, die Elisa. Und fröhlich war sie immer. Ach, so fröhlich. Dabei war sie ein eher stilles Kind, eines, das manchmal von den anderen übersehen wurde, von den Lauten, Lärmenden, Rücksichtslosen. Sie konnte sich unbändig über eine Löwenzahnstaude am Wegrand freuen und über einen totgetretenen Marienkäfer bittere Tränen weinen. Stundenlang konnte sie am Fenster sitzen und den Wolken hinterher träumen. Und wenn ich dann wegen der vertrödelten Zeit schimpfte, dann lächelte sie nur und sagte: „Du weißt einfach nicht, was wichtig ist!“ Und wenn ich schlechte Laune hatte, dann sagte sie manchmal: „Schön doof! Morgen kannst du schon tot sein und dann hast du dich den letzten Tag in deinem Leben noch mal so richtig geärgert. Schön doof, Mutti!“
Sie war für klare Worte; und wenn sie sich für eine Sache entschieden hatte, dann blieb sie auch dabei. Sie trug keine Markenklamotten, nur weil das eben mal in,

beziehungsweise ein Statussymbol war. Sie stürzte sich nicht in jeden Trendwahn, nur weil er gerade angesagt war. Sie hatte ihre eigene Musik, ihren eigenen Geschmack was Klamotten betraf, ihre eigene Lebenseinstellung, und es war ihr völlig egal, was andere Menschen darüber dachten. Sie übertraf durch ihre innere Größe, ihre Haltung und ihre Feinfühligkeit. In einer Zeit, in der nur materielle Dinge, ein breiter Rücken und feste Ellenbogen zählten, war es nicht leicht für jemanden, der gegen den Strom schwamm. Aber Elisa lebte ihr Leben auf ihre Weise. Ein Leben, ausgefüllt mit Farben und Bildern, Klängen und Noten, Träumen und Sehnsüchten. Vielleicht hatte sie gewusst, dass ihre Zeit auf dieser Welt begrenzt war. Vielleicht hatte sie deshalb so gelebt, so intensiv, so aus tiefster Seele, die Schönheit des Lebens ausschöpfend bis auf den Grund. Nun war sie tot. Aber war sie das wirklich? Endete ein Leben damit, dass ein Herz einfach aufhörte zu schlagen? War da nicht viel mehr? Was war mit der Seele? Gab es da wohl möglich Dinge zwischen Himmel und Erde, die wir uns nur nicht erklären konnten, weil wir sie nicht verstanden? Leben und Tod eine Symbiose? Geboren werden und sterben ein Kreislauf? Was blieb von einem Menschen? Würde mit der Zeit die Erinnerung an ihn verblassen? Würde sich irgendwann niemand mehr an das Lachen, an die Stimme und an all das, was dieser Mensch einmal gewesen war, erinnern? Das Leben ging weiter, und in hundert Jahren würde vielleicht niemand mehr wissen, wer das Mädchen Elisa gewesen war. Dieser Gedanke tat mir weh. Alles war vergänglich, aber dass Elisas Bild irgendwann ausgelöscht werden würde, war für mich unvorstellbar.
Da saß ich nun im Wohnzimmer der Pfarrerin, getröstet von dem Glauben daran, dass es Elisa gut gehen würde, dort wo sie jetzt war. Und gleichzeitig war ich so verzweifelt, dass ich einfach nicht wusste was und woran ich glauben sollte. Gab es das Land Nirgendwo überhaupt, oder war es nur eine Wunschvorstellung der Menschen, die nicht an ein endgültiges Ende glaubten und den Traum vom Wiederfinden träumten?
Aber es gab niemanden, der mir auf meine Fragen eine Antwort geben konnte.

Nach einer durchwachten Nacht kam am nächsten Morgen der erlösende Anruf. „Wir holen die Kleene jetzt von der Pathologie ab“, hatte der freundliche Bestatter sein Versprechen eingelöst. Mir fiel ein Stein vom Herzen. Endlich! Zum ersten Mal seit Tagen spürte ich wieder einen Hauch von Freude in mir. Meine Lise, ich würde meine Lise wieder bekommen! Nur noch ein paar Stunden und ich würde ihr liebes Gesicht sehen, ihr Haar streicheln und ihr immer wieder versichern, wie lieb ich sie hätte. Ich würde ihr ihre Weihnachtsgeschenke bringen, all die Dinge, die sie sich so gewünscht hatte. Und ihre Sachen, sie brauchte ja ihre Sachen! Aber dann wurde aus der Freude Ratlosigkeit. Was gab man einem Menschen mit, der gestorben war? Was war wichtig und was nicht? Unschlüssig stand ich vor dem Kleiderschrank und wusste nicht, was ich zuerst einpacken sollte. Warme Sachen, Pullover, dicke Socken? Jetzt war Winter, aber was würde im Frühjahr sein, was im Sommer oder im Herbst? Sollte ich nun alles zusammenpacken, was Elisa gehörte? Handtücher? Bettwäsche? Brauchte man im Land Nirgendwo Bettwäsche? Was nahm man mit in den Himmel? Konnte man ein ganzes Leben so in einer Reisetasche verstauen? Iris, die gekommen war, um nach dem Rechten zu sehen, stand in der Tür und sah meinem Wahnsinn hilflos zu. Im Bad raffte ich Elisas Kosmetik von den Regalen – Lippenstifte, Eyeliner, Wimperntusche und Parfüm. Die Zahnbürste! Beinahe hätte ich die Zahnbürste vergessen! Alles stopfte ich zusammen mit Duschbad und Deos in ihre Waschtasche. „Oda, was machst du denn?“, fragte Iris verzweifelt, und wusste doch nicht, wie sie mich stoppen konnte. Ich war auch nicht zu stoppen. Das Fotoalbum, dachte ich, das Album muss mit. Dann hat sie etwas zum Erinnern an zu Hause, wenn sie mal traurig ist, wenn sie mal Heimweh hat. Ihr Adressbuch. Das war ihr immer wichtig gewesen. Nie ist sie ohne ihr Adressbuch weggefahren. Und ihr Schmuck. Herr im Himmel, beinahe hätte ich ihren Schmuck vergessen! Ich packte, kramte und sortierte. Ich war wie von Sinnen. Ihre Bücher, ihre vielen Bücher! Und was war mit ihrer Gitarre, mit den Noten? Iris hockte sich zu mir auf den Boden. „Oda“, sagte sie immer wieder beschwörend und in einem Tonfall, als wäre ich schwachsinnig. „Oda, Elisa braucht das alles nicht!“ Sie nahm behutsam ein Kettchen aus der Schmuckschatulle. Ein kleines Silberkettchen mit einem „E“ als Anhänger – E wie Elisa. Die Kette hatte ich ihr irgendwann mal zum Geburtstag geschenkt. „Warum behältst du die nicht?“, fragte Iris sanft. „Es ist so eine schöne Kette, und ich glaub‘, Elisa würde sich freuen, wenn du sie trägst.“

Die letzten paar Meter zum Bestattungsinstitut rannte ich. Ich hatte Elisas Weihnachtsgeschenke im Arm, ihr Fotoalbum, das Schminkzeug und ihren Schmuck. „Ich möchte zu Elisa, zu meinem Kind.“ Völlig aus der Puste, stand ich schwer atmend in der geöffneten Bürotür. Der Bestatter und seine Kollegin starrten für einen Moment betroffen auf die Päckchen, die ich im Arm hielt. Die beiden tauschten einen stummen Blick, und dann winkte mich der Mann hinaus auf den Flur. „Kommen Sie mal mit!“ Ich folgte ihm mit klopfendem Herzen über den Hof, in einen separaten Raum – und da stand er, der Sarg. Mit beiden Händen presste ich Elisas Habseligkeiten an meine Brust und betrat mit ganz kleinen, zögerlichen Schritten den Raum. Der Sarg war verschlossen. Mein Blick bettelte, aber der Bestatter schüttelte den Kopf. „Ich mach‘ nicht wieder auf!“, sagte er sanft, aber bestimmt. Und dann sagte er tröstend: „Sie haben sie doch gesehen, da in ihrem Bett, und sie hat so schön ausgesehen. Behalten Sie ihr Kind doch so in Erinnerung. Wissen Sie Frau, sein totes Kind im Sarg zu sehen...das ist schlimm. Tun Sie sich das nicht an.“ Traurigkeit breitete sich in mir aus. Ich hätte sie so gern noch einmal gesehen, gestreichelt, in den Arm genommen. Und nun? Meine

Hände strichen über das warme Holz. „Wo.. wo ist denn der Kopf?“, fragte ich leise. Der Bestatter zeigte auf die Stelle, an der soeben meine Hände lagen. Ich nickte und war sogar ein wenig getröstet. Sie hatten sie so hineingelegt, dass sie aus dem Fenster sehen konnte. In der Klinik hatte sie auch immer aus dem Fenster geschaut. Immer hatte sie das getan. Ich legte mein Gesicht ganz nah an die Stelle, an der ich ihr Gesicht vermutete. „Elisa? Mutti ist da! Mutti ist gekommen!“ Tränen tropften auf das gemaserte Holz. Der Bestatter wand sich ab. Für einen Augenblick rang ich mit meiner Fassung, nur für Sekunden, dann hatte ich mich wieder unter Kontrolle. Ich knotete ihren Rucksack auf, wühlte in ihren Sachen und fand dann endlich, was ich gesucht hatte: ihr Buch. Das Buch, das ich ihr während unseres Krankseins immer wieder und wieder vorgelesen hatte. Die Geschichte von den beiden Kaninchen, die Geschichte, die Elisa so gern gemocht hatte. Und weil ich keinen Stuhl sah, auf den ich mich setzen konnte, lehnte ich mich an ihren Sarg und begann vorzulesen. „Weißt du eigentlich, wie lieb ich dich hab‘? Der kleine Hase sollte ins Bett gehen, aber er...“ – „Bitte!“ Der Bestatter streckte hilflos die Hand nach mir aus, und hätte mir wohl am liebsten das Buch weggenommen. „Bitte, Frau! Das geht doch nicht!“, rief er flehend. Erstaunt sah ich auf. Was hatte er denn? War es für ihn so ungewöhnlich, dass man seinem Kind etwas vorlas? Was machten denn die anderen Eltern, wenn sie ihre toten Kinder besuchten? Lasen die nicht vor? Erzählten die keine Geschichten? Oder machte ich etwa schon wieder etwas, was nicht üblich war? Ich las weiter und der Mann verließ fluchtartig den Raum, um seine Kollegin zu Hilfe zu holen. Ich dagegen erzählte die Geschichte der beiden Kaninchen, streichelte den Sarg und hatte alles um mich herum vergessen.
„Der große Hase legte den kleinen Hasen in sein Blätterbett, beugte sich über ihn und gab ihm einen Gutenachtkuss. Dann kuschelte sich der große Hase an den kleinen Hasen und flüsterte lächelnd: Bis zum Mond ... und wieder zurück haben wir uns lieb.“
Langsam ließ ich das Buch sinken. Die Frau aus dem Büro war hinter mich getreten, legte mir den Arm um die Schulter und schob mich behutsam aus dem Raum. „Es ist ihre Lieblingsgeschichte“, sagte ich, weil ich irgendwie das Gefühl hatte, mich rechtfertigen zu müssen. „Ja“, antwortete die Frau sanft. „Ja, eine schöne Geschichte.“ In ihren Augen standen Tränen. Sie zog mich mit sich mit, fort von meinem Kind. Ich fand mich in einem Aufenthaltsraum wieder, in dem die Angestellten vermutlich ihre Pausen abhielten. Das Wachstuch vor mir wies noch Kaffeeflecken auf, und irgendwer hatte seine Zigarette darauf ausgedrückt. Der Mann stellte einen bis zum Rand gefüllten Kaffeepott vor mich hin. Da saß ich nun, in einer vollgequalmten Bestatterbude, mit zwei für mich eigentlich fremden Menschen, trank Kaffee aus einer angeschlagenen Steinguttasse und fühlte mich doch irgendwie angekommen. Den Beiden am Tisch tat ich sichtlich leid. Ich schob Elisas Fotoalbum zu ihnen rüber und sah zu, wie sie andächtig

darin blätterten – Elisa mit Gitarre, Elisa mit Kaninchen im Arm, überall Elisa. „So ein schönes Mädchen“, flüsterte die Frau und suchte nach einem Taschentuch. „Ach, so ein schönes Mädchen.“ Wir saßen lange beieinander, ich erzählte und die Beiden hörten zu. Irgendwann, spät an diesem Abend, fand ich die Kraft zu gehen. Die Zwei begleiteten mich hinaus auf die Straße. Das Taxi wartete. „Seien Sie unbesorgt“, versicherte mir die Frau und nahm mich beim Abschied fest in die Arme. „Wir passen gut auf die Kleine auf. Ich verspreche es Ihnen.“ Durch den Staketenzaun konnte ich auf das Gebäude sehen, in dem mein Kind lag. „Kann ich morgen wiederkommen? Nur ganz kurz, um sie zu besuchen. Sie ist da so allein!“ Der Bestatter schüttelte betroffen den Kopf. „Ach Frau, dass ist nicht gut, was Sie da machen. Nicht gut für Sie. So beginnt der Abschied doch jedes Mal aufs Neue, und ...“ Ihm versagten die Worte. Kurz bevor ich ins Taxi stieg, griff er nach meiner Hand. „Wir sehen uns am Montag auf der Beerdigung, und wir machen das alles so, wie Sie sich das gewünscht haben. Aber jetzt.. jetzt kommen Sie nicht wieder hierher zurück! Versprechen Sie mir das! Bitte.“ Ich versprach es und stand trotzdem am nächsten Tag im Schutz der Häuser auf der gegenüberliegenden Straßenseite. Meine Sehnsucht wanderte über den eisernen Zaun hinweg, durch die verschlossene Tür, zu Elisa. Da stand ich, bewachte mein Kind, wie ich das ein Leben lang getan hatte, stand dort an all den noch verbleibenden Tagen. Freitag, Samstag und Sonntag.
Erst am Tag darauf sollte ich dem Sarg mit der sterblichen Hülle meines Kindes noch einmal gegenüberstehen.

He, kleine Schwester, weine nicht

Am Schrank hing das Kellykleid. Sollte ich es anziehen? Heute, zu ihrer Beerdigung? In den verstaubten Ansichten der lieben Mitmenschen ging man schwarz, stockschwarz zu einer Trauerfeier. Iris hatte mir einmal von einer Mutter erzählt, die bei der Beerdigung ihrer einzigen Tochter, ein hellblaues Kostüm trug. Die Tochter hatte die Mutter immer so gern in diesen Sachen gesehen, warum also sollte diese, für normalsterbliche Bürger unmögliche Trauerkleidung, nicht ein letzter Gruß, eine Ehrerbietung und ein Dank an die tote Tochter sein. Daran musste ich denken, als ich Elisas Kleid vom Bügel nahm, es anzog und in ihre schwarzen Spangenschuhe schlüpfte. Auf dem Bücherregal in ihrem Zimmer lag ein vergessenes Haarband. Ich drehte meine Haare zu einem Zopf und flocht den mit Muscheln versehenen Haarschmuck hinein. Im Flur betrachtete ich lange mein Spiegelbild. Der Mensch, der mir da gegenüberstand, war mir fremd. Ich sah mich und sah mich doch nicht. Ich sah Elisa und sah sie doch nicht. Ich imitierte mein totes Kind und wunderte mich nicht einmal darüber. Elisa würde wissen, warum ich ausgerechnet an diesem Tag ihre Sachen trug. Mein Blick wanderte zu ihrem Foto auf dem Bücherregal. Es war schon ein älteres, eines, das mal in der Grundschulzeit aufgenommen wurde. Aber sie sah auf diesem Foto so schön aus, beinahe erwachsen, und ihre blauen Augen leuchteten so faszinierend, dass jeder der zu uns kam, vor diesem Bild stehen blieb und es lange betrachtete. „Warum guckst du denn da so ernst?“, hatte ich sie gefragt, als sie mit den Bildern nach Hause gekommen war. Und sie hatte geantwortet: „Ich finde mich schön, wenn ich nicht so freundlich gucke.“ Ich hatte über diese Antwort gelacht, einen Rahmen für das Foto gesucht und eben diesen passenden Platz im Regal gefunden. Manchmal fand ich, dass sich ihr Gesichtsausdruck auf dem Bild änderte. Vielleicht bildete ich mir das ein, aber manchmal sahen ihre Augen traurig aus, und manchmal sah ich ein Leuchten darin. Und als ich da jetzt in ihren Sachen vor dem Foto stand, sah ich das Leuchten.

In der Kapelle stand der Sarg, der Sarg mit meinem toten Kind. Meine Hände berührten, streichelten und liebkosten das Holz, so, als würde ich Elisa streicheln. Elisa. Endlich hatte ich sie wieder. Die Kapelle war geschmückt, so schön und so feierlich, wie ich es mir gewünscht hatte. Ich sah auf die vielen Blumen, die ihren Sarg säumten, sah ihre Gitarre, die Notenblätter und die vielen, vielen Teelichter, die rings um den Sarg aufgestellt waren und leuchteten. Genauso hatte es sein sollen. Die Musik setzte ein. Emilias *Big big World.* Wie oft hatte Elisa dieses Lied gehört. Jetzt hörten wir es zusammen, und dass ein letztes Mal. Fassungslos stand ich neben meinem toten Kind und blickte ungläubig auf die vielen Menschen, die jetzt zögernd die Kapelle betraten. So viele Menschen, gekommen, um von Elisa Abschied zu nehmen, und um zu bekunden, welch große Wertschätzung sie meiner Tochter entgegenbrachten. Ich sah meine Familie, Freunde und Bekannte, ehemalige Kollegen, Nachbarn, Elisas Freundinnen aus anderen Klassenstufen, Lehrer, ja sogar ihre ehemalige Lehrerin aus der Grundschule, und was mich am meisten bewegte – die gesamte Schulklasse war gekommen.
Die Musik spielte und noch immer drängten die Leute in die Kapelle. So viele Gesichter, und einige von ihnen kannte ich gar nicht. Aber sie mussten irgendwann in diesem Leben Elisa begegnet sein. Und nur das zählte. Mir fehlten die Worte. „Die wollen alle zu uns?“, fragte ich noch immer fassungslos und den Tränen nahe. „Ja“, flüsterte die Pfarrerin, beugte sich zu mir herüber und drückte fest meine Hand. Irgendwo in der Ferne läutete eine Glocke. Meine Gedanken vermischten sich mit den Klängen der Musik und dem feinen Läuten, wanderten zu der Seele meines Kindes, die, und da war ich mir ganz sicher, hier mitten unter uns war. Ich lauschte der Stimme der Pfarrerin, die mit ihrer Wortwahl, Elisa für mich und für all die Menschen da unten im Saal, noch einmal zum Leben erweckte. Ihre Worte waren sorgsam gewählt, voller Wärme und Lebendigkeit, so voll Trost und gleichzeitig so voller Hoffnung.

Mein Blick wanderte über die stumpfen Gesichter der Menschen dort unten auf ihren Stühlen. Ich sah die Mädchen, die da so bitterlich um die tote Freundin weinten, Freunde und Bekannte – die Augen voller Tränen und Schmerz, und ich konnte immer nur an Elisas letzten Satz denken: Kein trauriges Ende! Warum weint ihr alle, dachte ich. Warum? Es sollte nichts Trauriges sein, so hatte sie es sich doch gewünscht. Dabei beneidete ich die Weinenden im Saal um ihre Tränen. Wenn ich doch nur weinen könnte, so richtig befreiend und erlösend weinen, dann wäre vielleicht etwas von der Kruste, die sich um mein Herz gelegt hatte, abgeplatzt. Wenn ich doch nur weinen könnte! Aber ich ließ sie nicht zu, die Trauer und die Tränen, klammerte mich an diesen einen Satz: Kein trauriges Ende, und verstand doch gar nicht, was ich mir damit antat.
Elisas Freundin Anika trat mit einem Blatt Papier in der Hand nach vorn. Da musste eine Dreizehnjährige begreifen, dass die beste Freundin gestorben war. Der Tod, der ja in der Vorstellung der jungen Leute eigentlich etwas für alte Menschen war, etwas, was noch weit weg war, hatte jemanden aus ihrer Mitte gerissen, der doch noch das ganze Leben vor sich hatte. Die beiden hatten die Schulbank geteilt, zusammen Gitarre gespielt und sich kleine Geheimnisse anvertraut. Nun blieb der Platz in der Klasse neben der Einen leer, weil die Andere fortgegangen war. Wie sah man den Tod, wenn man dreizehn Jahre alt war? Und trotzdem fand das Mädchen diese unglaubliche Kraft, jetzt hier vor allen Anwesenden an Elisas Sarg zu treten und der toten Freundin die letzte Ehre zu erweisen.

„Hallo Elisa, weißt du noch... ?“

Sie faltete das Blatt zusammen und stand mit gesenktem Kopf mitten in der Kapelle. Es war unheimlich still. Nur ab und zu war ein unterdrückter Schluchzer aus den Reihen der Freundinnen zu hören. Die Menschen sahen das Mädchen Anika an – bewundernd, bewegt, betroffen. Noch immer sagte keiner etwas, alle blickten nur auf die kleine tapfere Gestalt in ihrem leuchtend roten Anorak, und ich musste an mich halten, um nicht auf sie zuzugehen und sie spontan in den Arm zu nehmen. Wie konnte ein dreizehnjähriges Mädchen solche Worte finden? In diesem Moment war ich so stolz, stolz und glücklich, dass meine Tochter so bemerkenswerte Freunde gehabt hatte.

Hallo Elisa

Weisst du noch, auf dem Schulhof, wir haben eine Plastikflasche hin und her geworfen. Es machte uns beiden sehr viel spaß. Aber dann musstest du ins Krankenhaus. Wie ich mitbekommen hatte, musstest du sehr leiden. Aber jetzt sind die Schmerzen vorüber und du kannst woanders gesund weiterleben. Wir alle werden dich sehr vermissen. Aber dennoch wollen wir dich niemals missen.

Du warst für mich wie eine Schwester, obwohl wir uns nicht lange gekannt haben.

So eine Freundin wie dich findet man nicht alle Tage. Ich sehe dich immernoch lachend auf dem Schulhof stehen.

Ich und alle anderen hoffen, dass es dir woanders besser geht. Und vielleicht lebst du jetzt als ein Tier oder ein Engel weiter und beschützt uns alle.

Und du weißt ja, früher oder später sehen wir uns alle bestimmt wieder.

Tschüss !!!

Deine Freundin
Anika und die Klasse
7b u. 7a und Fr. Just

Die Musik gab mir wieder das Gefühl, Elisa ganz nah zu sein. *Please don't leave me, please don`t go!* – Bitte geh' nicht...! Die Stimme von Patricia Kelly durchdrang die Stille. Ich sah sie vor mir, meine Elisa, wie sie getanzt hatte, anmutig, mit geschlossenen Augen und ausgebreiteten Armen, barfuss im Regen auf einer Sommerwiese. Und die Regentropfen hatten tausend funkelnde Glitzerperlen auf ihr Haar gezaubert. *Hey little sister, don`t cry*! – He, kleine Schwester, weine nicht! Aber ich weinte nicht. Siehst du Lise, ich bin stark, ich weine nicht, weil du es nicht möchtest. Du hast es nie gemocht, wenn ich mal geheult habe. Weißt du noch? Du hast dich immer geschämt, mit mir ins Kino zu gehen. Kino ist so herrlich melancholisch, da kann man schon weinen, bevor der Film anfängt. Am liebsten schon beim Popcorn kaufen. In jedem Film hab' ich geheult wie ein Schlosshund. Erinnerst du dich? Bei „Titanic" hast du das ja noch verstanden, da hast du selbst eine ganze Familienpackung Tempos verbraucht. Aber bei „Bambi" und „Die Schöne und das Biest", weißt du noch, da hättest du am liebsten so getan, als ob du nicht zu mir gehörst. „Mann, Mutti", hast du peinlich berührt im Schutz der Dunkelheit geflüstert. „Hör auf zu heulen! Das ist voll peinlich mit dir. Das ist ein Film für Kindergartenkinder und du jaulst hier rum." Dabei ist die Stelle, du weißt doch, die wo Belle zu dem Biest sagt: „Du darfst nicht sterben, ich liebe dich!", so schrecklich schön. Ach Lise, wie lang ist das alles her. Aber es war schön, ach Elisa, unser Leben war schön. Und weil ich dich liebe, weine ich jetzt auch nicht. Obwohl, jetzt würdest du mir die Tränen wahrscheinlich verzeihen. *Hey little sister, don`t cry*! – He, kleine Schwester, weine nicht! Aber ich weine nicht, Lise, ich weine ja gar nicht.

Mit den letzten Klängen der Musik trugen die Bestatter den Sarg langsam aus der Kapelle. Ich hielt Elisas Gitarre im Arm, folgte der sterblichen Hülle meines Kindes mit versteinerter Miene, sah sie nicht mehr, die vielen Menschen, die sich von ihren Plätzen erhoben hatten und mit gesenkten Köpfen auf den Sarg schauten, der an ihnen vorbeigetragen wurde, bevor sie sich dem endlosen Trauerzug anschlossen. Ich spürte sie nicht, die Sonne, die an diesem Dezembertag so ungewöhnlich warm war. Ich sah ihn nicht, diesen knallblauen Himmel, der so strahlend schön war wie Elisas Augen. Ich sah nur noch den Sarg. Die Pfarrerin, die mich untergehakt hatte, blieb für einen Augenblick stehen und lauschte. „Hören Sie das?" Verständnislos blickte ich sie an. Was sollte ich hören, wo doch alles um mich herum nicht mehr existierte? „Die Vögel! Hören Sie doch, die vielen, vielen Vögel." Tatsächlich. Überall in den Büschen und Bäumen saßen Vögel. Sie sangen und sangen, so hell und so klar, dass ich mich fragte, wo all die vielen Vögel herkamen. Was für ein Zwitscherkonzert! Fast wie im Frühling, und dabei war es doch Winter. Elisa hatte sich einmal vor langer Zeit gewünscht, so ein Vogel zu sein. Ein einziges Mal wollte sie so hoch und so weit fliegen können, bis zu den Wolken und darüber hinaus. Und wenn sie alles gesehen hatte,

dann wollte sie zu mir zurückkehren. Nun schien der Weg versperrt. Niemand war aus dem Land Nirgendwo zurückgekommen. Niemand! Ich stand wie versteinert am Grab meiner Tochter, sah zu, wie sich der Sarg langsam in die Erde senkte und hätte mich am liebsten fallen lassen. Warum begruben sie mich nicht gleich mit? Es war doch viel unmenschlicher, uns jetzt und hier zu trennen. Die Gewissheit, Elisa jetzt in dieser Dunkelheit zu wissen, mein Kind, mein engelhaft schönes Kind, begraben in dieser dunklen, kalten Erde, in diesem Schmutz, vielleicht würde Feuchtigkeit zu ihr in den Sarg dringen, wenn es regnete. Nein! Dieses Wissen war fast unerträglich. Es ist nicht Elisa, die da liegt, redete ich mir wieder und wieder ein. Elisa ist frei, frei im Land Nirgendwo und niemand kann ihr etwas tun. Es ist der Körper, der da beerdigt wird, der Körper. Nicht Elisa! Aber das war kein Trost, und ich sah immer nur ihr Gesicht vor mir, dieses blasse, zarte Gesicht, das jetzt für immer in der Dunkelheit verschwinden würde. Und wenn es tausendmal nur der Körper war. Die Vorstellung, dass diese Hülle sterblich war, sich im Laufe der Jahre verlieren würde, verwesen, sich bis zur Unkenntlichkeit verwandeln, um eines Tages nicht mehr dazusein, dieser Gedanke tat so weh! Einer der Sargträger hielt mich fest, als ich mich hinab in die dunkle Gruft beugte, um Elisa ihre Gitarre und die Noten zu geben. „Lassen Sie sich doch helfen!“, sagte der Mann leise und mit Tränen in den Augen. Es war merkwürdig. Da weinten so viele fremde Menschen um mein totes Kind, Menschen, die Elisa erst im Tod begegnet waren. Und doch hatte sie in diesen wenigen Augenblicken des Zusammentreffens etwas in den Herzen der Menschen berührt. Mit starrem Blick löste ich den Perlenschmuck aus dem Haar, zog mir die Ringe von den Fingern und ließ sie zusammen mit einer Handvoll Rosenblättern auf den Sarg fallen. Ich liebe dich, Lise, ich liebe dich!
Die Pfarrerin las am offenen Grab das Gedicht von der Tulpenzwiebel, das Schwester Marie am Bett der toten Elisa vorgelesen hatte. Ich wusste nicht, wer der Verfasser dieser wunderbaren Zeilen war, aber mir schien, als habe er gerade dieses Gedicht für Menschen in meiner Situation geschrieben:

„Eine Tulpenzwiebel in meiner Hand,
klein, eher unscheinbar,
braune Schale, sie wirkt tot,
und doch ruht in ihr das Leben,
lebt in ihr eine Blume.“

Elisa, dachte ich immer wieder. Elisa. Wie werde ich dir wohl wieder begegnen?

„Vor meinen Augen
das Bild einer blühenden Tulpe im Frühling,
und dann warten, warten, warten.“

Aber worauf sollte ich warten? Dass sie vielleicht eines Tages doch zurückkommen würde? Irgendwann, wenn ich es mir ganz doll wünschte? Aber hieß das nicht, wohl möglich sein Leben lang auf etwas zu warten, was vielleicht nie wahr werden würde?

„Warten, das heißt nicht, nichts zu tun,
warten, das heißt, an meine Tulpenzwiebel zu denken.
Wird sie es schaffen,
wird sie aus dem Dunkel wachsen,
um eines Tages zu blühen?
Warten, voll Sehnsucht sein,
und doch die Realität nicht vergessen.
Meine Hoffnung kann scheitern,
mein Traum wird nicht wahr."

Nein, daran wollte ich nicht denken. Sie musste zurückkommen, meine Elisa! Es konnte nicht sein, dass ich sie verloren hatte. Es durfte nicht sein.

„Ich kann diese Tulpenzwiebel nicht zum Wachsen und
zum Blühen zwingen."

Nein, aber wie gern hätte ich es getan, einfach nur, um sie zu behalten!

„Hier endet meine Macht.
Ich kann hoffen, warten, an sie denken,
aber ich kann nicht für sie blühen.
Was ich tun konnte habe ich getan."

Aber hatte ich das wirklich? Hatte ich nicht vielleicht doch einen Fehler begangen, in dem ich sie einfach fortgehen ließ? Hätte ich sie doch festhalten sollen – statt loszulassen?

„Mit meiner Erwartung, diese Tulpenzwiebel muss blühen,
werde ich scheitern,
damit verachte ich die Freiheit des Lebens.
Diese Blume kann sterben, bevor sie geblüht hat,
sie hat das Recht dazu, es ist ihr Leben – nicht meines,
sie ist nicht dazu da,
meine Hoffnungen und Erwartungen zu erfüllen,
sie ist nicht dazu da, um mich glücklich zu machen,
sondern um ihre eigenen Wege zu gehen."

Ja, genau so war es! Ich hatte kein Recht gehabt, sie zu einem noch längeren Leiden zu verurteilen. Ich hatte mich ihrer Absage an das Leben zu beugen. Und erst jetzt begriff ich, was das in aller Konsequenz bedeutete. Elisa war tot, und ich blieb allein zurück!

> „Ich kann an sie denken, nach ihr schauen,
> ihr das geben, von dem ich meine, dass sie es braucht.
> Und vielleicht muss ich den Winter aushalten,
> wenn ich im Frühjahr eine Tulpe blühen sehen will."

Nein, ich würde nicht warten! Ich konnte nicht weiterleben in der Hoffnung, dass das Wunder, das es nicht geben würde, doch noch geschah. Wenn Elisa nicht zu mir kommen konnte, dann würde ich eben zu ihr gehen. Ich würde mir das Leben nehmen, gleich nach dem all diese Menschen den Friedhof verlassen hatten. Jetzt war ich mir ganz sicher. Es war der einzig richtige Weg, die einzige Möglichkeit, die mir noch blieb. Vielleicht würde Elisa mir böse sein, dass ich all ihre Wünsche ignoriert und keines meiner Versprechen gehalten hatte. Vielleicht würde sie schimpfen und sagen: „Ach Mutti, was hast du bloß gemacht?" Aber sie würde es verstehen. Sie musste es verstehen! Auf einmal kam ein tiefer Frieden über mich, ein Frieden, der mir die Kraft gab, all die unzähligen Händedrucke zu erwidern, die Umarmungen. Ich konnte zu den Beileidsbekundungen der Menschen nicken und den verweinten Kindern über das Haar streichen. Ich sah zu, wie sie Blütenblätter auf den Sarg herabfallen ließen, Kuscheltiere und Briefe. Ich fand die Kraft, da zu stehen und sogar zu lächeln. Nur noch eine Stunde oder vielleicht auch zwei, und dann würden wir wieder zusammen sein. Zusammen! Und niemand würde uns je wieder trennen können! Es war ein seltsames Gefühl, aber in diesem Moment freute ich mich auf meinen eigenen Tod.

*****

Das Grab war verschlossen. Dort, wo noch vor kurzem ein schwarzes, gähnendes Loch im Boden war, war jetzt ein Blumenmeer. Sonnenblumen im Winter. Im Grabstrauß der Onkologie saß ein kleines Kaninchen aus Pappmachee. Ich musste unwillkürlich an Schwester Anke denken. Sicher war es von ihr, das kleine Kaninchen. Ein stiller Gruß an ein Mädchen, dem sie das Gesund werden gewünscht hatte.
Die Trauergäste waren gegangen, vielleicht hatten sich die Einen oder Anderen von mir verabschiedet – ich wusste es nicht mehr. Geblieben waren Iris und ihr Mann, die Pfarrerin, mein Bruder und meine Schwägerin, sowie mein Cousin, der mir anbot mich nach Hause zu fahren. Möglicherweise waren noch viel mehr

Menschen geblieben, aber ich erinnerte mich nur noch an die eben genannten. Diese Leere da im Kopf machte es mir unmöglich, noch etwas zu realisieren. Die Sonne versank langsam hinter den Bäumen. Ich wusste nicht, was ich jetzt tun sollte. Nach Hause fahren, Elisa hier in der Dunkelheit und Kälte zurücklassen? Unmöglich! Ich musste diese Menschen um mich herum loswerden, damit ich ihr endlich folgen konnte. Wenn ich mich nicht beeilte, dann würde ich sie vielleicht nicht mehr einholen, nicht mehr wiederfinden.

Zurück in der Wohnung saß ich mit meinem Cousin in der Küche und, weder er noch ich, waren in der Lage, das unheimliche Schweigen zu brechen. Wir rührten schweigend in unseren Kaffeetassen und keiner sah den anderen an. Draußen war es mittlerweile dunkel geworden. Als mein Cousin irgendwann gegangen war, räumte ich den Tisch ab, wusch das Geschirr und stellte es sorgfältig in den Schrank. Sogar ein frisches Tischtuch legte ich auf. Wie in Trance ging ich durch die verwaiste Wohnung und überzeugte mich, dass alles aufgeräumt und ordentlich war. Ich war nie eine pingelige Ordnungsfanatikerin gewesen, aber mir fiel etwas ein, dass meine Oma einmal gesagt hatte: „Gehe nie aus einer unaufgeräumten Wohnung fort, es kann mal was passieren, und dann müssen fremde Menschen in deine Wohnung! Und was sollen die dann für einen Eindruck bekommen.“ Eigentlich konnte es mir ja jetzt egal sein, was irgendwelche wildfremden Leute von mir dachten, aber ich wollte nicht, dass mich irgendwer für eine Schlampe hielt. Ich hatte nicht die geringste Ahnung, was nach einem Suizid passierte. Vielleicht würde die Polizei die Tür aufbrechen, nach einem Abschiedsbrief und einem Motiv suchen. Ich löste einen Schlüssel von Elisas Bund und legte ihn unter den Abtreter. Für meinen Bruder schrieb ich ein paar Zeilen auf, keine Erklärung, nein, lediglich die Bitte, für das Kaninchen Emilie zu sorgen. Ich füllte noch einmal die Trinkflasche mit frischem Wasser, legte eine Möhre in den Käfig und streichelte ein letztes Mal das weiche Hasenfell. Falls mich erst morgen früh jemand da unten auf dem Asphalt finden würde, hatte Nini zumindest genug zu fressen. An was für Dinge man dachte, kurz bevor man sterben wollte. Ich vergewisserte mich, dass das Wasser abgestellt war, alle elektrischen Geräte ausgestellt und alle Stecker gezogen waren. Genau so, als wenn man für länger in den Urlaub fährt. Nachdem ich in der ganzen Wohnung das Licht gelöscht hatte, saß ich noch eine Weile in der dunklen Küche. Mein Herz klopfte so heftig, dass es weh tat. Ich wusste nicht, was stärker war. Die Angst vor dem Fall in die Tiefe – was würde sein, wenn ich nicht sofort tot war – oder die Vorfreude, Elisa zu sehen. Ich schloss die Augen, gab mir einen Ruck und öffnete das Küchenfenster. Das heißt, ich versuchte es zu öffnen. Das Fenster klemmte. Ausgerechnet jetzt! Es war schon seit Monaten verzogen und ich hatte immer wieder versäumt, einen Handwerker zu bestellen. Das zweite Küchenfenster war zugestellt mit Blumen. Auf der Arbeitsfläche standen Toaster und Kaffeemaschine. Das alles wegzuräumen, hätte nur unnötig

Zeit gekostet und Unordnung gemacht. Und gerade das wollte ich ja vermeiden. Ich ging durch den dunklen Flur in die Stube, vorbei an Elisas verlassenem Zimmer, zog die Jalousien hoch und drehte am Knauf, der sich ganz kalt in meiner Hand anfühlte. Das Fenster ging nicht auf. Ich begann zu ziehen und zu zerren, aber das Fenster ging nicht auf! Was sollte das? Wieso ging dieses Fenster nicht auf?! Mit zittrigen Händen riss ich die zweite Jalousie hoch, zog und rackelte an dem nächsten Fenster, aber auch das bewegte sich keinen Millimeter. Jetzt wurde ich panisch. Dieses Scheißfenster, verdammt, warum ging dieses verdammte Fenster nicht auf? Wie eine Irre rüttelte ich am Rahmen, schlug mit den Fäusten an die Scheiben und war kurz davor, durchzudrehen. Ich spürte Schweißperlen auf meiner Stirn, mir waren die Nägel abgebrochen und die Haare hingen mir wirr ins Gesicht. Geh' auf, verdammt, geh' endlich auf! Aber die Fenster blieben zu. Egal, wie sehr ich mich auch bemühte, sie blieben zu. So, als wenn zwei unsichtbare Hände von außen die Läden verschlossen hielten. In der ganzen Wohnung war nicht ein einziges Fenster zu öffnen. Es war einfach nur unheimlich. Plötzlich bekam ich Angst! Mit winzigen Schrittchen wich ich vom Fenster zurück, ganz weit weg in die äußerste Zimmerecke, ließ mich auf den Boden rutschen und schlug die Hände vor das Gesicht. Was hatte ich getan?! Was hatte ich beinahe getan?!

Auf dem Bücherregal stand das Bild meiner Tochter, und diesmal schien es mir, als blickten ihre blauen Augen vorwurfsvoller als je zuvor.

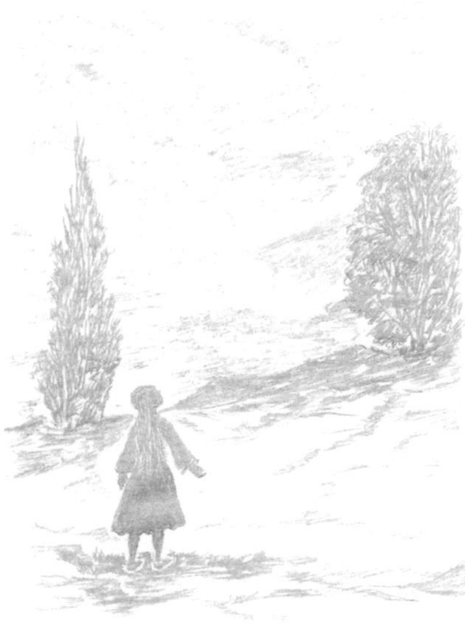

Teil III
Himmel ohne Horizont
Trauer hat viele Gesichter

Es waren zwei Königskinder

Es war Frühling geworden, und ich, die ich mich doch jeden Morgen beim Aufwachen in einer Welt wiederfand, die nicht mehr meine war, konnte diesen Wechsel der Jahreszeiten nicht begreifen. Elisa war tot und das Leben ging einfach weiter! An windgeschützten Plätzen blühten schon die Schneeglöckchen, die Bäume zeigten erste Knospen und die Menschen hatten ihre dicken Wintermäntel gegen helle, freundliche Jacken getauscht. Die Natur erwachte zu neuem Leben. Die Vögel in der Pappel vor dem Haus sammelten bereits Nistmaterial. Verliebte Paare saßen auf den Bänken der Grünanlagen und genossen die ersten wärmenden Sonnenstrahlen. Überall pulsierte die Energie des Neubeginns – es war Frühling. Ich empfand es als ungerecht, diese Fröhlichkeit, diese Selbstverständlichkeit, diese ganze erlogene Normalität, mit der das Leben an mir vorbeilief. Manchmal wunderte ich mich darüber, dass ich noch da war, dass es mich überhaupt noch gab. Dabei hatte ich mich längst von diesem Leben entfernt. Der Mensch, der da in meiner Gestalt durch die Stadt ging, der war nicht mehr ich! Er sah aus wie ich, er redete wie ich und trug die selben Klamotten – aber es war nicht mehr ich! Ich lebte, oder besser gesagt, ich existierte in einer Art Schwebezustand. Ich fand keinen Halt mehr auf dieser Erde, war so losgelöst von allem, aber das Land Nirgendwo hatte ich auch nicht gefunden. Es war ein eigenartiges Gefühl, so schwerelos zu sein, so ohne Identität und emotional obdachlos. In den ersten Wochen nach Elisas Tod hatte ich mich völlig von allem zurückgezogen. Stundenlang saß ich, in mich zusammengesunken, in irgendeiner Zimmerecke und stierte mit stumpfem Blick auf einen Punkt an der Wand. Ich aß nicht, ich schlief nicht, ich machte gar nichts und empfand auch nichts mehr. Keinen Schmerz, keine Kälte, nichts! Wenn es an der Tür läutete, dann machte ich nicht auf. Wenn das Telefon klingelte, dann ging ich nicht ran. Wenn jemand klopfte, dann tat ich so, als würde ich es nicht hören. Nur ein einziges Mal öffnete ich, als ein Kind draußen im Hausflur stand und mir eine Dose Weihnachtsplätzchen bringen wollte. „Von meiner Mutti“, hatte das Mädchen gesagt und unsicher hinzugefügt: „Es ist doch Weihnachten.“ Ich kannte weder das Kind noch die Mutter.

Vor der Tür und im Briefkasten lagen Berge von Trauerkarten und Kondolenzbriefen, manche von Leuten, von denen ich nicht einmal wusste, wer sie überhaupt waren. All diese Briefe endeten mit fast dem gleichen Wortlaut: Wenn du Hilfe brauchst, dann ruf uns an! Ich brauchte keine Hilfe und ich rief auch niemanden an. Ich erstickte die letzten menschlichen Regungen in mir,

wurde immer böser und verbitterter. Ich brauche euch alle nicht! Was wollt ihr denn von mir? Ihr habt doch alle keine Ahnung, wisst doch nichts vom Leben! Und vom Sterben, vom Sterben wisst ihr erst recht nichts! Ich begann, sie zu hassen, die Leute, die gesunde Kinder hatten. Wenn mein Kind tot war, dann brauchten die anderen ihre Kinder auch nicht zu behalten! Es hört sich furchtbar an, ich weiß, und nur ein völlig zerstörter Mensch kann so etwas denken, aber in diesem Moment gönnte ich den Anderen ihre Kinder nicht. Ich weiß nicht, was stärker war, die Verzweiflung, der Hass oder die Hilflosigkeit. Elisa war tot und in mir war nur der Wunsch nach Rache, nach Vergeltung. Noch immer war ich der festen Überzeugung, dass mein Kind nicht gestorben wäre, wenn man ihre Krankheit früher erkannt hätte. Was wäre gewesen wenn... Erst ein Jahr später, als es wieder Winter wurde, musste ich erkennen, dass es völlig unerheblich war, wie und wann man diese Diagnose stellte.
Aber jetzt, in diesen ersten Wochen ohne Elisa, brauchte ich einen Schuldigen. Aber wer war Schuld? Ich, weil ich mein Kind zu den falschen Ärzten gebracht hatte, die nicht einmal ein Blutbild gemacht hatten? Der Chirurg, der uns unterstellen wollte, dass Elisa nur keinen Bock auf Schule hatte? Die Hausärztin? Die Orthopädin mit ihrer albernen Halsmanschette? Oh, wie ich sie alle hasste! Und mich selbst hasste ich am meisten. Ich war zu dämlich gewesen, mir das Leben zu nehmen, ich war unfähig, diese Leute, die ich für schuldig hielt, aufzusuchen, ihnen die Türen einzutreten, den Schreibtisch anzukippen, ihnen meinen ganzen Hass ins Gesicht zu schreien. Nein, nicht einmal dazu war ich in der Lage. Ich träumte davon, mir eine Waffe zu besorgen und sie allesamt zu erschießen. Und dieser Hass lähmte auch das letzte menschliche Empfinden in mir. Aber ich erschoss niemanden, ich kippte keine Schreibtische um und ich trat auch keine Türen ein. Ich tat gar nichts. Nichts, außer in meiner Ecke zu sitzen und stupide an die Wand zu starren. Das einzig erträgliche waren die Nächte. Des Nachts schloss mich die Dunkelheit ein, niemand sah mich, niemand wollte irgendwas von mir. Ich stand am Fenster, tastete mit meinen Blicken den Sternenhimmel ab und suchte nach meinem Kind. Wo war er, der Elisastern? Ich schickte meine Sehnsucht in die Nacht, funkte meine Liebe in den Himmel, aber ich bekam keine Antwort. Jegliche Kommunikation war erloschen, die Brücken abgebrochen, Elisa war fort.

Wenn es Morgen wurde, schlich ich mich aus der Wohnung und fuhr zum Friedhof. Es war das einzig tröstliche, wenn ich am Grab meines Kindes stand und mir zu wünschte, jetzt zusammen mit ihr unter dem Blumenmeer, das sie bedeckte, begraben zu sein. Oft saß ich stundenlang auf der Einfriedung, welche die eine Grabstelle von der anderen abgrenzte. Ich spürte nach einer Weile die Kälte nicht mehr, empfand eigentlich gar nichts mehr. Ich stellte mir vor, mich mitten in dieses Bett aus Blumen zu legen, die Augen zu schließen und nicht mehr

aufzuwachen. Wie lange es wohl dauern würde, bis man erfror? Zu dieser Jahreszeit waren kaum Besucher und Besucherinnen auf dem Friedhof, und niemand würde mich finden. Ich wusste nicht, dass es durchaus Menschen gab, die mich heimlich und unbemerkt, beobachten. Menschen, die meine düsteren Gedanken wohl ahnten.
Von Wohlfühlen kann keine Rede sein, aber wenn ich an Elisas Grab saß, dann fühlte ich einen eigenartigen Frieden in mir. Ich hatte das Gefühl, dass mein Kind ganz in meiner Nähe war, so nah, dass ich mir manchmal vorstellte, sie würde jeden Moment hinter irgendeinem Baum hervorkommen, um eine Ecke biegen – eben einfach wieder da sein. An manchen Tagen hatte ich das Gefühl, dass sie ganz dicht hinter mir stand. Aber wenn ich mich umdrehte, dann konnte ich sie nicht sehen. Es waren die einzigen Augenblicke, in denen ich Kontakt zu der Seele meiner Tochter bekam. Ich tat jeden Tag das Gleiche. Erst saß ich stundenlang schweigend am Grab, dann holte ich aus meiner Tasche das Hasenbuch hervor und begann zu lesen: „Weißt du eigentlich, wie lieb ich dich hab...?" Und dann warte ich. Warte darauf, dass sie sich zeigen würde, wenigstens für zehn Sekunden oder fünf. Ja, ich wäre auch für fünf Sekunden dankbar. Nur fünf Sekunden, um ihr Gesicht zu sehen. Nur um zu hören, dass es ihr gut ging. Doch so sehr ich auch warte, Elisa kam nicht.

*****

So verging der Winter, und jetzt wo es Frühling geworden war, wuchsen der Schmerz und die Ratlosigkeit in mir wie ein Krebsgeschwür. Ich war nicht darauf gefasst gewesen, was es tatsächlich bedeutete, ohne Elisa zu leben. Diese Leere, die sie zurückließ, war fast unerträglich. Wenn ich halbwegs bei Verstand war, dann versuchte ich mich daran zu erinnern, was ich ihr versprochen hatte. Drei Träume, die ich nicht in der Lage war, für sie zu träumen. Und was hatte ich nicht alles versprochen! Weiterleben wollte ich, den Kaninchengeburtstag ausrichten und die Schwester – wo in aller Welt sollte ich eine Schwester herzaubern? Diese ganzen selbstlosen Schwüre waren einfach nur Scheiße! Es funktionierte nicht. Es konnte auch gar nicht funktionieren! Wie auch, wenn ich schon bei der Erfüllung des ersten Wunsches scheiterte. Weiterleben! Aber wie lebte man weiter, ohne dem übermächtigen Wunsch nachzugeben, sich das Leben zu nehmen? Wie? Ich fühlte mich ohne mein Kind wie amputiert, arm und wertlos. Wenn ich an ihrem Grab stand, begann ich sie zu beneiden. Ihr Körper, ihre Hülle, ihr menschliches Kostüm waren beerdigt worden, aber ihre Seele war frei. Sie konnte fliegen, sie konnte tanzen, sie konnte träumen und den ganzen Tag Gitarre spielen – sie konnte jetzt all das tun, was sie sich immer gewünscht hatte. Für mich dagegen blieb nichts mehr. Meine Seele war zusammen mit ihrem Körper beerdigt worden. Übrig geblieben war eine leblose Hülle, in der ich durch mein Leben stolperte.

Nein, das war nicht das Weiterleben, das sich Elisa für mich gewünscht hatte. Wenn sie mich jetzt sah, oh Gott, wenn sie mich jetzt sah! Manchmal wünschte ich geradezu, dass sie mein Elend bemerken würde. Wäre das nicht ein Grund zurückzukommen? Oft saß ich stundenlang in meiner Ecke im Wohnzimmer und sprach mit ihrem Bild, das auf dem Regal stand. Wenn sie mir wenigstens ein Zeichen geben würde, irgendeinen Hinweis, dass sie nicht gänzlich verschwunden war. Ach Lise, es tut mir leid, aber ich kann so nicht leben! Wenn ich Pech habe, dann lässt mich dieser Gott da oben neunzig Jahre alt werden. Das sind noch vierundfünfzig Jahre, die ich auf dich warten muss! Lise, vierundfünfzig Jahre! Das kannst du nicht von mir erwarten! Ich hoffte auf ein stummes Einverständnis, so eine Art grünes Licht. Aber ich hoffte vergebens. Sprich doch mit mir, dachte ich manchmal so verzweifelt, dass ich begann, ungerecht zu werden. Warum hast du mich allein gelassen? Lise, warum? Vielleicht haben wir zu früh aufgegeben. Wenn du nur ein bisschen mehr gekämpft hättest... Im gleichen Augenblick schämte ich mich für meine Gedanken. Verzeih' mir, Lise, bitte verzeih' mir! Aber ich bin so allein und ich vermisse dich so! Das einzige Mal, an dem ich glaubte, etwas richtiges zu tun, war der Geburtstag des Kaninchens Emilie. Schon am frühen Morgen durfte der Hase durch die Wohnung hüpfen. Ich übersah die kleinen, streng riechenden Murmeln, die er überall hinterließ, und die unter Schuhen und Strümpfen klebten. Auf dem Teppich lagen Reste einer ehemals saftigen Möhre, und der kleine Vierbeiner verteilte begeistert sein Heu im Wohnzimmer. Immer wieder sprang er wie aufgedreht in die Luft und schlug wilde Haken. Happy Birthday, Kaninchen. Ich saß auf dem Boden und sah dem wilden Treiben zu. Ach Elisa, bist du jetzt glücklich? Genauso hattest du es dir doch vorgestellt. Und genauso habe ich es dir versprochen. Der größte und schönste Kaninchengeburtstag, den je ein Kaninchen gefeiert hat. Nachmittags kamen die Gäste: Mein Bruder und meine Schwägerin, eine Schwester von der Intensivstation, die ihren Mann und ihre Tochter mitbrachte und die ganz offen zugaben, dass sie noch nie bei einem Kaninchen zum Geburtstag eingeladen waren, und Elisas Freunde. Der Hase bekam so viele Geschenke, dass ich vermutlich die nächsten hundert Jahre keine Möhrendropse und Nagerstangen kaufen musste. Es war ein schöner Geburtstag, sogar gelacht hatte ich an diesem Nachmittag. Aber als sich die Gäste am Abend verabschiedeten, blieb ich allein zurück, verkroch mich wieder in meiner Ecke und wünschte mir, dass Elisa wenigstens heute mit mir zufrieden gewesen war.

*****

„Du musst wieder arbeiten gehen!", drängten die Freunde, die irgendwann mit meiner Trauer überfordert waren. „Du kannst doch nicht den ganzen Tag auf dem Friedhof oder hier zu Haus in der Ecke hocken! Das Leben muss doch

weitergehen! Und überleg' mal, dein Chef hält die Stelle nicht auf Dauer für dich frei. Geh' wieder arbeiten! Versuche es wenigstens. Wenn du jetzt auch noch arbeitslos wirst..." Ich zuckte gleichgültig mit den Schultern. Und wenn schon, dann war ich eben arbeitslos. Das war doch nun eigentlich auch egal!
Wie sollte ich arbeiten gehen, wenn ich nicht einmal in der Lage war, die simpelsten Dinge zu erledigen? Die einfachsten Kleinigkeiten entpuppten sich als unüberwindbare Hürde. Ich war unfähig, den Müll runterzutragen, zum Postkasten zu gehen oder ein Brot zu kaufen. Überall lief ich Gefahr, Menschen zu begegnen, Menschen, die etwas von mir wollten, die mich ansahen, ansprachen. Während ich mich auf dem Friedhof sicher fühlte – hier war ich in Elisas Nähe – so bekam ich an anderen Orten Angst. Immer hatte ich das Gefühl, dass mich alle anstarrten, dass alle wussten, was mit mir los war. Es klingt komisch, aber ich wünschte, ich könnte mich unsichtbar machen, eine Tarnkappe haben, oder wenigstens meinen grünen Kittel und meinen Mundschutz, denn darin hatte mich keiner erkannt. Ach, wäre ich nur unsichtbar! Aber ich war es nicht, nein, stattdessen war ich sichtbar und noch dazu extrem verletzlich. „Wo ist denn eigentlich Ihre Tochter?", fragte mich die Kassiererin in der Tierhandlung, in der wir immer unser Hasenfutter gekauft hatten. „Ja, ja", sagte sie, ohne eine Antwort abzuwarten, „so ist das immer. Erst wollen die Kinder ein Tier haben, dann merken sie, wie viel Arbeit das macht, und am Ende können sich die Eltern drum kümmern." Ich ließ das Futter neben der Kasse fallen, drängte mich zwischen den verdutzten Kunden zur Tür und rannte aus dem Laden. Draußen heulte ich. Die gleichen Fragen musste ich mir überall gefallen lassen, egal, wo ich auftauchte, egal, was ich tat. Es war einfach ein zu ungewöhnliches Bild, mich ohne Elisa zu sehen. Die Leute kannten uns nur zusammen, und es konnten auch nicht alle wissen, was uns widerfahren war. „Also, Ihre Kleine habe ich ja schon lang nicht mehr gesehen", meinte die Bäckersfrau, bei der Elisa immer unsere Frühstücksschrippen geholt hatte, freundlich. „Ist wohl auf Klassenfahrt?" Ich hatte keinen Hunger mehr und verließ die Bäckerei ohne Brot. Wenn ich tatsächlich mal den Mut fasste und den Leuten sagte, was geschehen war, dann hinterließ ich nichts als Entsetzen. Diese Nachricht schlug bei den Menschen ein wie ein Blitz, sorgte für Betroffenheit und Tränen – verständlicherweise; aber für mich mit der Konsequenz, dass mir diese Leute nun erst recht aus dem Weg gingen. Sie schnitten mich, ignorierten mich und stießen mich in eine absolute Isolation. Nicht etwa aus Boshaftigkeit, nein, aber anscheinend konnte niemand mit dem Thema Tod und Sterben umgehen. Die Menschen hatten Angst, vielleicht eine ähnliche Angst wie ich, sie wussten nicht, was sie sagen sollten. Und bevor sie aus Angst etwas Falsches sagten, schwiegen sie lieber. Dabei ist das Schlimmste, was man einem Trauernden antun kann, dieses Schweigen, dieses Verdrängen, dieses Nichtwahrhaben wollen. Eigentlich konnten sie einem leid tun, aber ich war nicht in der Lage, mit jemandem Mitleid zu haben. Und es

gab viele von diesen Schweigern, verdammt viele! Leute, mit denen ich noch vor Wochen zusammen am Tisch gesessen hatte, wechselten jetzt bei meinem Anblick die Straßenseite, flüchteten in die Sparkasse, obwohl sie doch Kunden der Deutschen Bank waren. Eine ehemalige Klassenkameradin wäre fast von der Straßenbahn überfahren worden, die sie übersehen hatte, nur damit sie mir nicht ins Gesicht schauen musste. Es war grotesk und beinahe lächerlich. Wenn es nicht so kränkend gewesen wäre.
Aber das war noch nicht das Schlimmste. Mit den Schweigern konnte ich leben. Aber da gab es noch die Gruppe der Ignoranten. Der Tod eines Menschen ist mit einem riesigen Aufwand an Bürokratie verbunden: Änderung der Steuerklasse, Abmeldung des Kindergeldes, Versicherungen und, und... Als wenn man als Trauernder nichts besseres zu tun hatte, als auf Behörden seine Zeit abzusitzen. Ich hatte nicht die geringste Ahnung, was jetzt zu tun war. Also rief ich die Kindergeldkasse des Arbeitsamtes an. Kindergeld brauchte ich ja nun nicht mehr. Ich erklärte, so weit mir das möglich war, dass mein Kind gestorben war und fragte, was ich jetzt für Unterlagen einreichen müsste. „Nö", meinte die überaus mufflige Mitarbeiterin am Telefon. „Schicken Sie uns nur die Sterbeurkunde und dann ist es gut." Und dann fragte sie noch ohne einen Funken Mitgefühl: „Wann ist das Kind denn gestorben?" Und als ich ihr das Datum nannte, meinte sie lakonisch: „Da brauchen Sie sich keine Gedanken zu machen. Der Monat ist ja schon fast rum. Zurückzahlen müssen Sie da nichts." Mir stockte der Atem. Das war ja nun wirklich mein geringstes Problem. Mir war das Kind gestorben, und eine Frau, die vielleicht selbst Mutter war, tat so, als würde ich den Verlust eines Fahrrads melden. Zum krönenden Abschluss wünschte sie mir noch „Einen schönen Tag", bevor sie auflegte. Den würde ich haben! Ja, das waren sie, die Ignoranten, die, die meinten, solche Schicksalsschläge gehen an ihnen vorüber. Abwarten, dachte ich böse. Abwarten!
Aber es gab noch das andere Extrem. Waren die Schweiger und Verdränger schon krass, viel schlimmer waren die Besserwisser, die die meinten, irgend Etwas sagen zu müssen, nur damit sie überhaupt Etwas sagten. „Du gehst ja gar nicht in schwarz", stellte eine ehemalige Kollegin stirnrunzelnd fest, während sie mich von oben herab betrachtete. „Also, ich denke ja immer – das hab' ich auch zu meinem Mann gesagt ..." – schwatzte sie dümmlich auf mich ein, „ihr habt bestimmt nicht die richtigen Ärzte gehabt. So was müssen doch Fachleute behandeln! Und hier im Osten gibt es doch gar keine fähigen Mediziner mehr. Außerdem, sei doch froh, dass deine Tochter gestorben ist. Ein so krankes Kind ist doch nur eine Belastung für alle." Vielleicht fragen Sie sich jetzt, was ich für Leute kenne, aber dieses Gespräch hat sich, in genau dem beschriebenen Wortlaut zugetragen. Gott sei Danke bin ich der Dame nie wieder über den Weg gelaufen. Ich hoffe, sie hat der Blitz erschlagen. Verdient hätte sie es.

Aber es gab noch Schlimmere, als diese Besserwisserin. Eine Bekannte – die Frau verfügte sogar über einen Hochschulabschluss – stellte ihr Unverständnis ganz offen zur Schau. „Waas? Deine Tochter ist an Leukämie gestorben? Ich bitte dich, daran stirbt man doch heute nicht mehr!“ Die Arme in die Hüften gestemmt, hatte sie sich vor mir aufgebaut und versperrte mir den Weg. Noch ehe ich etwas sagen konnte, lamentierte sie weiter: „Warum habt ihr denn keine Knochenmarktransplantation gemacht? Also, der Kellner in der Lindenstraße, die Serie kennst du doch, also dieser Vasily hatte auch Leukämie. Und den haben sie auch wieder hingekriegt.“ Mir blieb die Luft weg. Das gab es doch nicht! Das konnte doch nicht wahr sein! Diese Leute, die nicht einmal wussten wie Leukämie geschrieben wird, diese Typen erdreisteten sich, über uns zu urteilen. Merkten die nicht, wie sehr sie mich damit kränkten, wie sehr sie Elisa kränkten? Mit welchem Recht urteilten sie über etwas, von dem sie doch nichts verstanden. Dabei konnte man den Leuten nicht einmal einen Vorwurf machen. Was hatte ich denn von dieser Krankheit gewusst, bevor Elisa sie bekam? Nichts, oder besser gesagt, fast nichts. Blutkrebs, Chemotherapie, Haarausfall – das war schon fast das Einzige, mit dem ich zum damaligen Zeitpunkt aufwarten konnte. Ach ja, und dass es Knochenmark gab, das hatte ich auch schon mal gehört gehabt. Das Wundermittel Knochenmark, mit dem alles wieder gut wurde.

Abgesehen davon, dass ich niemals einen so pietätlosen Schwachsinn von mir gegeben hätte, noch dazu Eltern gegenüber, die gerade ihr Kind verloren hatten. Aber ich hatte bis vor ein paar Wochen auch noch fest daran geglaubt, dass Leukämie gut heilbar war. Was für ein bitterer Irrtum! Schuld an diesen utopischen Wunschvorstellungen waren die vielen illusorischen Unwahrheiten, die noch immer über diese verheerende Krankheit in den Köpfen der Menschen kursierten. In wie vielen Zeitungsartikeln und Berichten konnte man über die „hervorragenden“ Heilungschancen bei Leukämien im Kindes- und Jugendalter lesen. So gut wie nie wurde auch nur erwähnt, um welche Formen es sich dabei handelte. Welche großartigen Fortschritte gab es in der Forschung! Dabei gab es die tatsächlich. Und es gab auch die Kinder, die die Therapie überstanden und wieder gesund wurden. Aber gleichzeitig waren da auch die Unglücklichen, die sich voller Hoffnung ihrer Krankheit stellten und bereits mit Therapiebeginn alles verloren. Und was war mit denen, die Leid und Strapazen überstanden hatten, sich monate- und manchmal jahrelang in Sicherheit wiegten, ein Rezidiv erlitten, und am Ende in der Transplantationsklinik starben? Warum zeigte man den Leuten da draußen ein völlig verfälschtes Bild? Sie wussten einfach nicht genug über diese Krankheit oder besser gesagt, sie wollten gar nichts wissen. War es nicht viel einfacher, den Dingen zu glauben und zu vertrauen, die man im Fernsehen sah oder in der Zeitung las? Ich mit meinem Bild vom Sterben, passte da nicht hinein.

Aber ich konnte mir doch das letzte bisschen Leben, das ich noch besaß, nicht durch all diese sogenannten Klugen und Besserwisser kaputtmachen lassen: Ich musste Elisas Wünsche erfüllen! Ich musste es und ich wollte es auch! Aber wie? Wie sollte ich ohne sie weiterleben? Auf einmal hatte ich das Gefühl, alles falsch gemacht zu haben. Das Ticken hinter meiner Stirn wurde immer stärker. Es ließ nicht nach, es ließ mich nicht mehr zur Ruhe kommen, und es zerstörte mein letztes bisschen Substanz. Nachts schreckte ich hoch, weil ich glaubte, ihre Stimme gehört zu haben: „Mutti, Mutti!" Es war zum wahnsinnig werden. Rief sie nach mir? Hatte sie Angst? War sie allein? Tat ihr irgend jemand weh? Ich wollte zu ihr, aber alle Wege waren versperrt. Wir waren getrennt wie durch einen eisernen Vorhang, die Brücken zerbrochen, das Wasser zu tief. Es waren zwei Königskinder...

Was, wenn sie vielleicht gar nicht tot ist? Ich presste die Hände an meine Schläfen, so fest, dass ich dachte, es würde mir den Schädel sprengen. Ich wollte das nicht denken, nein, geht weg, Gedanken, grausame Gedanken und Bilder! Ich will euch nicht denken, ich will euch nicht sehen! Aber ich sah sie, ich dachte an sie – immer wieder, immer wieder. Was war, wenn sie gar nicht richtig tot gewesen war? Vielleicht hatte sie das Bewusstsein zurückerlangt, war aufgewacht in einer Kühlzelle, in einer verschlossenen Kühlzelle zwischen irgendwelchen Leichen, hatte nach mir gerufen, geschrien und ich war nicht da gewesen. Vielleicht aber war sie auch erst im Sarg liegend wieder zu sich gekommen! So etwas gab es, von hunderttausend Fällen ein einziges Mal, aber wer wollte denn wissen, dass es nicht so war? Hatte ich nicht ein Klopfzeichen vernommen, kurz bevor sich der Sarg in die Erde senkte? Mein Kind, lebendig begraben in der Finsternis! Niemand hatte sie dort tief aus der Erde rufen hören, keiner hatte das verzweifelte Trommeln auf das Holz gehört. Verschüttet und irgendwann erstickt!

Jetzt, spätestens jetzt hätte ich Hilfe suchen müssen. Aber wo gab es die? Wem konnte ich meine Angst erzählen, meinen Wahnsinn offenbaren? Bei einem Arzt? Ein Neurologe, ein Psychiater? Der würde mir mit Sicherheit einen Dauertrip in die „Geschlossene" verordnen. Wer hatte denn den Mut, sich einer solchen Geschichte zu stellen? Was also sollte ich tun? Eine Selbsthilfegruppe aufsuchen? So eine für verwaiste Eltern? Allein mit dem Namen konnte ich mich nicht anfreunden. Ich war keine verwaiste Mutter! Mein Kind war gestorben, aber das hieß noch lange nicht, dass ich es auch verloren hatte. Die „Eltern" schieden also auch aus.

Erst viel später fand ich heraus, dass es durchaus Eltern gab, die ähnliche Gedanken gehabt hatten wie ich. Die genau wie ich von diesen grausamen Vorstellungen verfolgt wurden, und die genau wie ich Angst hatten, ja, sich schämten, und eben aus dieser falsch verstandenen Scham schwiegen und am Ende daran zugrunde gingen. Eltern, die sich jeden Abend vorm Einschlafen die Frage stellten: Wo mag unser Kind jetzt sein? Und mal ehrlich, wie würden Sie reagieren, wenn Ihnen eine Mutter oder ein Vater eine solche Geschichte erzählt?! Das Kind vielleicht lebendig begraben, verschüttet unter einer Hängerladung dunkler Erde! Oder aber, das Kind wacht auf der Pathologie wieder auf und niemand bemerkt es. Ich weiß, was Sie tun würden. Sie würden aus einer Mischung von Betroffenheit und Entsetzen den Kopf schütteln. Vielleicht würden Sie die Gänsehaut spüren, die sich langsam über Ihren Rücken zieht, und der festen Überzeugung sein, dass diese Menschen verrückt geworden sein müssen. Wer so etwas dachte und dann auch noch offen aussprach, nein, der hatte vor Kummer den Verstand verloren. Diese Bilder blieben in meinem Kopf. Ich stellte mir immer wieder vor, dass sie doch nicht tot war. Und wenn ich ehrlich bin, dann war es eine Vorstellung, die Hoffnung ließ. Vielleicht war sie wirklich irgendwo wieder wach geworden, dort auf der Pathologie, vielleicht hatte sie jemand mitgenommen, gepflegt, und sie lebte jetzt unter völlig anderer Identität. Ich wusste wie bescheuert, ja, wie krank eine solche Hoffnung war – ja, es war mehr als krank, aber sie ließ alles offen.

Und dann tat ich noch etwas viel Verrückteres. An einem Nachmittag saß ich in einem Straßencafé und beobachtete die vorbei schlendernden Passanten. Ein alter Mann mit einem übergewichtigen Dackel, ein schwules Paar, das sich auf offener Straße küsste und ein paar junge Mädchen mit wehenden Haaren und fröhlichem Lachen. Elisa war nicht unter ihnen. An einem Nachbartisch saßen ein paar Jugendliche. Fotos gingen von Hand zu Hand. Ich hörte sie lachen, und am Arm des einen Mädchens blitzten silberne Reifen. Solchen Tingel-Tangel-Klimper-Schmuck hatte Elisa auch immer getragen. Mir kam eine völlig absurde Idee. Ich kramte in meiner Tasche, holte das kleine Buch von dem Kaninchen hervor und suchte nach einem Foto von Elisa, welches ich zwischen den Seiten aufbewahrt hatte. Zögernd zeigte ich den jungen Leuten das Bild. „Das Mädchen“, fragte ich hoffnungsvoll, „habt ihr das Mädchen schon mal gesehen?“ Elisas Bild machte die Runde. Dann ein bedauerndes Kopfschütteln. „Ne, leider nicht.“ An den Nachbartischen ebenfalls Bedauern. „Tut mir leid.“ Ein älterer Mann betrachtete das Foto lange. „Seit wann ist die Kleine denn weg?“ Hilflos zuckte ich die Achseln. Wie lange? Ja, wie lange schon? „Vierzehnter Dezember – seit dem vierzehnten.“ Ich wusste nicht, was ich sonst sagen sollte, aber immerhin war das der Tag, an dem ich sie das letzte Mal gesehen hatte. „Sie müssen zur Polizei gehen!“, riet die Bedienung, die sich mit einem Tablett voller Eisbecher zwischen den Tischen hindurchdrängte und einen flüchtigen Blick auf das Foto warf. Der alte Mann pflichtete ihr bei. „Ja, zur Polizei. Sie müssen das Kind doch als vermisst melden.“ Ich machte, dass ich davon kam. Zur Polizei! Dann konnte ich mich auch gleich freiwillig in der Psychiatrie melden. Nein, das war der falsche

Weg. So würde ich Elisa nicht finden. Trotzdem zeigte ich den Leuten auch in den nächsten Tagen das Foto. In der Einkaufspassage, in der Straßenbahn, im Bus und auf dem Friedhof – überall.
Aber niemand hatte Elisa gesehen.

*****

In genau dieser Situation – vom Schicksal geschlagen, von den Mitmenschen missverstanden, krank an Körper und Seele – ging ich wieder arbeiten. Ich weiß nicht, warum ich das tat, es war mehr so eine Art Intuition. Noch etwas retten, was ohnehin schon verloren war. Das Chaos war vorprogrammiert. Wenn ich jetzt getrauert hätte, richtig getrauert, dann hätte ich vielleicht noch etwas retten können. Aber wie trauerte man, wenn man den Tod nicht akzeptieren konnte. Hätte es etwas genützt, wenn ich weggefahren wäre, einen Monat oder ein Jahr? Ans Meer? Dorthin, wo wir zuletzt zusammen gewesen waren? Ja, vielleicht wäre das eine Lösung gewesen. Gleichzeitig wurde mir aber klar, dass ich nicht einfach so weggehen konnte. Noch nie in meinem Leben war ich ohne Elisa verreist, und es schien mir völlig unmöglich, auch nur für einen einzigen Tag ihre Grabstelle zu verlassen. Der Friedhof war der letzte Ort, wo ich mich zugehörig fühlte. Jetzt waren die Toten meine Familie. Und dann war immer Elisas letzter Satz in meinem Hinterkopf, dieser letzte Satz, den sie noch im Sterben geflüstert hatte: Kein trauriges Ende! Vielleicht lag hier der Schlüssel zum Wiederfinden. Bis auf den Hasengeburtstag hatte ich nicht einen einzigen ihrer Wünsche erfüllt. Es gab kein Geschwisterkind und es gab kein Weiterleben. Nein, ein Leben war das weiß Gott nicht mehr, eher ein Dahinvegetieren. Ich hatte versagt, und das Schlimmste war, ich hatte Elisa enttäuscht. Aber, wenn ich jetzt versuchte, noch etwas zu ändern – vielleicht war es dafür ja noch nicht zu spät – wenn ich jetzt weiterlebte, so wie sie das gewollt hatte, wenn ich wieder arbeiten ging, ganz normal, nicht mehr traurig war, so weiterlebte, als wenn nichts geschehen wäre, vielleicht, ja vielleicht würde sie dann zurückkommen.

Von diesem Tag an verbot ich mir das Traurigsein, ich lächelte, obwohl ich am liebsten geweint hätte. Ich tat so, als könnten mir die Menschen da draußen nichts mehr anhaben. Ich war nach außen hin unverwundbar geworden, erhaben über alle Vorurteile und Kritiken. Und mein Plan ging auf. Die Menschen ließen sich täuschen, hatten wohl auch gar kein Verlangen, sich in mich und meine kranke Seele hineinzuversetzen. Für die Öffentlichkeit funktionierte ich wieder. Ich ging arbeiten, einkaufen, traf mich mit Bekannten im Café und spielte allen die starke Mutter vor. Meine Inszenierung war ein Meisterwerk! Dachte ich zumindest. Ich täuschte nicht die Menschen um mich herum, die mir ja eigentlich egal sein konnten, ich täuschte mich selber. Und hätte ich mich vielleicht in diesen Tagen jemandem anvertraut, dann hätte ich begriffen, dass ich verrückt geworden war.

Kleine Freundin Stefanie

Eine Einzige ließ sich nicht täuschen: Stefanie. Ich weiß den Zeitpunkt nicht mehr, aber irgendwann hatte ich wieder begonnen, sie im Krankenhaus zu besuchen. Wie mit magischer Hand hatte es mich zurück in die alte Villa gezogen. Ich hatte Angst davor, sie zu betreten und gleichzeitig war das Verlangen unstillbar. Hier hinter diesen Mauern hatte ich fast das gleiche Empfinden wie auf dem Friedhof. Ich spürte Elisa: Ihre Nähe, ihre Anwesenheit – sie war einfach da. Und dann am Bett der kleinen Stefanie, fand ich einen Teil meiner alten Selbstsicherheit wieder. Ich lernte, die verunsicherten Blicke der Schwestern zu ignorieren, die mit meinem regelmäßigen Erscheinen auf der Station wohl ihre Schwierigkeiten hatten. Vielleicht fürchteten sie sich vor mir und konnten meine, zur Schau getragene Fröhlichkeit nicht einordnen. Aber wie sollten sie auch? Sie konnten nicht wissen, dass mir das Mädchen Stefanie nahe stand wie ein eigenes Kind. Sie wussten nichts von unserer stillen Freundschaft, die sich in den letzten Wochen entwickelt hatte, nichts von unseren nächtlichen Gesprächen, von der großen Stärke und Kraft, die mir das Mädchen geliehen hatte, und die mir letztendlich geholfen hatte, diese ganzen letzten Wochen zu überstehen. Erst mit ihrer Hilfe war es mir gelungen, Licht ins Dunkel zu bringen und Elisas trauriges Geheimnis zu lüften. Das Mädchen Stefanie hatte, vielleicht ohne es zu wissen, etwas in meinem Leben bewirkt, was nicht mehr auszulöschen war. Ich war ihr dankbar, ich hatte sie gern, und ich fühlte mich in ihrer Nähe sonderbar getröstet.

Aber es gab noch einen anderen Grund, warum ich immer wieder – egal wie schlecht es mir auch ging – zurück auf die Kinderkrebsstation, zurück zu Stefanie fuhr. Ich wollte sie leben sehen! Ich wollte miterleben, wie sie gesund wurde, wollte zusehen, wenn ihr Haar wieder wuchs und hören, wie sie ihr verlorenes Lachen wiederfand. Ich wollte sie leben sehen! Ich brauchte etwas, woran ich glauben konnte, etwas, was mir mein zersplittertes Bild von Gerechtigkeit wieder zusammenfügte. Und wenn die ganze Welt zusammenbrach – Stefanie sollte leben! Ich träumte davon, dass sie mir später das versprochene Foto mit den bunten Haarsträhnchen schickte, vielleicht eine Postkarte aus Amerika und eine aus Fuerteventura. Vielleicht würde sie studieren, vielleicht Psychologie oder Medizin, sie würde tanzen gehen, Partys feiern, sie würde sich verlieben, irgendwann heiraten und Kinder bekommen. Ich würde von der Ferne ihren Weg miterleben dürfen, und all die vielen aufregenden Stationen in ihrem Leben verfolgen. Sie musste gesund werden! Wenigstens ihr sollte das vergönnt sein, was Elisa versagt geblieben war. Ja, ich wollte sie leben sehen!

Wenn wir jetzt zu dritt in dem kleinen Krankenzimmer saßen – Stefanie, ihre Mutti und ich – dann fühlte ich so etwas wie Zugehörigkeit. Ja, hier waren sie, die Menschen, die mich verstanden, die mir zuhörten, mich trösteten – und, wenn es keinen Trost mehr gab, einfach nur schwiegen. Diese Besuche gaben meinem Leben für gewisse Zeit einen Sinn, eine Aufgabe. Es machte mir sogar Spaß, Stefanie mit kleinen Geschenken zu überraschen. Sie konnte sich so herrlich freuen, beinahe wie ein kleines Kind, so offen und so herzlich. Es war die gleiche Freude, die ich immer bei Elisa erlebt hatte. Und ich kaufte und schenkte, weil es doch sonst niemanden mehr in meinem Leben gab, dem ich etwas schenken konnte. Ich saß an ihrem Bett, lächelte, machte Späße. Nur manchmal wich ich Stefanies wissendem Blick aus. Sie durchschaute mich, sie ahnte wohl, wie es mir tatsächlich ging. Trotzdem schwieg sie, ließ mir Zeit und drängte mich nicht. Und dafür liebte ich sie. Ein einziges Mal fragte mich das Mädchen nach Elisas Beerdigung. Vielleicht wäre es richtiger gewesen, mit ihr darüber zu sprechen, aber ich konnte es einfach nicht! Warum wollte sie etwas hören, etwas von Tod und Sterben, von Särgen, Blumen und trauernden Menschen? Sie sollte doch an das Leben denken, an das Leben und nicht an den Tod! Heute weiß ich, dass das falsch ist. Ich hätte mit ihr, das Einverständnis ihrer Mutter vorausgesetzt, über Elisas Abschied von dieser Welt sprechen sollen. Ich hätte ihr von den vielen Menschen erzählen sollen, von den Sonnenblumen, von den Worten der Freundin Anika, der Musik und der Pfarrerin. Ich hätte es ihr erzählen sollen, weil ich denke, dass es wichtig für sie war. Und sie hatte ein Recht auf die Wahrheit, eine Wahrheit, die nicht zu beschönigen war. Nur noch Offenheit zählte. Alles andere war unfair. „Weißt du“, versuchte ich ihr später an diesem Nachmittag zu erklären. „Irgendwann gehen wir zusammen zu Elisa. Einmal kommt der Tag, da wirst du sagen: Vor ganz langer Zeit, da hatte ich mal Leukämie. Aber das ist lange her, und jetzt bin ich wieder richtig gesund. Und wenn der Tag kommt, Stefanie, dann gehe ich mit dir zu Elisas Grab – dann und nicht vorher!“
Ich stand auf, trat ans Fenster und sah hinaus in den kleinen Park. „Sterben ist schlimm“, sagte das Mädchen leise und fasste nach der Hand ihrer Mutter. Wie in Trance schüttelte ich den Kopf. „Nein, Sterben ist nicht schlimm!“ Und mit Blick auf mein mutloses Gesicht, das sich im Fensterglas spiegelte: „Schlimm ist nur, was am Ende übrig bleibt.“

In all unseren Gesprächen kam ich Elisa immer näher. Manche Erkenntnis war schön, manch andere tat unheimlich weh. Wie viele Fragen quälten mich, waren eine einzige Tortur und Folter. So vieles war noch offen. Warum hatte sie sich mir erst so spät anvertraut? Warum diesen fürchterlichen Kampf allein geführt?

War ich nicht vertrauenswürdig genug? Hatte sie mir nicht mehr geglaubt? Das Mädchen Stefanie sah meiner Seelenqual schweigend zu. Manchmal schämte ich mich dafür, dass ich sie so an meinem Kummer teilhaben ließ. Aber sie war die Einzige, die mich zu verstehen schien. Außerdem war sie es gewesen, die in den Stunden, in denen ich nicht im Zimmer gewesen war, mit Elisa allein war. Hatte Elisa vielleicht da gesprochen und einen winzigen Teil ihrer verschlossenen Seele geöffnet? Stefanie schüttelte auf all meine verzweifelten Fragen den Kopf. „Elisa hat nie mit mir gesprochen! Kein einziges Mal." Überrascht schaute ich sie an. „Ihr habt nie miteinander geredet? Die ganzen Wochen nicht?" Wieder ein Kopfschütteln. „Nein. Ich habe Elisa manchmal angesprochen, manchmal in der Nacht, wenn sie geweint hat, aber sie hat nie geantwortet." – „Siehst du, das ist auch so was", schniefte ich in mein Taschentuch, „...das ist auch so was, was ich nicht begreife. Warum weinte sie heimlich, nachts, ohne mich. Warum Stefanie, warum? Es hätte doch alles so viel leichter sein können! Wenn sie mit mir über das Sterben gesprochen hätte, ach verdammt, dann wäre es doch viel leichter gewesen! Für sie und für mich." Stefanie sah mich lange schweigend an. „Nichts wäre einfacher gewesen, nichts", sagte sie dann leise, „was hätte es denn gebracht, wenn sie dir die Wahrheit gesagt hätte?" Und als ich darauf nichts entgegnen konnte, fügte sie traurig hinzu: „Du hast es immer noch nicht verstanden," und mit einem Blick auf die Zimmertür, durch die ihre Mutter verschwunden war, um das Abendbrot zu holen: „Sie hat dich nur schützen wollen, die Elisa, einfach nur schützen! Weil...sie hat doch nicht gewollt, dass du traurig bist. Und anstatt du sie jetzt verstehst, bist du böse auf sie." „Aber ich bin nicht böse! Wie könnte ich ihr denn böse sein! Ich kann einfach nur nicht verstehen, wieso..." – „Das ist doch fast dasselbe", unterbrach mich das Mädchen, lehnte sich in die Kissen zurück, verschränkte die Arme hinter dem Kopf und sah aus dem Fenster in den sonnendurchwobenen Frühlingsabend. „Trotzdem", sagte sie nachdenklich, und in ihren Augen leuchtete so etwas ähnliches wie stumme Bewunderung, „am Ende hat Elisa ihr Ziel doch erreicht." – „Ihr Ziel?" – „Na ja, sie hat dich bis zum Schluss glauben lassen, dass sie wieder gesund wird. Und wenn du ehrlich bist, dann ist ihr das auch verdammt gut gelungen." Fassungslos starrte ich Stefanie an. „Du meinst.. du meinst, sie hat... die ganze Zeit... sie hat die ganze Zeit gewusst, dass sie sterben wird? Und sie hat nur nichts gesagt... wegen mir?" Die Tränen rollten über mein Gesicht und tropften auf die Hände des Mädchens. Sie beobachtete die kleine Träne, die langsam über ihren Handrücken rollte und sah mich dann mitleidig an. „Na, vielleicht nicht von Anfang an,...aber irgendwann schon. Wenn man so krank ist, dann spürt man das, dann denkt man das, dann weiß man das einfach."

Verzweifelt

Wenn ich später an Elisas Grab stand, dann führte ich stumme Zwiesprache mit ihr. Ich erzählte ihr von meinen Besuchen bei Stefanie, von unseren Gesprächen, die mich auf der einen Seite glücklich machten und auf der anderen in tiefe Verzweiflung stürzten. Auch wenn ich ihr Schweigen in den Wochen der Krankheit längst verstanden hatte, so tat es doch noch im nachhinein weh. Wie musste ich sie gequält haben, mit meinem Traum vom Leben, meinem „Berg Gesund werden" und meinem ganzen schrecklichen Hoffnungsgelaber! Hatte ich es ihr nicht noch schwerer gemacht, als es ohnehin schon war? Aber ich hatte sie doch geliebt, ich würde sie immer lieben, egal, wo sie auch sein würde. War es so verwerflich, so schlimm, wenn eine Mutter bis zuletzt auf etwas hoffte, auch wenn sie tief in ihrem Herzen wusste, dass jegliches Hoffen vergeblich sein würde? Der Verdacht wurde immer raumgreifender, dass sie vielleicht schon viel eher gestorben wäre, wenn wir, ja, wenn wir beide den Mut gehabt hätten, die Karten offen auf den Tisch zu legen. Hatte sie wohl möglich nur solange durchgehalten, sich solange gequält, weil sie mich nicht ohne Abschied verlassen wollte? Hatte sie einfach nur noch die Gewissheit, die Bestätigung gebraucht, dass ich weiterleben würde? War es die Angst um mich gewesen, die sie am Leben hielt? Wollte sie mein Leben geordnet wissen, bevor sie mich endgültig verließ? So viele Zweifel, die da blieben. Ich konnte an nichts anderes mehr denken, konnte nicht mehr schlafen und mich auf nichts konzentrieren.
Aber es kam noch schlimmer. Ab einem bestimmten Zeitpunkt – ich kann nicht mit Bestimmtheit sagen, wann das war – aber irgendwann war ich nicht einmal mehr in der Lage, ganz simple Kleinigkeiten zu koordinieren. Wenn ich aus dem Haus ging, zum Beispiel mit dem festen Vorsatz ein Brot zu kaufen, wusste ich spätestens auf der Straße nicht mehr, warum ich überhaupt rausgegangen war. Manchmal stand ich irgendwo vor einem Geschäft, einem Einkaufszentrum oder Café, in einem völlig fremden Stadtteil und wusste doch nicht, wie ich da hingekommen war. Ich vergaß, wo ich hinwollte und wo ich herkam. So mussten sich Menschen mit Alzheimer fühlen. Aber die bekamen es wenigstens nicht immer mit. Die einzigen klaren Augenblicke, die ich noch hatte, waren die, wenn ich an Elisas Grab saß oder bei Stefanie Rat suchte. Mein jetziger Zustand machte mich noch unglücklicher, als ich es ohnehin schon war. Aber nun hatte der Wahnsinn anscheinend seinen Höhepunkt erreicht.

Nachricht aus dem Land Nirgendwo

Am Morgen war das Friedhofstor noch verschlossen. Die Frau, die mich einließ, starrte mich mit einer Mischung aus Mitleid und Verständnislosigkeit an. Sie war

es wohl nicht gewöhnt, dass die Leute hier schon vor der regulären Öffnungszeit standen. Ich rannte den ganzen Weg bis zu Elisa, und als ich ihr Grab endlich erreicht hatte, ließ ich mich weinend auf die Umfriedung fallen. Ich heulte und schluchzte, erzählte ihr von meinem Kummer und all den anderen Schwierigkeiten. „Es geht nicht“, weinte ich in die Blumen und drückte eines der nassgeregneten Kuscheltiere an mein Gesicht. „Es tut mir so leid, Lise, aber es geht nicht! Ich hab‘ es versucht, ich hab‘ es wirklich versucht. Aber ich konnte doch nicht wissen, dass es so schwer ist. Nichts kriege ich auf die Reihe! Ich kann nicht essen, ich kann nicht schlafen, ja, jetzt kann ich mich nicht einmal mehr unterhalten. Die Menschen sprechen doch eine ganz andere Sprache als ich. Ich hab‘s verlernt, das Sprechen, das Leben, eben alles! Und dieser ganze Quatsch mit dem Weiterleben, dass ist doch alles Scheiße! Hast du auch nur einmal daran gedacht, was du da von mir verlangst? Ach Lise, dass geht so nicht!“ Ich heulte so sehr wie noch nie in meinem Leben, und bemerkte gar nicht, dass ich das erste Mal seit ihrem Tod weinen konnte. So richtig weinen – erlösend und befreiend. Nicht nur ein paar unterdrückte Tränen, die ich mir ja immer verboten hatte. Nein, ich heulte und heulte und fühlte, wie der Staudamm in mir endgültig brach. „Ich weiß, ich hab‘ es dir versprochen. Und jetzt bist du vielleicht enttäuscht von mir, aber, verzeihe mir, dass ich das jetzt so sage, aber was ist denn mit dir, Lise, was ist denn mit dir? Du wolltest doch in der Sonne sein, weißt du nicht mehr, hast du das etwa vergessen? Die Sonne, der Himmel und der Wind. Du wolltest zu mir kommen, immer wenn ich dich nötig hab‘ und jetzt, Lise, jetzt hab‘ ich dich nötig. Verdammt nötig! Ich schaffe es nicht, es tut mir leid, aber so schaffe ich es nicht! Wo bist du Elisa? Wo? Nicht einmal deinen Stern kann ich finden in der Nacht, und ich hab‘ so sehr nach
ihm gesucht!“ Jetzt, wenigstens jetzt, musste sie mir eine Antwort geben! Aber der Himmel schwieg. War Gott taub? Blind und taub? Warum hatte er kein Erbarmen mit mir? Warum gab er mir mein Kind nicht zurück? Nur einen winzigen Augenblick, einen Bruchteil eines Sonnenstrahls, einen Windhauch. Meine Verzweiflung war so groß, dass ich an nichts anderes mehr denken konnte. „Nur einen Moment, Lise, ich bitte dich, nur einen winzigkleinen Augenblick. Wenn ich dich doch nur noch ein Mal sehen könnte, nur ein einziges Mal, Lise, dann will ich mich damit trösten, bis an den Rest meines Lebens.“ Ich wartete, zitternd, heulend und an meiner Verzweiflung zugrundegehend. Aber Elisa kam nicht.

„Verdammt, Lise, dass kannst du nicht mit mir machen! Ich bin deine Mutter! Du kannst mich hier nicht so stehen lassen!“ Ich schrie meine ganze Enttäuschung in den Himmel, schrie so laut ich konnte, schmiss meinen Rucksack auf die Erde und trampelte mit den Füßen. Ich war verrückt!. Ja, jetzt war ich wirklich verrückt! Vielleicht war das der Augenblick, in dem Gott mit mir Mitleid bekam, oder aber, Elisa hielt es für den richtigen Zeitpunkt, um mir ein Zeichen zu geben.

Plötzlich frischte der Wind auf und das Seltsame war, dass es anscheinend nur an der Stelle windig wurde, wo ich stand. Er zerzauste mein Haar, pustete es mir ins Gesicht, so dass ich für Sekunden nichts mehr sehen konnte. Irgend etwas streifte meine Wange, etwas Weiches, Warmes, und es fühlte sich an, als würde es mich streicheln. Erschreckt kniff ich die Augen zusammen, und als ich sie zögerlich wieder öffnete, da sah ich es: Vor mir auf dem Boden saß ein Vogel. Eine kleine Blaumeise saß so dicht vor mir, dass ich sie fast mit den Händen berühren konnte. Ich hockte mich vorsichtig hin, ganz behutsam, um sie nicht zu erschrecken und wagte kaum zu atmen. Ein kleiner Vogel. Und in diesem Augenblick verstand ich! Es musste einen Zusammenhang zwischen Elisa und dem Vogel geben. In der Nacht auf der Intensiv, als sie reanimiert wurde, an dem Abend als sie starb, als wir die Grabstelle aussuchten, ja selbst am Tag der Beerdigung – immer war da ein Vogel gewesen. Immer wenn Elisa nicht mehr als Elisa in meiner Nähe sein konnte, dann erschien dieser kleine Vogel. Die Tränen liefen mir hemmungslos über das Gesicht. Diesmal waren es Tränen der Erleichterung! Elisa war nicht fort! Es gab sie noch! Sie lebte noch! Sie war noch da! Nein, der Tod war nicht das Ende aller Dinge, so wie ich geglaubt hatte. Auch wenn wir jetzt in verschiedenen Welten lebten, so waren wir doch auf immer miteinander verbunden. Sie hatte mich nicht verlassen und sie würde es niemals tun.
Der kleine Vogel flatterte auf den untersten Ast des Ahornbaumes neben Elisas Grabstelle. „Ich danke dir, Lise. Ich danke dir", flüsterte ich unter Tränen. „Vergiss nie, dass ich dich liebe! Du weißt doch, bis zum Mond. Ja, bis zum Mond". Die Meise flog auf den nächst höheren Ast, flog nicht einfach so davon wie es andere Vögel tun. Sie hüpfte von Ast zu Ast wie auf einer Leiter, immer weiter nach oben, und irgendwann konnte ich sie nicht mehr sehen. „Ich liebe dich, Elisa, ich liebe dich." Und dann sprang ich auf, winkte mit beiden Armen in den blauen Himmel und schrie wie eine Verrückte: „Ich liebe dich! Bis zum Mond! Hörst du, bis zum Mond! Bis zum Mond? Ja, bis zum Mond."
Auf den umliegenden Wegen waren Friedhofsbesucher stehen geblieben, betrachteten mich teils mitleidig, teils belustigt. „Ach Gott, das ist erst mal schlimm", hörte ich einen Mann zu seiner Frau sagen, die bedauernd den Kopf schüttelte. Wahrscheinlich hielten die mich alle für total durchgeknallt. Ich wäre gerne zu ihnen hingegangen und hätte ihnen von meiner wundersamen Begegnung erzählt, aber irgendwas hielt mich davon ab. Und das war auch besser so. Sie hätten es doch nicht verstanden.

Ein neues Leben für Stefanie

„Sehen wir uns noch mal? Ich hätte dir so gern Tschüss gesagt". Stefanies Stimme drang aus dem Telefon an mein Ohr, und sie klang so glücklich, dass mir ganz warm wurde. „Natürlich komm' ich. Was denkst du denn? Ich muss dir doch Glück wünschen an deinem großen Tag", beeilte ich mich zu versichern. Eigentlich hätte es in der Zeitung stehen müssen, alle Fernsehsender sollten es übertragen, und für mich hätte es in riesigen Lettern am Himmel stehen sollen: Das Mädchen Stefanie ist wieder gesund! Wenn morgen früh ein neuer Tag anbrach, dann würde sie nach Hause gehen! Richtig nach Hause, nach fast acht Monaten. Sie hatte etwas geleistet, etwas so Großartiges, dass es dafür eigentlich keine Worte gab. Das, woran sie im geheimen manchmal gezweifelt hatte, war nun wahr geworden. Sie war gesund! Ihr war ein neues Leben geschenkt wurden, nein, geschenkt war wohl nicht der passende Ausdruck dafür. Sie hatte sich dieses Leben erkämpft, wahrhaftig erkämpft. Lange hatte ich überlegt, was ich ihr zum Abschied schenken könnte. Wir würden uns nicht aus den Augen verlieren, dessen war ich mir ganz sicher, trotzdem sollte sie etwas haben, was sie an mich erinnerte.

Der Morgen war so hell und duftig, wie er schöner nicht sein konnte. Ein Morgen wie er im Buche stand, mit Vogelgezwitscher und Krokussen. Atemlos rannte ich die Treppen zur Station hoch, klingelte Sturm, und hatte schon Angst, zu spät zu kommen. „Stefanie ist im Mädchenzimmer", wies mir die Schwester den Weg. Ich klinkte die Tür auf und da sah ich sie auf dem Bett sitzen. Sie wirkte so verloren, so gar nicht mehr hierher gehörend, wie sie da so hockte, in ihrem tomatenroten Pulli, der sie ein bisschen zu blass machte und in dem sie doch so wunderschön aussah. Zu ihren Füßen stand die gepackte Reisetasche. So sah man also aus, wenn man nach Hause fuhr. Was mochte sie gedacht haben in diesen Minuten des Abschieds, die sie so ganz allein hier saß. „Oda! Dass du noch gekommen bist...". Die Freude färbte ihre blassen Wangen ganz rosig. „Ich freu' mich so." Sie blieb sitzen, streckte mir die Hände entgegen und zog mich zu sich aufs Bett. „Stefanie...". Dieser Augenblick war so bewegend, dass ich fürchtete mit den falschen Worten den Zauber zu zerstören. Verlegen wühlte ich in meiner Tasche. „Hier, ich hab' dir was mitgebracht. Ich hoffe es gefällt dir." Ich reichte ihr das kleine Päckchen und sah zu, wie sie mit glänzenden Augen das Papier abpulte. „Och, die ist aber schön", rief sie begeistert, als eine bunte Diddl-Tasse zum Vorschein kam. „Gefällt sie dir?" „Mann, klar doch. Die nehme ich ab jetzt immer zum Frühstück! Danke." Sie schlang den Arm um mich und drückte ihr Gesicht an meine Wange. „Bin immer für dich da!", las sie leise die Inschrift auf der Tasse vor, die sie lächelnd in ihren Händen drehte. Behutsam streichelte ich ihren Arm. „Weißt du Stefanie, das was da draufsteht, also dieses „Bin immer für dich da", das soll nicht nur so ein hohler Spruch sein. Ich meine das so, wie es da steht." Stefanie nahm meine Hände in ihre und sah mich erwartungsvoll an. „Ja?" Ich gab mir einen Ruck und sprach weiter. „Wenn du irgendwann im Leben einmal Hilfe brauchst, einen Rat, egal was auch immer, Stefanie, dann möchte ich, dass du weißt, wo du mich finden kannst. Wenn ich jemals etwas für dich tun kann, dann lass es mich wissen." Die Sonnenpünktchen leuchteten heller als der Frühlingstag da draußen. „Ja, das werde ich tun", sagte sie leise und in der stillen Art, die ich so an ihr mochte. Ich sah auf den Boden und hätte am liebsten geweint. „Weißt du, ich wünschte wir wären uns anderswo begegnet, nicht hier, in diesem Krankenhaus und unter so widrigen Umständen. Vielleicht hört sich das jetzt blöd an, aber Stefanie, ich bin froh, dass ich euch kennen lernen durfte, dich und Mutti." „Ich bin auch froh, dass wir uns getroffen haben", sagte sie lächelnd, „weißt du, ich hab nie geglaubt, dass ich einen fremden Menschen mal so lieb habe." Und dann flüsterte sie auf einmal ganz leise, so als wenn sie es selbst noch nicht glauben konnte: „Ich geh' nach Hause, Oda, ich geh' jetzt wirklich nach Hause. Kannst du dir das vorstellen? Richtig nach Hause." Der letzte Satz ist nur noch ein Hauchen, so als würde sie fürchten, dass noch jemand kommen könnte, um im letzten Augenblick doch noch alles zu zerstören. Still legte sie ihre weichen Arme um mich und fügte erfüllt von tiefer Glückseligkeit hinzu: „Ich hab's geschafft. Ich hab es wirklich geschafft. Jetzt kommt bloß noch die Erhaltungstherapie, aber eigentlich zählt das ja schon gar nicht mehr. Ich kann es noch gar nicht richtig glauben, aber ich hab es wirklich geschafft!" Ich vergrub mein Gesicht in ihrer Armbeuge und schluckte an meinen Tränen. „Ja, du hast es geschafft. Du hast es geschafft!" Vielleicht war es der Ton, in dem ich das sagte, diese Mischung aus Freude und Zuversicht, und trotzdem klang da ein Hauch von Bitterkeit in meinen Worten. Stefanie umfasste meine Schultern und schob mich ein Stückchen von sich weg, so das sie mir in die Augen sehen konnte. „Aber du weinst ja", rief sie erschrocken, „Oda, du weinst ja. Ich geh' doch nach Hause! Ich bin wieder gesund, ich bin wirklich wieder gesund geworden, und du weinst." Vorwurfsvoll und ein bisschen enttäuscht, fügte sie hinzu: „Freust du dich denn nicht? Ich bin doch wieder gesund." Ich schämte mich, war versucht, mich zu entschuldigen, zu rechtfertigen, eben irgend etwas in dieser Art. Aber das Mädchen war viel zu feinfühlig und klug, als dass sie tatsächlich etwas in der Richtung erwarten würde. „Es ist wegen Elisa. Stimmt's?" Ich konnte nur noch nicken. Ja, wegen Elisa. „Weißt du, wie sehr wir auf diesen Tag gewartet haben?" Über ihre Schulter hinweg starrte ich hinaus in den Park, ließ mich blenden von der Helligkeit dieses glänzenden Morgens. „Die Sonne sollte scheinen", erzählte ich ihr tonlos, „so wie heute. Ein wunderbarer, sonnendurchtränkter Tag. Ich habe mir vorgestellt, wie der Wind in unsere Haare pustet und die letzten goldenen Blätter vor sich hertreibt. In meiner Fantasie war immer Herbst, wenn wir nach Hause gehen. Komisch, nicht? Dabei wäre gar kein Herbst mehr gewesen eher Sommer oder so." Ich probierte ein verrutschtes Lächeln. Stefanie lachte nicht. Sie war ganz still und sah mich aufmerksam an. „Ich hätte es Euch gewünscht, dass Ihr es schafft. Ich hätte Euch diesen Tag gewünscht."

Die Schwester steckte den Kopf durch die Tür und rief fröhlich „Vati ist da! Nun geht es nach Hause.“ Langsam stand ich vom Bett auf und hielt das Mädchen, das sich ebenfalls erhoben hatte, an den Händen. „Ja“, sagte ich hilflos und schluckte an dem Kloß in meinem Hals, der immer größer wurde, „ich muss jetzt gehen.“ Den Satz hatte ich schon mal gesagt bei einem Abschied. „Mach‘s gut, Stefanie. Jetzt gehst du gleich da raus, in dein neues Leben und Stefanie...“, meine Stimme wurde ganz schön wackelig, „ich wünsche dir Glück. Alles Glück dieser Welt. Du hast es verdient.“ Ich suchte nach Worten, weil ich ihr noch etwas mitgeben wollte, etwas was für mich wichtig war. „Und Stefanie... vergiss uns nicht, da draußen... in deiner neuen Welt. Vergiss uns nicht ganz, Elisa und mich.“ Die Augen des Mädchens füllten sich mit Tränen. Sie schlang die Arme um meinen Hals und drückte mich so fest an sich, dass es fast wehtat. „Niemals“, sagte sie mit fester Stimme und schüttelte entschlossen den Kopf, „niemals. Wie könnte ich Euch je vergessen, Dich und Elisa.“

An der Tür schaute ich mich noch einmal um, sah sie da mitten im Zimmer stehen und wäre jetzt am liebsten wieder umgekehrt. „Ich ruf dich an.“ „Oh ja, ich freue mich.“ „Und ich schreibe dir. Magst du Briefe schreiben, Oda?“ „Ja, ich krieg gern Post.“ Die Schwestern drängten sich ins Zimmer, schoben das Mädchen beiseite und begannen schon das Bett abzuziehen. „Du musst mich besuchen kommen, ja Oda, kommst du? Zu meinem Geburtstag. Bald hab‘ ich doch Geburtstag“, rief sie mir zu. Ich musste mich auf die Zehenspitzen stellen, um sie hinter dem breiten Rücken von Schwester Hilde zu sehen. „Klar komm ich!“ brüllte ich zurück. „Ich komm überall dahin wo du möchtest.“ „Versprochen?“ „Versprochen!“
Langsam stieg ich die Treppen herab und ging über den Hof davon. Die Sonne blendete. Genauso hätte er sein sollen, unser Tag „Nach Hause gehen“. Ich sah nicht mehr zurück zur Station. Ich würde nicht wiederkommen.

Als ich an der Haltestelle auf die Bahn wartete, schaute ich doch noch mal zurück zu den Fenstern mit den leuchtenden Papiersonnen. In mir war ein Hauch von Abschied. In diesem Augenblick fuhr das Auto mit Stefanie und ihrem Vater vom Hof. Ich sah ihr blasses Gesicht hinter der Scheibe, ihre leuchtenden Augen und die winkenden Hände. Der Wagen beschleunigte, fuhr schneller und schneller und verschwand dann aus meinem Blickfeld. Ich stand am Straßenrand und winkte, winkte noch, als ich sie gar nicht mehr sehen konnte. Da fuhr sie, die kleine tapfere Stefanie, kehrte zurück ins Leben, in ein Leben, an dem sie so oft gezweifelt hatte. Wie viel Kämpfe hatte sie geführt, verbittert, verzweifelt, und doch hatte sie nie aufgegeben. Sie war durch die Hölle gegangen, trotz aller Schmerzen und Repressalien, aufrecht und der Krankheit zum Trotz mit einem Lächeln auf den Lippen. Gekämpft, gequält und gelitten – alles für diesen einen

Tag. Was für ein Gefühl, aus dem Dunkel hinaus ins Licht zu treten und sagen zu können: Ich war stärker als die Krankheit! Ich habe es geschafft!
Wenigstens ihre Geschichte hatte ein gutes Ende genommen. Und mein Wunsch hatte sich erfüllt. Das Mädchen Stefanie lebt!

Überall auf den Blumenrabatten leuchteten die Krokusse. Gelbe, blaue, was für ein Meer von Blüten. Es waren die gleichen Krokusse, die auf Elisas Grab blühten. Die Tränen ließen die Farbenpracht vor meinen Augen zerfließen. Wie gut, dass mich Stefanie jetzt nicht sehen konnte.

Im Zwiespalt der Gefühle

Schon in der Woche darauf kamen die ersten Briefe. Wie freute ich mich auf die Post von ihr! Immer wieder las ich die Zeilen, die sie auf bunt bedrucktem Papier geschrieben hatte, das zusätzlich noch mit glitzernden Stickern und Malerei verziert war. Es waren fröhliche Briefe, und das Schönste, es waren wieder die Briefe einer Dreizehnjährigen. Keines ihrer Worte erinnerte an die zurückliegenden schlimmen Monate. Sie klangen so voller Lust auf Leben, so unbeschwert und glücklich. *Liebe Oda,* schrieb sie. *Wie geht es dir? Ich muss oft an dich denken. Mir geht es gut.* Was für ein Satz! In ihrem Fall war er Grund zu doppelter Freude. *Am 29. April muss ich wieder nach Magdeburg zur Untersuchung. Zugenommen hab ich leider noch nicht so doll. Aber ich wiege immerhin über 42 kg. Mutti kocht mir mein Lieblingsessen und verwöhnt mich ganz doll. Papa auch.* Und dann schrieb sie: *Ich freu mich schon so auf Ostern. Dann fahren wir alle in den Wald. Eine Freundin von mir hat sich mal gewundert, dass wir noch Ostereier suchen, aber ich finde, solange das Spaß macht, wieso denn nicht?* Das fand ich auch. *Was machst du denn Ostern?* Ja, was mache ich wohl? Auf dem Friedhof sitzen, was sonst!
Und in einem weiteren Brief schrieb sie: *Weißt du, ich gehe schon seit 3. April wieder in die Schule. Papa ist nicht so damit einverstanden, weil mein Katheter noch nicht draußen ist. Der kommt erst Ende April raus. Aber ich möchte wieder zur Schule. Mutti findet die Idee toll.* Und zum Schluss hieß es: *Ich wünsche mir so sehr, dass du zu meinem Geburtstag kommst. Ich möchte dir so gern mein Zuhause zeigen; und wenn es warm ist, dann können wir auf der Terrasse Kaffee trinken. Mutti backt eine Erdbeertorte, von den ersten Erdbeeren aus unserem Garten. Das macht sie jedes Jahr, und es ist die beste Erdbeertorte von der ganzen Welt!*

Die Momente, an denen ich ihre Briefe im Postkasten vorfand, gehörten zu den wenigen schönen, die mir noch geblieben waren. Ich bewahrte all diese Briefe

sorgsam auf, noch heute liegen sie – sicher verwahrt – in einer Schublade. Immer wieder las ich sie, voller stiller Dankbarkeit, dass ihr das anscheinend Unmögliche gelungen war. Sie hatte dem Tod ein Schnippchen geschlagen. Und als ich in einem ihrer Briefe den Satz las: *Stell dir vor, aber meine Haare wachsen wieder*, da weinte ich. Hemmungslos, und doch irgendwie erleichtert.
Manchmal dachte ich in diesen Wochen an Gott, dem ich noch immer böse war, aber wenn ich dann Stefanies Briefe in den Händen hielt, dann verflog ein Teil meines Grolls. Aber die Bitterkeit blieb, kam immer wieder hoch, wurde stärker und stärker, und gewann immer, wenn ich an Elisas Grab stand, die Oberhand. Elisa war tot, ihr Körper lag da unten in der kalten Dunkelheit, und ich verdrängte es, mir vorzustellen, welches Bild sich mir da unten wohl bot. Es tat so weh! Ich wusste, wie egoistisch das klang, aber in dieser tiefen Verzweiflung wünschte ich mir, dass ich sie noch bei mir haben könnte. Lieber ein todkrankes, ein beatmetes, ein sterbendes Kind, als gar keins. Alles schien mir erträglicher als dieser Zustand, in dem ich mich nun befand. Ich schämte mich für meine Gedanken, und es war gemein, Elisa gegenüber. Aber manchmal wünschte ich mir eben doch, dass sie noch leben würde. Egal wie. Wenn der Schmerz Überhand nahm, dann träumte ich mich zu ihr ins Land Nirgendwo. Ich saß neben ihrem Grab und sah den Wolken hinterher. Was sie jetzt wohl tat, da oben? Ob sie glücklich war? Oder hatte sie Heimweh? Vermisste sie mich? Gab es Menschen, die sich dort ihrer angenommen hatten? Gab es irgend jemanden, der sie liebte und beschützte, so wie ich es hier all die Jahre auf der Erde getan hatte? Aber immer, egal wie schlimm es auch war, ich sah sie nur als glückliches Kind vor mir. Als eines das fröhlich war, ausgelassen und vor Glück strahlend. Ich stellte mir vor, wie sie dort Weihnachten erlebte, wie sie Geburtstag hatte und mit ihren Freunden eine riesige Party feierte. Vielleicht ging sie im Sommer den ganzen Tag im Meer schwimmen – sie war immer so gern geschwommen – und abends saß sie dann mit den anderen am Lagerfeuer und spielte Gitarre. Der Schein des Feuers würde goldene Schatten auf ihr Gesicht zaubern, und wenn ich die Augen schloss, dann war mir, als würde ich aus der Ferne Musik hören. Musik, Stimmen und fröhliches Lachen.
Ja, aufrecht hielt mich nur der Gedanke, dass sie dort glücklich und das Land Nirgendwo tatsächlich so war, wie ich es mir erträumte.

Ich konnte nur ahnen, mir nur wünschen, dass dieses Land ein Land ohne Tränen war. Ein tieferer Blick blieb mir verwehrt, und ich wusste nicht, wie lange es dauern würde, bis ich mit meinem Kind wiedervereint war. Zwanzig Jahre, dreißig oder mehr? Wie würde ich wohl aussehen mit siebzig oder achtzig? Und würden wir uns überhaupt erkennen? Der Gedanke machte mir Angst. Was war, wenn wir uns nicht erkennen würden? Oft betrachtete ich den kleinen blauen Holzvogel von der Pfarrerin. Ja, der war der Schlüssel zum Glück. Daran würden wir uns erkennen. Elisa hatte den gleichen mitgenommen, mit ins Land Nirgendwo, und egal wie sehr wir uns auch verändern würden, egal wie faltig und hässlich ich in hundert Jahren ausschauen würde, dieser blaue Vogel war unser Erkennungszeichen. Jetzt musste ich vielleicht auf dieser Erde ausharren und warten bis mein Part erfüllt war. Dabei konnte ich nicht glauben, dass Gott noch etwas mit mir vorhatte. Mein Leben war vorbei! Warum also ließ er mich noch so lange zappeln?

Und das Mädchen Stefanie? Sie hat in ihren Alltag zurückgefunden, und doch ist nichts wie es einmal war. Jede Sekunde, jeder Augenblick, und mag er nur so kurz sein wie ein Wimpernschlag, sind ein einzigartiges Wunder! Das Leben will neu entdeckt werden, ist eine Safari, eine Reise aus dem Inneren der Seele hinaus ins Licht. Mit nackten Füßen über den frischgemähten Rasen laufen – was für ein Erleben! Ganz still zu Haus im Garten sitzen, das Gesicht der Sonne zugewandt – welch lang entbehrter Genuss! Abends in seinem eigenen Bett einschlafen, ohne Brechschale auf dem Nachtschränkchen, ohne Tröpfe, Infusionen und warnende Geräte – was für ein kuscheliges Gefühl! Zur Schule gehen, mit der besten Freundin die Köpfe zusammenstecken und über den süßen Jungen aus der Parallelklasse tuscheln, Eis schlecken, ins Kino gehen – ach, das Leben ist ein Geschenk! Ist fast wie ein Kalender mit lauter bunten Türchen, hinter denen sich eine Überraschung verbirgt. Sie lässt sich auf das Wunder „Leben" ein, die kleine Stefanie, staunt jeden Tag aufs neue, nimmt die kleinen und großen Geschenke dankbar an, die das Leben ihr bereitet. Ja, jeder Tag ist ein Fest, das sich zu feiern lohnt. Sonne aus Gold, Regentropfen werden zu Perlen, Plusterwölkchen zu Zuckerwatte. Sie will einfach nur leben! Leben und vergessen, was ihr wiederfahren ist. Und doch ist da die Angst, diese quälende Angst, es könne alles nur ein trügerischer Friede sein.

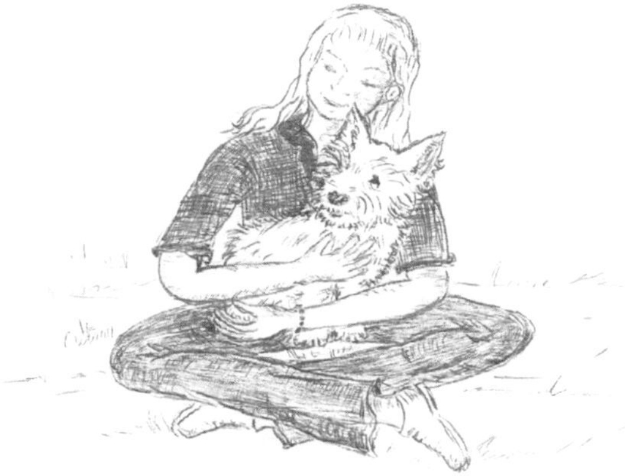

Und als an ihrem Lebenskalender nur noch wenige Türchen zu öffnen sind, da bricht das Unheil erneut über sie herein.

Zu diesem Zeitpunkt ahnte ich noch nichts von der bevorstehenden Katastrophe. Niemand ahnte etwas. Diese Krankheit Leukämie war viel zu gemein, als das sie sich lange ankündigte. Sie schlummerte wie ein scheinbar erloschener Krater tief im Inneren des Körpers. Keiner sah sie, keiner spürte sie, sie war einfach nur da. Ein stummer Schatten, der dem Mädchen Stefanie folgte. Egal wo sie hinging, egal was sie tat, die Krankheit ließ sich nicht abschütteln. Sie wartete, gierig, heimtückisch, bis der geeignete Augenblick kam, um zuzuschlagen. Mit stählernem Griff würde sie ihr Opfer zu Boden drücken, es würgen, ihm keine Atempause mehr lassen, und es letztendlich töten.

Ein Wink des Himmels

Aber auch in meinem Leben sollte sich etwas ändern. Etwas Schönes. Etwas Wundersames. Ich weiß noch genau, es war der zehnte Mai, ein milder Frühlingsabend, der zum draußen Sitzen einlud, zum Klönen in einem der vielen Straßencafes, oder einfach nur zum Spazierengehen. Ich hatte diesen Tag mehr oder weniger auf dem Friedhof verbracht. Es gab diese Tage, an denen ich mehrmals zu Elisa ging. Ihr Grab glich einer Blumenwiese, zu den Kuscheltieren hatten sich zwei neue gesellt und in einer Folienhülle lagen Briefe. Es tat gut, diese Anteilnahme, dieses Wissen, dass auch jetzt noch Menschen ihr Grab besuchten, Menschen, die unser Schicksal nicht unberührt ließ. Ich wünschte mir, die Meise wieder zu treffen, aber sie kam nicht mehr. Oft hielt ich stundenlang nach ihr Ausschau. Dafür kamen die Zweifel. War es nicht viel mehr ein Zufall gewesen, diese Begegnung mit dem Vogel? Waren nicht all diese Begegnungen Zufälle? Ich kam einfach nicht mehr weiter, in meinem Glauben, meinem Denken und in meiner Hoffnung.
Es liegt in der Natur des Menschen, dass er immer Gewissheit haben muss, und nur an das glaubt, was er sehen kann. Alles musste greifbar sein, mit den Augen zu sehen, mit den Händen zu fassen. Aber Wunder lassen sich nicht berühren, und nur wenige Menschen besitzen die Gabe sie zu sehen. War ich so ein Mensch? Besaß ich die Gabe Wunder zu sehen? Oder hatte mir Elisa diese Fähigkeit wohlmöglich übertragen? Ich war so ratlos. Mit wem konnte ich darüber sprechen? Und vor allem, wer würde es verstehen? Ich fühlte mich so isoliert! Mein Freundeskreis war bis auf einen verschwindend kleinen Anteil geschrumpft. Na ja, wenn ich ehrlich war, hatte ich gar keine Freunde mehr. Mit Bekannt werden von Elisas Diagnose, hatten sich die meisten der vermeintlichen Freunde und Freundinnen zurückgezogen. Zu betroffen, zu geschockt. Bei allem

Verständnis, aber davon konnten wir uns auch nichts kaufen. Und mit Elisas Sterben waren auch die letzten der Mohikaner verschwunden. Noch mehr betroffen, noch mehr geschockt. Gut, teilweise war es auch meine Schuld. Ich machte es den Leuten nicht gerade leicht; mit mir auszukommen. Alle Hilfsangebote – die es zu Anfang tatsächlich noch gegeben hatte – schlug ich mit einer geradezu arroganten und niederschmetternden Unhöflichkeit in den Wind. Ich ließ sie spüren, wie klein und winzig sie neben mir waren, diese Normalen mit ihren gesunden Kindern, mit ihrer geborgten, heilen Welt, die doch überhaupt keinen Schimmer hatten, von dem, was ich jetzt durchmachte. Ha, was wollten die mir denn erzählen? Wie man ein Kind aus dem Leben begleitete? Wie man eine Beerdigung organisierte? Ne, das konnte ich besser! Und so zogen sich nach und nach auch die Letzten von mir zurück. Ich ließ ihnen auch gar keine andere Möglichkeit. Ja, ich machte einen Umgang, ein Zusammenleben, ein Auskommen mit mir schien unmöglich. Ich hasste sie, ich hasste sie alle. Dafür, dass sie in diesem Sommer mit ihren Kindern ans Meer fuhren, dafür, dass sie zuschauen konnten, wie ihre Söhne oder Töchter mit glänzenden Augen die Kerzen auf der Geburtstagstorte auspusteten. Sie alle konnten Weihnachten feiern, in den Winterurlaub fahren, ihre Kinder mal ganz fest in den Arm nehmen. Und was konnte ich? Was war mir geblieben? Ein Grab, Fotos und Erinnerungen, die nur weh taten. Trauer machte einsam, und es schien fast unmöglich die Mauer der Isolation zu durchbrechen. Wer von den anderen konnte es auch auf Dauer aushalten? Diese Tränen, die immer wiederkehrende Verzweiflung, den Zorn und die Wutausbrüche. Die Einzige, die sich nicht abschrecken ließ, war Iris. Sie kam immer wieder, übersah mein unfreundliches Gesicht, und kochte sich notfalls ihren Kaffee auch mal selber. Ich hätte nachrechnen müssen, wie viel Jahre wir uns schon kannten; ich wusste nur, dass es schon verdammt viele waren. Sie war eine gute Freundin, die beste, die ich eigentlich hatte, und nun auch die letzte Verbliebene. Ich war so froh, dass sie immer wieder für mich da war, aber blöderweise war ich viel zu stolz oder zu doof; ihr das mal zu sagen. Falls sie also diese Aufzeichnungen mal liest: Liebe Iris. Danke!

In Gedanken versunken, verließ ich irgendwann an diesem Abend Elisas Grab, traute mich wieder mal nicht nach Hause – was sollte ich da auch – und ging dann, dem Kaninchen Emilie zuliebe, doch. Als ich die Tür aufschloss, verharrte ich einen Moment. War rumgeschlossen? War die Tür vielleicht nur zugeklappt? Das hieße, dass sie zurück war, dass sie mir entgegenkommen würde und schon im Flur rief: „Wo warst du denn so lange? Ich hab schon auf dich gewartet.“ Aber die Tür war nicht zugeklappt, war zweimal rumgeschlossen, und im Inneren der Wohnung war nur Stille. „Elisa?“ Ich stand im dunklen Flur und lauschte. „Elisa?“ Ein dumpfes Bangen, ein hoffnungsvolles Verharren. Vielleicht... vielleicht... ? Aber niemand kam, niemand nahm mir die Tasche ab, gab mir einen Kuss und rief, dass er mich schon vermisst hatte. Die Wohnung war leer.

In der Küche brühte ich mir einen Tee, stellte einen zweite Tasse auf den Tisch, auf Elisas Platz, und starrte aus dem Fenster. Ich war so in meiner Trauer gefangen, dass ich das Klingeln des Telefons zuerst nicht hörte. Wer konnte heute Abend noch was von mir wollen? Auf irgendwelche nichtssagenden Gespräche hatte ich nun weiß Gott keinen Bock. „Kückelhaus!“ Meine Stimme klang böser als beabsichtigt. Eine Weile war es ruhig am anderen Ende der Leitung. „Wer ist denn da?“ Verärgert wollte ich den Hörer schon wieder auflegen. „Ich bin es..., Sam.“ Vor Überraschung fiel mir fast die Teetasse aus der Hand. Er wagte es! Er wagte es tatsächlich! Er, dieser Unmensch, der Elisa hatte sterben lassen wie einen Hund. Er, der gewusst hatte, wie sehr sie auf diesen letzten Besuch gewartet hatte und trotzdem nicht mehr gekommen war. Nicht einmal zur Beerdigung war er erschienen, aber da hätte ich ihn vermutlich auch nicht mehr sehen wollen. Und jetzt rief er an, jetzt, nach fast sechs Monaten! Es war der Gipfel der Unverschämtheit! „Was willst du?“ Während ich sprach, konnte ich mein Gesicht im Spiegel betrachten. Diese harte, verbitterte Fassade, dieser zu einer schmalen Linie zusammengekniffene Mund – war das wirklich ich? „Was willst du?“, fauchte ich, und dieses Mal sogar noch eine Nuance schärfer. „Ich muss mit dir reden! Bitte!“ Ach! Wollte er sich bei mir ausheulen? Schämte er sich etwa für seine Gleichgültigkeit? Zu spät. Nun brauchte es ihm auch nicht mehr leid zu tun. Hatte er überhaupt so etwas wie ein Gewissen? „Okay“, stimmte ich zu, und ein boshaftes Lächeln stahl sich in mein Gesicht. Jetzt würde ich es ihm geben können! Ihm einmal richtig die Meinung sagen, ohne Schonung, mitten hinein in seine nichtssagend, schöne Visage.

Eine halbe Stunde später saßen wir uns in der Küche gegenüber. Ich ließ mich sogar herab ihm einen Cappuccino zu kochen, mit zwei Löffeln Zucker und geschlagener Sahne, ganz so, wie er ihn gerne trank. Schade, dass ich kein Rattengift im Haus hatte. „Es tut mir leid.“ Er sah mir nicht in die Augen, als er das sagte. „Ach? Tatsächlich?“ Sarkastischer konnte ich nicht sein. „Zu spät! Davon hat sie jetzt auch nichts mehr.“ Mein Lächeln glich dem einer Hexe.
„Es tut mir wirklich leid. Was soll ich denn jetzt noch sagen? Ich hab‘ das nicht gewusst, ja, nicht mal geglaubt..., dass sie sterben würde; ich hab‘ doch nicht gewusst, dass sie wirklich daran stirbt.“ Hilflos hob er die Hände. Vielleicht tat es ihm wirklich leid. Ja, ich glaube ganz ehrlich, dass Elisas Tod ihn betroffen machte. Aber er war nicht der Mensch, der sich lange mit fremdem Leid befasste. Dazu war er viel zu oberflächlich, zu egoistisch und von sich überzeugt. Er war ein guter Schauspieler. Den wahren Grund seines Kommens präsentierte er nach der zweiten Tasse Kaffee ganz offen. Streit mit der Angetrauten, der Freundin, oder was weiß ich. Was gab es da besseres als einen Besuch bei einer seiner Ex. Ein Kondolenzbesuch verbunden mit Sex und ein bisschen Spaß – na, wenn das nichts war! So was konnte sich nur ein Mensch wie Sam ausdenken. „Ich hab‘

meine Haare ein Stückchen abgeschnitten“, sagte er, und grinste mich entwaffnend offen an, „findest du, dass mir das steht?“ Ich hätte ihm gern entgegnet, dass die Menschen, die mir im Moment am Herzen lagen, überhaupt keine Haare mehr hatten. Aber ihm das zu erklären, wäre vergebliche Mühe gewesen. Er hätte es doch nicht kapiert. Der schöne Sam verschwand im Bad und ich ging ins Wohnzimmer zu Elisas Foto. „Hast du das gesehen? Der kommt hier an, tut so, als wenn es ihm leid täte, und dabei ist er nur auf ´ne halbe Stunde Spaß aus!“ Ihre blauen Augen blickten klar und lächelnd. *Hast du was anderes von ihm erwartet? Du weißt doch, wie er ist.* „Und wenn schon! Lise, so was Unverschämtes hab‘ ich noch nie erlebt. Er soll sich zum Teufel scheren, dieses Arschloch. Ich schmeiß‘ ihn raus und ich will ihn nicht wieder sehen.“ *Das wirst du nicht tun!* „Wie?! Du meinst allen Ernstes ich soll...“. *Du hast es versprochen!* „Aber ich kann doch nicht... Sieh ihn dir doch an, diesen Schönling, diesen arroganten Idioten...“. *Na und? Das spielt doch keine Rolle mehr.* Die Badtür klappte. Ich hörte, wie er sich im Nebenzimmer auf `s Bett fallen ließ. „Kommst du?“ Ich beugte mich näher zu Elisas Bild. „Du bist verrückt, Lise!“ *Und du hast es versprochen, Mutti!* „Aber...“. „Mit wem redest du denn da?“
Sam klang ungeduldig. Ich drehte mich um, löschte das Licht und sah noch einmal zu Elisas Foto auf dem Regal. *Du hast es versprochen!,* sagte die Stimme in der Dunkelheit. *Du hast es versprochen!*

Wunder geschehen

Fünf Wochen später schaute ich fasziniert auf die Mondlandschaft, die sich mir auf dem Monitor darbot. Aha, so sah ich also von innen aus. Ultraschall war schon was tolles. Meine Gynäkologin strahlte wie ein Schatzsucher, der eine ganze Goldmine auf einmal entdeckt hatte. „Sehen Sie das?“ Mit dem Zeigefinger wies sie lächelnd auf den Bildschirm. „Der kleine schwarze Punkt da, das ist Ihr Baby. Herzlichen Glückwunsch.“ Ich sah staunend auf das kleine Pünktchen, das so aussah, als wäre es ganz aus Versehen auf dieses Bild geraten. Das war sie also: Elisas Schwester! Allerdings gehörte schon eine Menge Fantasie dazu, um sich den Fleck als vollwertiges Menschlein vorzustellen. Im Augenblick erinnerte er mich mehr an einen punktlosen Marienkäfer, obwohl er vermutlich keine sechs Beine haben würde. „Hallo Pünktchen.“ Der Punkt sagte gar nichts und bewegte sich auch nicht. Vermutlich war er auch noch viel zu klein dazu.

Als ich die Praxis verließ, schien ich ein neuer Mensch zu sein. In meinem Bauch tanzten hundert Schmetterlinge, oder besser gesagt, ein Baby. War das wirklich wahr? Kein schöner Traum, der beim Aufwachen wie eine Seifenblase zerplatzte? Nein, es war Wirklichkeit. Ich bekam ein Kind – Elisas Schwester. Vor einem

Schaufenster betrachtete ich mein Spiegelbild, zog ein ehrwürdig strenges Gesicht und streckte den Bauch raus. „Das sind wir, Paulchen“, erklärte ich dem Punkt, der da irgendwo in mir drinnen hockte. Vielleicht pennte er gerade, oder aber er lachte über seine eitle Mutter, die sich hier vor der Schaufensterscheibe hin- und herdrehte und schon alle Leute auf sich aufmerksam machte. Für die verbleibenden acht Monate in meinem Bauch würde der Punkt „Paul“ heißen. Elisa hatte in ihrer Embryonalphase auf den schönen Namen „Willi“ gehört. Ja, auch ein Ungeborenes hatte schließlich ein Recht auf Namensfreiheit.

Auf dem Weg zum Friedhof hätte ich am liebsten laut gesungen und allen Menschen entgegengerufen: „Elisa bekommt ihre Schwester!“ Der Weg bis zum Grab zog sich unendlich in die Länge. Es war so warm, und ich hatte schon Seitenstiche. Meistens war ich die letzten paar Meter zu ihr gerannt. Aber jetzt zwang ich mich zum langsam gehen. Ich war schwanger, und Schwangere rannten nicht über den Friedhof. Die Grabstelle lag im Sonnenschein. Blumen und Kuscheltiere schienen wie in goldenem Licht gebadet. „Und? Was sagst du?“ Stolz streichelte ich meinen Bauch, beziehungsweise das, was mal einer werden sollte. „Du bekommst deine Schwester, Lise. Die Schwester, die du dir so sehr gewünscht hast. Sag‘, sag‘ bist du jetzt glücklich?“ Eine feine Tränenspur zog über meine Wangen. In den Büschen und Bäumen zwitscherten und tschilpten die Vögel. So viele Vögel. Ich suchte nach dem Einen, nach meiner Meise, aber es waren zu viele, um diesen Einen unter ihnen ausmachen zu können. Zum ersten Mal seit Elisas Tod spürte ich wieder so etwas ähnliches wie Glück in mir. Ein kleines, ängstliches Glück. Ich wagte nicht, mich so zu freuen, wie es dem Anlass zugestanden hätte, ich hatte einfach Angst. Zuviel konnte noch passieren, konnte noch schief gehen. Glück war zerbrechlich. Niemand wusste das besser als ich. Trotzdem war es ein überwältigendes Gefühl! Diese Schwangerschaft war ein Wunder. Etliche Jahre hatte ich verwartet, bis Elisa in mein Leben trat. Jahre! Und nie verhütet oder so; und ein Kind von Traurigkeit war ich auch nicht gewesen. Seltsam, da erschien dieser Sam noch ein letztes Mal und sorgte dafür – wenn auch unabsichtlich – dass Elisas größter Wunsch in Erfüllung gehen würde. Er musste in Erfüllung gehen. Und auf einmal sah ich es vor mir: Ich würde das Kind zur Welt bringen, dieses kleine Mädchen, das Elisas Augen haben würde und Elisas Haar. Dieses Kind, das in ihren Kleidern genauso aussehen würde wie die Schwester. Ich würde mit ihr zur Musikschule gehen. Ich würde auf der hintersten Bank sitzen und gespannt zuhören, wie sie ihr erstes Stück spielte. Wir würden bei unserem Italiener Eis essen, soviel, dass uns davon schlecht würde. Wir würden zusammen ans Meer fahren, „Mensch ärger dich nicht“ spielen, im Regen durch den Park laufen und, ach, wir würden soviel machen... Wir würden das Leben noch einmal von vorn beginnen. Elisa würde zurückkommen. Ja, jetzt wusste ich es ganz sicher. Sie würde zu mir zurückkommen.

Ich betrat die kleine Kirche, in der ich schon so oft Zuflucht gesucht hatte, suchte mir einen Platz in den hinteren Bankreihen, und sah auf das glänzende Farbenspiel der hohen Fenster. Jetzt war der Zeitpunkt gekommen, um mit Gott Frieden zu schließen.

Stefanie darf nicht sterben

Der Anruf kam völlig unvorbereitet. Stefanie lag im Krankenhaus! Ich hörte die Angst in der Stimme ihrer Mutter, als sie mir von dem Unglück erzählte. „Das Fieber steigt immer höher“, sagte sie verzweifelt, „und die Blutwerte lassen keinen Zweifel mehr.“ Ich wagte nicht zu fragen, was das bedeutete, obwohl es ja fast eindeutig war. Mit zittrigen Knien ließ ich mich auf einen Stuhl sinken. „Er ist wieder da“, flüsterte Petra am anderen Ende der Leitung, und dann schrie sie voller Verzweiflung auf, „es ist alles wieder da! Der Krebs... oh, mein Gott. Was sollen wir nun tun?“ Der Boden unter mir gab nach. Instinktiv drückte ich meine Hände auf den Unterbauch, um das Paulchen zu schützen. Schützen vor der großen Angst, die jetzt wie ein Stromschlag durch meinen Körper fuhr. Der Krebs war wieder da, war vielleicht nie wirklich fort gewesen und hatte die ganze Zeit auf sein bitteres Comeback gewartet. Es war so grausam. Stefanie würde sterben, wenn nicht ein Wunder geschah. Ja, wenn jetzt nicht ein Wunder geschah.

*****

Über dem Bett hatten die Schwestern eine Girlande befestigt, und am Fensterkreuz leuchteten bunte Luftballons. Stefanie hatte Geburtstag. Diesen Tag, den sie doch eigentlich im Kreise ihrer Familie, auf der Terrasse mit Erdbeerkuchen und Sonnenschein und in Freiheit feiern wollte – dieser Tag begann jetzt für sie auf der Kinderkrebsstation. Auf dem kleinen Tischchen vorm Fenster waren ihre Geschenke aufgebaut. Ein lilafarbenes Diddlkissen, ein flauschiges Badetuch, eine der so heißbegehrten kleinen Diddlmäuse, Bücher, ein buntes Schmuckkästchen – ach, es waren so viele schöne Geschenke. Aber das, was sie sich am meisten wünschte, gab es für kein Geld der Welt zu kaufen.
Hilflos stand ich mit meinem Päckchen mitten im Zimmer. Stefanie saß aufrecht in ihren Kissen, blass, unglücklich, und doch lächelte sie. Woher nahm sie nur diese bewundernswerte Kraft? Jeden Erwachsenen hätte nach so einem Rückschlag der Mut verlassen. Was war mit den ganzen letzten Monaten? Die Therapie, der Verlust der Haare, das Erbrechen, die Bestrahlungen und die Angst? War das alles umsonst gewesen? Wozu dieser ganze Kampf, wenn letztendlich doch nichts dabei rauskam? Wäre es ihr zu verdenken gewesen, wenn sie jetzt aufgegeben hätte? Aber das Mädchen Stefanie lächelte. Ein trauriges Lächeln, ein

wehmütiges, ein trotziges und doch eines, das ein kleines bisschen Hoffnung zuließ.
„Alles Liebe zum Geburtstag, Stefanie." Und dann, weil ich jetzt auch etwas brauchte, woran ich glauben konnte, „Es wird wieder gut, Stefanie, es wird alles wieder gut!" Ihre Augen waren wie müde kleine Sonnen. Die Pünktchen waren erloschen. „Ja. Ganz bestimmt." Wie traurig ihre Stimme klang. Mein Blick wanderte zu ihrer Mutter. Der Schock über den erneuten Ausbruch der Krankheit hatte deutliche Spuren in ihrem Gesicht hinterlassen. Sie sah so müde aus, die Augenränder wie mit dunklem Mascara gezeichnet, und die Augen waren genauso leer und erloschen wie die der Tochter. Aber auch die Mutter lächelte. Verwundert und unsicher glitt mein Blick hin und her. War da nicht die gleiche liebevolle Verzweiflung, die auch Elisa und ich erlebt hatten? Lief da vor meinen Augen der gleiche Film ab, den ich doch schon tausendmal gesehen hatte? Wer wollte da wen schützen? Die Mutter – die Tochter? Die Tochter – die Mutter? Aber wie auch immer. Die Mutter lächelte – für ihr Kind.
„Ich möchte dir was zeigen. Etwas Schönes", sagte ich unsicher, weil ich nicht wusste, ob es überhaupt der richtige Zeitpunkt war, um den beiden Unglücklichen jetzt mit meinem Babyglück zu kommen. Vorsichtig schob ich Stefanie den kleinen Umschlag mit dem Ultraschallbild zu. Stefanie griff nach dem Foto. Ihr Gesicht wurde mit einem Mal ganz weich und entspannt. „Ein Baby", sagte sie leise, und in ihren Augen war ein ganz eigentümlicher Glanz. Fast so, als wenn sie soeben auf den Grund eines großen Geheimnisses gestoßen wäre. Ihre Mutti betrachtete das Bild lange und streichelte dann meine Hand.
Derweil packte Stefanie ihre Geschenke aus. „Oh, was ist das denn?" Fragend hielt sie ein kleines Beutelchen in der Hand. „Warum schaust du nicht nach?", fragte ich lächelnd, und als sie dann eine kleine, mit bunten Wollresten umwickelte Drahtfigur in den Händen hielt, „das sind Kummerpüppchen. Ich denk' mal", ich holte tief Luft, „die kannst du hier gebrauchen." Stefanie breitete die kleinen Puppen vor sich auf der Bettdecke aus. „Für jeden Tag eine. Weißt du, wo die Püppchen eigentlich herkommen?" Sie schüttelte den Kopf. Ich erzählte ihr die Geschichte, die sich vor langer Zeit im fernen Lateinamerika zugetragen hatte. Erzählte von den Eltern, die zu arm waren, um ihren Kindern Spielzeug zu kaufen und aus der Not heraus kleine Püppchen aus Lumpen flochten. „Und jeden Abend, bevor du die Augen zumachst, erzählst du einer der Puppen deinen Kummer. Du musst das Püppchen anschließend unter dein Kopfkissen legen, und wenn du am nächsten Morgen wieder aufwachst, dann ist der Kummer weg." Mit dem Zeigefinger strich das Mädchen langsam über den weichen Puppenkörper. „Und du meinst, das hilft?", fragte sie leise, „Du meinst, das hilft auch bei mir?"

Was für ein trauriger Geburtstag, und doch war er schön. Die Tage, an denen Babys geboren werden, sind die schönsten in unserem Leben. Noch Jahrzehnte

später erinnert sich eine Mutter an diesen einzigartigen Augenblick, als sie den ersten Schrei des Neugeborenen vernimmt. Sie geraten nie in Vergessenheit, diese Momente, in denen man das zerknautschte, jämmerlich brüllende Bündel im Arm gehalten hat. Die weichen Härchen, die feingeschwungenen Brauen, die rosigen Lippen. Wem würde er wohl ähneln, der kleine neue Mensch? Mehr dem Papa? Mehr der Mama? Das Menschlein würde wachsen, würde neugierig seine Welt erkunden, plappern, erste Schritte wagen, und sich bereit machen für das Abenteuer Leben. Wie würde der Weg, der da vor ihm lag, wohl aussehen? War er schnurgerade, war er hügelig, steinig, oder ging es gar steil bergauf? Steine sind dazu da, dass Eltern sie aus dem Weg räumen. Das Kind führen, begleiten und irgendwann allein laufen lassen, die schützende Hand immer im Hintergrund. Das war das Leben. Was für Jahre würden vor diesem Kind liegen?
Die Tage, an denen Babys geboren werden, sind die schönsten in unserem Leben. Aber irgendwie wünschte ich mir, dass Stefanies Mutter gerade heute nicht an diesen Tag zurückdachte. Es tat so weh, die Erinnerung und der Schmerz um die verlorenen Träume. Ich war mir sicher – sie hatte sich für ihr Kind ein anderes Leben gewünscht.

Das Kartenhaus fällt

Erneut schlossen sich sämtliche Türen hinter dem Mädchen Stefanie. Wieder war der Weg nach draußen versperrt. Es blieb nichts, als der sehnsüchtige Blick aus dem Fenster, ein Traum in den Himmel und ein schwerer, schmerzhafter Gedanke an das Leben, das nun für sie unerreichbar schien. Sie war so voller Hoffnung gewesen, so siegessicher, dem Tod zuvorgekommen zu sein. Und nun? Nun begann alles von vorn. Wieder Chemo, wieder Erbrechen, wieder der verzweifelte Kampf um jedes Gramm Körpergewicht. Alles wieder von vorn. Sie würde erneut ihre Haare verlieren, diese weichen, zaghaft sprießenden Haare, die mich an ein Maulwurfsfellchen erinnerten.
„Die suchen jetzt einen Knochenmarkspender für mich“, erzählte sie mir, als ich sie und ihre Mutter erneut besuchte.
„Aber das ist doch prima“, sagte ich, weil ich nicht wusste was ich überhaupt sagen sollte. Was sagte man auch in einer solch verfahrenen Situation?
„Aber das ist ziemlich schwierig“, erklärte mir das Mädchen und sah mit sorgenvoller Miene zu ihrer Mutti, die ans Fenster getreten war und hinaus in den Garten schaute. Vielleicht wollte sie ja nicht, dass das Kind jetzt ihr Gesicht sah.
„Meine Werte müssen genau mit dem des Spenders übereinstimmen“, erklärte Stefanie weiter, und mich verwunderte die Ruhe und die Abgeklärtheit, mit der sie da über Dinge sprach, von denen ich noch nie etwas gehört hatte. „Das wird

ganz genau typisiert oder so, damit auch alles stimmt, sonst kann es zu Komplikationen kommen."
Ich nickte mit offenem Mund und kam mir ziemlich dämlich vor. „Aber die haben doch eine riesengroße Spenderdatei", warf ich hoffnungsvoll ein, „eine Datei, mit deren Hilfe man in jedem Erdteil der Welt einen passenden Spender findet!" Zumindest hatte ich das mal irgendwo gelesen. Stefanie drehte den kleinen Ring an ihrem Finger und sah so aus, als wenn sie mir gar nicht zugehört hätte. „Schade, ich wollt' noch mal so gern nach Haus, zu Wonni", sagte sie auf einmal und wie mir schien, ohne jeglichen Zusammenhang. Sie zog die Decke bis über die Schultern, schlang die Arme um die hochgezogenen Knie, als ob ihr kalt wäre. Dabei war es stickig warm im Zimmer, aber vielleicht kam die Kälte von innen.
„Die finden einen Spender", beeilte ich mich zu versichern, „die finden ganz bestimmt jemanden." Stefanies Mutter trat vom Fenster zurück und legte den Arm um ihre Tochter. „Ja, sie suchen", sagte sie leise, „erst hier in Deutschland und dann weltweit." Wie mutlos das klang. Zweifelnd sah ich die beiden Unglücklichen an. Durfte man keine Hoffnung haben? Das alles klang so vielversprechend. Irgendwo musste er sein, der Unbekannte, der das passende Knochenmark hatte! Die plötzliche Stille im Zimmer war erdrückend. Keiner sprach es aus, aber alle dachten wir das gleiche. Was, wenn es diesen Unbekannten nicht gab?

In den folgenden Wochen wurde ich Zeugin und stille Beobachterin eines ungleichen Kampfes zwischen Leben und Tod. Das Mädchen hatte sich der Krankheit nicht gebeugt. Es war viel zu stark und zu stolz, um sich einfach so zu ergeben. Sie hatte die Kriegserklärung angenommen, wohl wissend, dass nur einer als Sieger die Arena verlassen würde – der andere würde liegen bleiben. Er sollte nur kommen, der Tod! Sie würde die Stärkere sein!
Manchmal fühlte ich mich ganz klein und hässlich, wenn ich in ihre Augen sah, in denen sich ein unerschütterlicher Glaube widerspiegelte. Ja, sie glaubte an das Leben, immer noch, oder vielleicht jetzt gerade. Woher nahm sie diese Kraft, diese Hoffnung, diese fast verzweifelte Hoffnung, mit der sie ihren zerrissenen Lebensfaden immer wieder knüpfte? Immer sah ich sie voller Zuversicht. Eine Zuversicht, von der auch ihre Mutti zehrte. Die beiden hatten sich stillschweigend auf ihre letzte gemeinsame Reise gemacht und keiner wusste wo sie enden würde. Stefanie inszenierte ihr Lebenswerk, ausgerichtet auf ein einziges Ziel: Überleben! Überleben für die Mutter, um die sie solche Angst hatte. Überleben für den Vater, für den Bruder, überleben für den großen Traum! Dieser Kampf zwang sie zum Lächeln, obwohl sie am liebsten geweint hätte. Sie spielte stundenlang „Kniffel", ließ ihre Mutti absichtlich gewinnen, hörte Musik, schmökerte in „BRAVOS", und spielte allen ein fast normales Mädchen vor.

Aber eines Tages durchschaute ich ihr mühsam errichtetes Kartenhaus. An diesem Nachmittag musste Petra für wenige Stunden nach Hause fahren. Noch immer gab es einiges zu klären. Die Krankschreibung musste aktualisiert werden, die Reisetasche verlangte nach frischer Wäsche, und der Rest der Familie wollte die Mutter auch mal wieder bei sich haben. Wenn auch nur kurz, aber besser als gar nicht. Also, hatte ich mich bereit erklärt, an diesem Nachmittag meiner kleinen Freundin im Krankenhaus Gesellschaft zu leisten. Ich freute mich auf ihr Lachen, auf ihre kleinen Späße und die neugierigen Fragen, die sie über das Baby stellte. Aber diesmal bot sich mir ein ganz anderes Bild. Statt einer zuversichtlich lächelnden Stefanie, fand ich ein müdes Vögelchen mit gebrochenen Flügeln vor. Wo war ihre Kraft geblieben, ihre Stärke, die sie doch so offensichtlich ohne die Nähe der Mutter verloren hatte? Ihr Kummer war schwer zu ertragen. Ja, wenn sie geweint hätte, so richtig geweint und ihren Schmerz herausgelassen hätte – aber diese starre, maskenhafte Verzweiflung tat weh. Da hatte sie in den vergangenen Monaten alles getan, damit niemand auch nur den geringsten Verdacht schöpfte, niemand den für sie so unerträglichen Gedanken aussprach, sie könne diesen Kampf wohlmöglich verlieren. Sie hatte ihre Tränen heimlich geweint und sie hatte den Schmerz um das zerbrochene Glück stumm ertragen. Und sie tat damit genau das, was auch Elisa getan hatte. Sie lud sich eine Bürde auf, unter der sie am Ende zusammenbrechen würde. Dabei konnte ich mir nicht vorstellen, dass sie allen Ernstes glaubte, ihre Mutter würde nicht über den Tod nachdenken. Sie musste doch wissen, dass die Mutti, genau wie sie, nachts wachlag und weinte. Ihre Eltern waren so voller Angst und Sorge. Und umgekehrt taten sie genau das, was auch ich getan hatte. Sie verbargen ihre Ängste, ihre Sorgen und ihre Tränen. Die Kinder versuchten, die Eltern zu schützen und die Eltern die Kinder. Jeder verbarg sein Empfinden vor dem anderen, in der Hoffnung und dem Glauben, es richtig zu tun. Darin lag die Tragödie begründet.

„Stefanie, sprich mit Mutti! Ich weiß, dass das schwer für dich ist, aber du kannst das doch nicht alles mit dir allein abmachen. Versuch es wenigstens, sprich mit Mutti! Ich bitte dich!“ „Nein!“ Entschlossen schüttelte sie den Kopf. „Aber warum denn nicht? Das hier ist doch jetzt eine Nummer zu groß für dich. Siehst du das nicht selbst?“ Schweigen und ein stummer Blick auf die zu Fäusten geballten Hände. Ich versuchte es erneut. „Kein Mensch kann so was allein durchstehen. Wenn du jetzt mit Mutti sprichst, über deine Angst und deinen Kummer... meinst du nicht, das es dir dann ein bisschen besser gehen würde? Ich versteh‘ nicht...“ „Eben“, sagte sie böse, „Du verstehst es nicht.“ Sie drehte den Kopf weg und verbarg das Gesicht in den Händen. Durch das geöffnete Fenster hörte man Vogelstimmen. Ein Radio spielte und im Hof schoss irgendwer unaufhörlich einen Ball an das Mauerwerk. „Mag sein, dass ich es nicht verstehe“, sagte ich leise und stand auf, um das Fenster zu schließen, „aber weißt du, ich hab' immer geglaubt, dass Elisa mir in allen Lebenslagen vertraut. Es gab nichts, was wir nicht miteinander geteilt hätten – Freud, und Leid und jeden Kummer. Aber dass sie dann – als es wirklich darauf ankam – geschwiegen hat, das hat mir mehr weh getan als alles andere. Ich habe mich so unverstanden gefühlt, so zurückgewiesen. Immer wollte ich für sie da sein, ihr helfen, sie beschützen – und dann? Dann hat sie mich einfach ausgeschlossen von ihrem Leid! Und das Schlimmste ist, manchmal hat sie sogar versucht, es mir zu erklären, und ich war einfach zu blind, zu taub, und wahrscheinlich sogar zu blöd, um es zu begreifen. Ich wollte doch nur, dass sie lebt! Du hast das doch alles selbst miterlebt. Mach' nicht den gleichen Fehler, den wir gemacht haben." Stefanie hatte die Hände vom Gesicht genommen und strich sacht über meinen Arm. „Sie hat das alles doch nur für dich getan", sagte sie tröstend, „nur für dich! Was ist denn so verkehrt daran, wenn man die anderen nicht auch noch so belasten will? Reicht es nicht, wenn ich traurig bin? Und vielleicht finden die ja doch noch einen passenden Spender für mich. Dann fahren Mutti und ich in die Transplantationsklinik, und alles wird wieder gut. Warum soll ich Mutti denn jetzt solche Angst machen?" Es war zwecklos. „Aber mit irgendwem muss man sprechen", versuchte ich es erneut. „Na, und mit wem?" Stefanie verzog fragend das Gesicht, „mit wem soll ich denn reden?" „Bin ich niemand?" Mit dem Ellenbogen stupste ich sie in die Seite. Ein trauriges Grienen zog über ihr Gesicht. „Doch schon. Aber du sollst doch jetzt an nichts Trauriges denken. Eigentlich sollst du dich nur auf das Baby freuen." Das war ein Argument, ein richtiges Steffiargument. Immer dachte sie zuerst an die anderen und dann erst an sich. Dabei hätte ein bisschen Egoismus in ihrer Situation auch nicht geschadet. „Was ist denn mit dem Professor? Den magst du doch ganz gern. Und Anke? Oder Marie? Was ist denn mit denen?" Stefanie winkte müde ab. „Ne, die haben doch nie Zeit. Vergiss es! Und außerdem haben die doch alle keine Ahnung." Diese Feststellung verblüffte mich. „Wieso haben die keine Ahnung ? Wie meinst du das denn? Die Ärzte hier..." „Okay, okay", beschwichtigend hob sie die Hände, „...die wissen vielleicht wie man die Therapie macht und den ganzen anderen Medizinkram, aber wie es mir wirklich geht, hier drinnen", mit dem Finger tippte sie auf ihre Brust, „das wissen sie nicht. Wie auch? Die waren ja noch nie so krank."

Ratlos saßen wir nebeneinander auf dem Bett. Stefanie legte den Kopf an meine Schulter. „Weißt du noch, damals hab' ich dich mal gefragt, ob Sterben schlimm ist. Und du hast gesagt: „Nein, nur das, was übrig bleibt." Du hast Recht. Ich glaub', es ist wirklich nicht schlimm."
Überrascht suchte ich ihre Augen. „Und was ist für dich schlimm?", fragte ich leise.

Auf einmal begann ihr Mund unkontrolliert zu zucken, ihr ganzer Körper bebte, und die Tränen kullerten ungehemmt über ihre Wangen. „Mutti“, schluchzte sie, „Oda, was wird aus meiner Mutti werden? Wenn das anders kommt, was wird dann nur aus Mutti?“ Sie lag in meinen Armen und weinte so bitterlich, dass ich die eigenen Tränen nicht länger zurückhalten konnte. Hilflos tupfte ich die blanken Perlen ab, die wie kleine Rinnsale über ihr blasses Gesicht liefen. „Mutti wird so traurig sein“, flüsterte das Kind. „Und Papa, ach Oda, sie werden so traurig sein und so enttäuscht.“ Betroffen drückte ich das schluchzende Mädchen an mich. „Nein. Das darfst du nicht denken! Traurig, ja, traurig wären unheimlich viele Menschen. Aber enttäuscht? Nein, enttäuscht wären sie nicht. Deine Eltern sind so stolz auf dich und lieben dich so sehr. Wie kannst du da annehmen, dass du sie enttäuschen könntest. Außerdem wird es ja gar keinen Grund geben zum Traurigsein. Du wirst ja wieder gesund.“
„Trotzdem“, sagte das Mädchen Stefanie mit soviel Verzweiflung in der Stimme, dass man es kaum ertragen konnte. „Trotzdem. Wenn das anders kommt, dann wird meine Mutti verrückt. Das überlebt Mutti nicht! Dann stirbt meine Mutti doch auch!“

Kommen und Gehen

Die Wochen vergingen. Stefanie und ihre Mutter hofften in ihrem unfreiwilligen Gefängnis auf den erlösenden Anruf, dass man endlich einen Spender oder eine Spenderin gefunden habe.
In mir wuchs die Vorfreude auf das Baby. Das Baby, das Elisas Augen haben würde und mit dem ich noch einmal von vorn beginnen könnte. Diese Hoffnung hielt mich am Leben. Manchmal saß ich stundenlang in Elisas Zimmer und träumte mich zu ihr ins Land Nirgendwo.
Sie würde zurückkommen, in der Gestalt dieses kleinen Mädchens, das da von Tag zu Tag in mir drin immer größer wurde. Gemeinsam würden wir unser altes Leben wieder da aufnehmen, wo wir es beendet hatten. Oftmals saß ich ganze Vormittage auf dem Friedhof, sah mir an Elisas Grab ihre alten Kinderfotos an, und versuchte mir vorzustellen, wie die neue kleine Schwester wohl aussehen würde. Ob die Augen wohl ganz blau wären – so wie Elisas? Und die Haare? Würde sie bei ihrer Geburt die gleichen langen schwarzen Strubbelhaare haben wie die große Schwester? Hoffentlich würde sie nicht soviel krank sein wie sie. Ach, Elisa war ständig krank gewesen, als sie so klein war.
Einen einzigen Gedanken allerdings verbot ich mir. Er hatte auch gar keinen Platz in meinen himmelfliegenden Träumen. Was wäre, wenn dem Baby etwas zustoßen würde? Nein, diesen

Gedanken gab es nicht. In meiner Fantasie saß ich mit der kleinen Schwester auf dem Spielplatz, mit dem Picknickkorb auf der Wiese, wir würden grillen, in den Urlaub fahren, Blumenkränze flechten, und uns abends vorm Einschlafen kleine Geschichten erzählen. Ich würde ihr den Stern der fernen Himmelsschwester zeigen, den ich endlich gefunden hatte. Ganz hell, dicht neben dem Hamsterstern leuchtete er jetzt nachts in mein Zimmer. Und Jahre später würde ich ihr all das erlauben, was ich der großen Schwester verboten hatte: ein Nabelpiercing, blonde Haarsträhnchen, und von mir aus sogar ein Tattoo, wenn es unbedingt sein musste. Mit jedem Zentimeter, den mein Bauch an Umfang zunahm, wuchs auch meine Hoffnung. Der einzige Schatten, der auf meine Träume fiel, war der, dass ich mit niemanden darüber reden konnte. Für die Menschen um mich herum war der Tod endlich. Sie scheuten sich, darüber zu sprechen, ja überhaupt nachzudenken. Für sie hatten meine Begegnungen mit dem Vogel, meine ganzen unsichtbaren Kontakte in den Himmel und die Verbindung zu Elisa, etwas Esoterisches, ja Unheimliches. Wahrscheinlich hielten sie mich für krank. Meine Hoffnung, dass die Seele sich ein neues Zuhause suchte und so vielleicht zurückfand, stieß auf absolutes Unverständnis. Aber vielleicht erwartete ich auch zuviel von den Menschen. Bereits mein jetzt sichtbarer Babybauch erregte die unterschiedlichsten Gemüter. Bei den Meinungen über mich schieden sich die Geister. „Sie bekommen ein Baby?“, fragte mich eine flüchtige Bekannte, und drückte spontan und voller Freude meine Hände. „Ach, da wird sich die Elisa aber freuen, wenn sie jetzt vom Himmel schaut und das sieht. Ich glaube, eine größere Freude hätten Sie Ihrer Tochter gar nicht machen können.“ So eine Reaktion hatte ich von dieser Frau gar nicht erwartet. Aber leider blieb sie auch fast die einzige, die ihre freudige Anteilnahme so offen zeigte. Die meisten der Leute die mich kannten, schüttelten die Köpfe und tuschelten mit vorgehaltener Hand hinter meinem Rücken. Allerdings gab es auch ein paar, die ganz offen sagten, was sie von mir dachten. „Bist du verrückt?“, fragte eine ehemalige Schulkameradin und starrte fast angewidert auf meinen Bauch. „Du musst ja Nerven haben. Das eine Kind gerade mal beerdigt und schon das nächste unterwegs. Also, wenn du mich fragst, ich finde das geschmacklos.“ Ich fragte sie nicht, aber ihre Meinung hatte mich doch tief getroffen. Dabei war sie bei weitem nicht die einzige, die so dachte. „Ich versteh‘ dich nicht“, musste ich mir Tage später die nächste dumme Bemerkung gefallen lassen. „Also, Eure Beerdigung war ja schon merkwürdig genug – diese unpassende Musik mit diesen Kellys und deine komischen Klamotten – ich fand ja, das war gar nicht richtig traurig, so wie eine Beerdigung eben sein muss – aber dass du jetzt deine Tochter einfach so abschreibst, nein, das geht beim besten Willen nicht in meinen Kopf. Man kann doch ein Kind nicht einfach so ersetzen!“

Das konnte doch alles nicht wahr sein! Waren die Leute so blind oder taten sie nur so? Warum gönnten die mir dieses kleine Glück denn nicht? Nie im Leben ging es doch darum, Elisa zu ersetzen! Meinten diese Menschen, dass man, wenn man ein Kind verloren hatte, nicht das Recht auf einen Neuanfang hatte? Machte es Sinn, wenn ich ihnen von Elisa erzählte, von den vielen Nächten, in denen sie mich immer wieder um das Geschwisterchen gebeten hatte? Würden sie überhaupt begreifen, warum sie das getan hatte? Dieser Kampf, diese Verzweiflung und diese Tränen – und all das nur, damit sie sicher sein konnte, dass ich mich nach ihrem Tod nicht aus dem Leben stehlen konnte. Mit der Gewissheit, dass ich mich für das Baby entscheiden würde, hatte sie mich gezwungen zu leben. Zu leben, egal wie schwer es auch wäre. Aber die Menschen, die mich jetzt so verurteilten, würden es ohnehin nicht kapieren. Sie wussten es einfach nicht besser!

In meiner Verzweiflung rettete ich mich zu Stefanie und ihrer Mutti. Die beiden wirkten so mutig und gefasst, dass ich meinen eigentlichen Kummer fast vergaß. „Die haben einen Spender gefunden", erzählte Petra und drückte fest die Hand ihrer Tochter. Es sah so aus, als würden die zwei sich aneinander festhalten. „Ja." Stefanie nickte bestätigend. „Ich krieg' jetzt hier noch die Chemo zu Ende und dann fahren Mutti und ich in eine Spezialklinik. Da bekomm' ich noch mal so eine Hochdosistherapie und dann wird die Transplantation gemacht." Ich fragte mich heimlich, wie viel Gift man noch in ihren kleinen, ausgemergelten Körper schütten wollte, aber allein die Aussicht, dass es tatsächlich gelungen war, einen passenden Knochenmarkspender zu finden, stimmte mich froh. Das Mädchen und ihre Mutter sahen dem ganzen eher verhalten entgegen. Freuten sie sich nicht? Oder waren sie, nach dem was sie erlebt hatten, viel zu argwöhnisch und ängstlich? Oder war „realistisch" nicht eher der treffendere Ausdruck? Ja, lieber nicht zu dolle freuen. Dann tat die Enttäuschung nicht so weh. Und die beiden waren schon viel zu oft enttäuscht worden. „Schade, bis Jena ist es viel zu weit. Da kann ich Euch gar nicht besuchen." „Aber du kannst uns doch schreiben", warf Stefanie ein, und ihre Augen begannen wieder zu leuchten. „Du kannst uns schreiben, und bestimmt können wir auch telefonieren." Und dann sagte sie: „Im August oder September bekomm' ich das Knochenmark. Dann muss ich eine ganze Weile noch völlig isoliert liegen, in so einer Art Zelt, damit ich keine Infektion bekomme. Aber Mutti darf immer mit bei mir sein, das haben wir schon gefragt." Ihre Augen leuchteten auf, als sie hinzufügte: „Wenn alles gut geht, dann bin ich im Oktober schon wieder zu Hause. Bestimmt. Im Herbst, Oda, im Herbst wird alles vorbei sein."

Ich rutschte ein Stückchen näher an ihr Bett heran. „Stefanie, vermutlich werden wir uns ja jetzt eine ganze Weile nicht sehen. Und darum möchte ich Dich jetzt etwas fragen, was mir ziemlich wichtig ist." Stefanie bekam wieder ihre runden Neugieraugen. Mir war auf einmal ganz feierlich zumute. „Ich hab' Euch doch mal erzählt, dass ich mir wünsche, dass Elisas Schwester getauft wird. Und jetzt wollte ich dich fragen, Stefanie, ob du nicht Taufpatin werden möchtest?" Ich fing fast an zu heulen, als ich das fragte. „Iichh?" Stefanie sah so überrascht aus, dass ich zuerst fürchtete, sie würde ablehnen. „Eine Patenschaft bedeutet eine ziemlich große Verantwortung", versuchte ich zu erklären, „und ich habe lange überlegt, wer wohl ein geeigneter Pate oder eine Patin wäre. Und du, Stefanie, du bist in meinen Augen genau die Richtige. Als Patin wählt man immer einen ganz besonderen Menschen aus und ich glaube, das bist du." „Ich?", fragte sie noch einmal ungläubig und sah fragend ihr Mutti an. „Wieso ich? Ich bin doch nur ein ganz normales Mädchen." Entschieden schüttelte ich den Kopf. „Ne, das bist du ganz sicher nicht! Du bist etwas ganz Besonderes, und ich glaube, du weißt das auch. Du musst das mit der Patenschaft auch nicht sofort entscheiden. Besprich dich mit deinen Eltern und sag mir dann, wie du dich entschieden hast." Lächelnd klopfte ich auf meinen Minibauch. „Ein bisschen Zeit hat es ja auch noch." Stefanie machte es sich im Schneidersitz im Bett bequem, kuschelte sich an ihre Mutti und fragte neugierig: „Was muss man denn so machen als Patin?" „Ja, also", jetzt kam es darauf an, die richtigen Worte zu finden, „eine Patin erklärt sich bereit, ein Leben lang für das Kind, welches ihr anvertraut wird, dazusein. Sie erzählt ihm von Gott, begleitet es, und hilft ihm den Weg zum Glauben zu finden, und somit auch den Weg zu Gott." Die Enttäuschung breitete sich wie ein dunkler Schatten über Stefanies erwartungsvolles Gesicht. „Och, schade. Dann kann ich das ja gar nicht werden. Ich hab' doch überhaupt keine Ahnung von Kirche und so, und außerdem", enttäuscht sah sie von ihrer Mutti zu mir, „Du weißt doch, dass wir an so etwas auch nicht glauben – das mit dem lieben Gott und all diesen Sachen." „Ne", sagte ich und nahm ihre schmalen Hände. „Das brauchst du auch gar nicht. Du wirst eine Patentante der ganz anderen Art. Du bist nämlich dafür zuständig, wenn es um ganz irdische Fragen geht! Im Klartext: Wenn das Baby später mal Haschisch raucht oder sich heimlich Ecstasy besorgt, dann ist es deine Aufgabe dafür zu sorgen, dass es möglichst schnell rafft, wie blöd so etwas ist. Und wenn es später zum ersten Mal in die Disco geht, oder nur mal um die Häuser zieht, dann hast du ein wachsames Auge darauf. Du bist für den Trost beim ersten Liebeskummer zuständig und für die Standpauke nach dem Schuleschwänzen. Für solche Themen bin ich nämlich in etlichen Jahren wohl kaum mehr die richtige Ansprechpartnerin, und was kann es da besseres geben, als wenn man eine fesche, junge Patentante hat. Also? Wie sieht es aus, Tante Stefanie?"

Wohl fast jeder Vertreter der Heiligen Kirche, hätte bei dieser Definition einer Patenschaft vermutlich einen Herzinfarkt erlitten. Aber der Zweck heiligt bekanntlich die Mittel, und ich bezweckte mit meinem Patenwunsch viel mehr, als es im Augenblick den Anschein hatte. Das Mädchen sollte etwas haben, worauf es sich freuen konnte, ein Ziel, eine Aufgabe. Ich hatte nicht die geringste Ahnung, was sie und ihre Mutter in dieser Transplantationsklinik erwarten würde, aber es konnte auf keinen Fall schaden, wenn man wusste, dass es da außerhalb der Klinikmauern noch eine Menge zu tun gab. Und auch wenn man das beiseite ließ, ich konnte mir keinen besseren Menschen für diese Aufgabe vorstellen. Das Mädchen Stefanie hatte in den letzten Monaten mehr für mich getan als alle anderen. Vielleicht war ihr das gar nicht bewusst, aber ohne sie, hätte ich vielleicht nie verstanden, was Elisa und mir widerfahren war. Ihre stille Hilfsbereitschaft, die zaghafte Freundschaft, mit der sie uns begegnet war, und ihr unerschütterlicher Mut, hatten in dieser schweren Zeit meine tiefe Bewunderung geweckt. Sie und ihre Mutter waren die großartigsten Menschen, die ich in meinem ganzen Leben getroffen hatte. Und wenn sie jetzt zustimmten, und Stefanie Patentante würde, dann wäre das die größte Ehre, die sie uns überhaupt erweisen konnten – Elisa, dem Baby und mir. Klar, das Baby würde selbstverständlich auch eine Patin bekommen, die es auf seinem Weg zu Gott begleitete, es stärkte und ihm helfen würde, Geborgenheit und Halt in seinem Glauben zu finden. Aber Stefanies Patenschaft würde eine ganz besondere Bedeutung für uns alle haben.

*****

So rasch wie der Sommer ins Land gezogen war, so rasch verging er auch wieder. Mein Babybauch hatte mittlerweile immens an Umfang gewonnen und ich trug ihn stolz, und vielleicht sogar ein wenig provokant vor mir her. Sollten sie doch gucken, die Doofen, die Neider, die, die mir und Elisa unseren Neuanfang offenbar nicht gönnten. Ich war mir ganz sicher, dass ich das Richtige tat. Manchmal erschreckte mich die Gelassenheit, mit der ich durch den Tag ging. Irgendwie war es unheimlich, diese hoffnungsvolle Fröhlichkeit und die Tatsache, dass die Trauer verschwunden schien. Dabei war sie nicht fort. Sie verfolgte mich, unsichtbar und irgendwann ihr Recht fordernd. Meine Tage verbrachte ich auf dem Friedhof, erzählte dem Baby von seiner Schwester und der Schwester vom Baby. Ich schlief viel, aß Unmengen von Obst und Gemüse, ging spazieren, und ließ nur schöne und angenehme Dinge an mich heran. Mein Gesicht verlor seine fahle Blässe, und mit dem kugeligen Babybauch hatte ich seit langem mal wieder so etwas wie Figur. Ich präsentierte meine Fülle in einem knallengen Stretchkleid, damit der Bauch auch so richtig zur Geltung kam. Ich begann wieder Schmuck zu tragen, meine Haare waren wieder weich und duftig, die tiefen Augenringe verschwanden aus meinem Gesicht, und übrig blieb nur ein geheimnisvoller Glanz. Ich fand mich schön, so schwanger wie ich war. Richtig schön. Aber damit stieß ich erneut an die Schmerzgrenze einiger Mitmenschen,

die meinten beurteilen zu können, wie sich eine trauernde Mutter zu benehmen hatte! Aber diesmal ließ ich mich nicht mehr provozieren. Im nachhinein frage ich mich heute manchmal, wie ich all das überhaupt ertragen habe. Erst viel später hat mir mal eine sehr gute Therapeutin das so erklärt: „Sie haben diese ganzen Monate nur mit der Hilfe Ihrer Tochter überlebt. Sie hat Ihnen all ihre Kraft, ihre Energie und ihren Mut hinterlassen. Alles Dinge, die sie nicht mehr braucht, wo immer sie jetzt auch sein mag.“ Und genauso war es wohl auch gewesen.
Sam, der werdende Vater, der auch noch nichts von seinem Glück ahnte, hatte sich nicht mehr gemeldet. Mir war es recht. Für mich war er ohnehin nicht mehr von Bedeutung.

Transplantation

An den Abenden telefonierte ich oft stundenlang mit Stefanie und Petra, die sich mittlerweile in der Transplantationsklinik in Jena befanden. Und wieder erlebte ich dasselbe, was ich schon von meinen Besuchen und Telefonaten aus der alten Villa her kannte. Eine fröhliche, vor Lebenslust übersprudelnde Stefanie, die lachte, Späße machte und so voller Hoffnung schien, wenn, ja wenn ihre Mutti am Bett saß. Verließ die Mutter auch nur für wenige Minuten das Zimmer, und sei es nur um zur Toilette zu gehen oder sich in aller Eile einen starken Kaffee gegen die Müdigkeit und die Kopfschmerzen zu gönnen, in diesen Minuten erlebte ich eine ganz andere Stefanie. Sie weinte nicht, ja, wenn sie doch wenigstens geweint hätte. Sie klagte nicht, nein, aber zwischen all den leise geflüsterten Worten klang ein einziger unausgesprochener Satz mit: Was wird aus Mutti, wenn ich das hier nicht schaffe? Sie war so fest entschlossen diesen Kampf allein zu Ende zu führen. Die Mutter wollte sie schützen. Mutti sollte keine Angst um sie haben müssen. Sie verdrängte, dass ihre Mutter ja längst die gleichen Gedanken dachte wie sie, die gleichen Tränen weinte, und den Tod ebenso fürchtete wie das Kind. Ja, solange noch ein Hauch von Leben in ihr war, würde sie ihre Mutter beschützen.
In der ersten Zeit schrieb sie mir noch Briefe. Da befand sie sich noch auf der ganz „normalen“ Station. Ein Zimmer, voll mit fast gleichaltrigen Mädchen, die hier ihre Therapie machten oder auf die Transplantation warteten. Liebevolle Schwestern, die das Leid ihrer kleinen Patienten und Patientinnen nicht unberührt ließ. Und das Beste: Es gab keine Magensonde mehr! Man brauchte keine Angst mehr vor den Mahlzeiten zu haben, vor der Übelkeit, dem Erbrechen und den manchmal vorwurfsvollen Blicken des Pflegepersonals. Hier wurde man schlicht und einfach über den Tropf ernährt und konnte, ganz nach Belieben und Befindlichkeit selbst entscheiden, was auf den Teller kam. Der Psychodruck „Essen“ verlor seinen Schrecken.

So waren sie, die letzten Wochen im Leben des Mädchens Stefanie. Eines, der für mich immer wieder zutiefst beeindruckenden Gespräche, ist mir besonders in Erinnerung geblieben. Es muss kurz vor der Transplantation gewesen sein, und wir hatten bereits eine Ewigkeit miteinander telefoniert. Wie immer war Stefanie fröhlich gewesen, inzwischen eine durchschaubare Fröhlichkeit, aber an diesem Abend hatte ich das Gefühl, dass sie noch irgendwas sagen wollte. Wir hatten über Belanglosigkeiten gesprochen, kleinen Klatsch und Tratsch, eben Nebensächlichkeiten, als sie auf einmal anfing zu weinen. „Stefanie...“. Ich fühlte mich so hilflos. „Ich hab‘ Angst“, gab sie plötzlich ganz offen zu. „Und ich glaub‘, Mutti auch. Mutti hat geweint, ich hab‘s doch gesehen, an ihren Augen.“ Und dann meinte sie leise: „Weißt du, die Transplantation kann ja auch schief gehen. Und was wird dann?“ „Sie wird nicht schief gehen!“ Ich drückte den Telefonhörer so fest an mein Gesicht, dass es schon weh tat. „Alles wird gut werden! Das ist das einzige, woran du jetzt denken musst. Weißt du, wie viele Menschen an dich und Mutti denken? Alle fiebern mit Euch mit, drücken die Daumen und beten für Euch. Es wird eine Menge Leute geben, die am Morgen deiner Transplantation in die Kirche gehen und für Euch Kerzen anzünden. Glaub‘ mir, es muss einfach klappen!“ Obwohl uns so viele Kilometer von einander trennten, sah ich ihr schmales, blasses Gesichtchen fast greifbar nah vor mir. „Beten, Kerzen anzünden...“, ihre Stimme klang so mutlos, „...meinst du wirklich, dass das was nützt? „Aber natürlich. Ganz sicher nützt es was.“ „Aber warum?“, fragte sie so leise, dass ich sie kaum verstand, „Warum sollte dein Gott ausgerechnet mir helfen? Wo ich doch nicht einmal an ihn glaube..., ach.., sage mir doch, warum sollte er da ausgerechnet mir helfen?“

Später wird sich herausstellen, dass sie sich ihrer Mutti doch offenbart hat. Nicht in einem Gespräch, so wie man sich das normalerweise vorstellt, nein, das Mädchen hat ihrer Mutter einen Brief geschrieben. Einen Brief, in dem sie ihrer Mutter dankt, in dem sie ihr all ihre Liebe gesteht und ihre Bewunderung. Sie beschreibt in diesen Zeilen, was sie so sehr an der Mutti liebt und verehrt. Die Art ihrer Mutter – zu lachen, wie sie sich bewegt, wie sie sich kleidet ,viel schöner, viel eleganter und viel fetziger als die Mütter der anderen Mädchen. Ihre Mutti ist die klügste, die schönste und die tapferste Mutti auf der ganzen Welt.
Wie Recht sie mit ihren Worten hat! Eine Mutter, die monatelang unermüdlich am Bett ihres schwerstkranken Kindes wacht, die all die Schmerzen und Qualen am eigenen Körper spürt, die den Tod im Zimmer nebenan ein- und ausgehen sieht, und trotz allem nie aufhört, für ihr Kind zu kämpfen – so eine Mutter verdient unser aller Respekt!
Diesen letzten Brief ihrer Tochter hat die Mutter aufbewahrt, zusammen mit all den vielen wunderbaren Erinnerungen und Hinterlassenschaften, hütet ihn wie ein

kostbares Relikt aus vergangener Zeit, einzigartig und von unschätzbarem Wert. Und das ist er am Ende auch.
Die Freude kribbelte bis in die Fußspitzen. Stefanie hatte die Transplantation gut überstanden! Nun hieß es abwarten, ein zaghaftes Bangen, ob der Körper das Knochenmark auch annahm. Und wenn nicht? Konnte man so eine Transplantation wiederholen? Aber daran wollte ich nicht denken. Es musste einfach gut gehen! Jetzt lag sie in einem so genannten Zelt. Warum das so hieß, war mir schleierhaft. Nach Petras Beschreibungen war es mehr ein steriler Raum, der nicht betreten werden durfte. Jeder Kontakt wie streicheln, küssen oder umarmen war fast unmöglich. Aber wie belastend der momentane Zustand auch sein mochte, es gab wieder Hoffnung... – eine winzigkleine, riesiggroße Hoffnung.

Kinderüberraschung

Der Schallkopf des Ultraschallgerätes kurvte kreisend über meinen Bauch. „Alles bestens", freute sich meine Gynäkologin. „Wollen Sie gar nicht wissen was es wird?" Unsicher zuckte ich mit den Schultern. Eigentlich nicht, schließlich wusste ich doch längst, dass es ein Mädchen war. Elisa hatte sich eine Schwester gewünscht. Was also sollte sich jetzt daran ändern. „Sehen Sie mal", wies die Ärztin erklärend auf den Monitor, „das hier ist ein Füßchen und hier... das hier ist der Oberschenkel. Und das hier, sehen Sie das? Ein Junge! Es ist ganz eindeutig ein Junge!" Vor Überraschung vergaß ich fast Luft zu holen. Ein Junge. Auf einmal bekam die ganze Geschichte eine völlig andere Dimension. Nie im Leben hatte ich damit gerechnet, dass das Paulchen da in meinem Bauch seinen Namen vielleicht nicht zu unrecht trug. Ein Junge! Und was war mit Elisas Kleidern, mit den Haarbändern auf ihrer Kommode und dem Schmuck, den sie der Schwester hinterlassen hatte? „Glauben Sie mir", meinte die Ärztin, die den Gewissenskonflikt in meinen Augen wohl gesehen hatte, „Es ist gut, dass es ein kleiner Junge ist. Vermutlich würde man bei einem Mädchen immer nur vergleichen, ohne es zu wollen, aber man würde es tun. Wissen Sie, wie schwer das für ein Kind ist, mit einem unsichtbaren Geschwisterkind zu konkurrieren, dem man doch nie wirklich das Wasser reichen kann? Nein, freuen Sie sich lieber, dass es ein Junge ist. Vielleicht sollte es ja so sein."
Mit einem merkwürdigen Gefühl im Magen verließ ich die Praxis, fuhr zum Friedhof und erzählte Elisa was geschehen war. Ob sie sich auch über einen Bruder freute? Aber warum eigentlich nicht? Für ihren Traum war es doch völlig unerheblich gewesen, ob es ein Junge oder ein Mädchen werden würde. Sie wollte die Gewissheit, dass es jemanden geben würde, damit ich nicht alleine blieb. Sie hatte mit dem Geschwisterkind dafür gesorgt, dass ich bleiben musste –

hier auf der Erde, und ohne sie. Das Baby war eine Verpflichtung zum Weiterleben. Das war ihr einziger Wunsch gewesen. Mehr hatte sie gar nicht verlangt.
Unter meiner Bauchdecke begann es sich zu regen und eine winzige Beule wurde sichtbar. War es ein Füßchen? Oder eine kleine Faust? „Ja dann, Paulchen“, sagte ich mit Tränen in den Augen und streichelte sanft über den kleinen Huckel. „Weißt du, sei nicht traurig, dass ich geglaubt habe, du wärst ein Mädchen. Aber wir kriegen das schon hin, wir beide. Und schließlich gibt es ja auch Jungs mit langen Haaren. Und die meisten wirklich guten Gitarristen sind Männer. Denk nur an John und Joey Kelly, Jimmy Hendrix, oder Ritchie Samborra.“ Ich hatte keine Ahnung, ob sich Paulchen für diese Richtung von Musik interessierte. Jetzt jedenfalls begann er wild zu hüpfen und meine Bauchdecke schlug Falten. Vielleicht stand er mehr auf Ballett? Oder doch lieber Bungee Jumping?
Die Vögel in den Zweigen zwitscherten und sangen, und ich begann mich auf meinen Sohn zu freuen.

Das Leben ist nicht immer fair

Als ich am Abend in Jena anrief, um Stefanie von der unerwarteten Überraschung zu erzählen, bekam meine Freude mit einem Schlag Risse. „Es geht mir nicht so gut“, flüsterte ihre fiebrigheiße Stimme am Telefon. „Ich hab‘ so Kopfschmerzen und ich bin müde. Ach Oda, ich bin so müde. Ich möchte nur noch schlafen. Ich glaub‘, ich kann heut gar nicht viel mit dir reden.“ Was um Gottes Willen war jetzt wieder passiert? Wieso war sie immerzu müde? Was hatte das alles zu bedeuten? Als das Mädchen den Hörer an die Mutti weiterreichte, und ich schon am Klang der Stimme vernahm, dass etwas nicht in Ordnung war, geriet meine Angst ins Uferlose. „Wir müssen abwarten“, erklärte mir Petra zurückhaltend. Jetzt war sie es, die nicht so reden konnte, wie sie vielleicht gern wollte. Aber die fragenden Augen des Kindes hingen an ihren Lippen, verfolgten jede Regung der Mutter, hörten das unterdrückte Beben in ihren Worten, und darum konnte die Mutti jetzt auch nur diesen einen Satz sagen: „Wir müssen abwarten.“
Später in dieser Nacht rief ich sie noch einmal auf ihrem Apparat in ihrem Zimmer im Elternhaus an. „Stefanie ist raus aus dem Zelt“, erklärte sie mir aufgeregt und vielleicht erleichtert, jetzt endlich frei sprechen zu können. „Sie haben sie da endlich rausgeholt! Du kannst Dir nicht vorstellen wie schlimm das war. Den ganzen Tag eingesperrt in dieser gläsernen Zelle. Von allen Seiten beobachtet, angeschlossen an unzählige Geräte, so eng, dass du nicht einmal aufstehen kannst. Und dann die Schwestern! Kannst du dir vorstellen, dass die uns einen dreckigen Schieber ins Zimmer gestellt haben? Angeblich war er im Steri. Ich will es ja glauben. Trotzdem, das ist doch ein Unding! Jeder auch noch

so kleine Keim kann das „Aus“ für Stefanie bedeuten, und die knallen uns so ein Ding dahin, das noch einen Rand vom Vorgänger hat!“ Ihre ganze Wut entlud sich wie ein Feuerwerk. „Und weißt du was? Angeblich untergrabe ich die Autorität der Ärzte bei den Schwestern! Und die beschweren sich den lieben langen Tag über uns, weil wir uns einfach nicht alles gefallen lassen. Wie kann es denn sein, dass da irgend eine x-beliebige Schwester ohne Handschuhe an Stefanies Katheter rumfriemelt. Das kann doch nicht wahr sein! Und weil die mich nicht mehr leiden können, lassen sie ihren ganzen Unmut an Stefanie aus.“ Das war ja nichts Neues. Eltern, die sich für ihre Kinder einsetzten, und sich zu deren Wohl auch mal mit den Halbgöttern in Weiß anlegten, waren wohl in keinem Krankenhaus der Welt beliebt. Um so besser, dass es sie trotzdem gab.

Ich lag bis in den dämmernden Morgen wach. Unser Gespräch ging mir nicht mehr aus dem Sinn. Haltet durch, ihr beiden, dachte ich. Wenn ihr doch nur durchhaltet! Das Kalenderblatt schrieb den Oktober. Den Monat, an dem Stefanie doch schon längst zu Hause sein wollte.

Die folgenden Telefonate ließen auch nicht viel Veränderung erkennen. Stefanies Stimme wurde immer leiser, immer schwächer und immer mutloser. „Wann backt Ihr denn die Plätzchen?“, wollte sie einmal wissen, und für einen Moment schien mir, als würde ein Hauch ihrer alten Kraft zu ihr zurückkehren. Wir alle hatten uns für den ersten Advent zum Plätzchenbacken verabredet. Es sollte so ein richtig gemütlicher Vorweihnachtstag werden, einer mit kleinen Heimlichkeiten, Geschichten und selbstgebackenen Zimtsternen. Aber das Allerschönste wäre, dass Stefanie und ihre Mutti in unserer Mitte sein würden. Gesund. Geheilt. Glücklich. Diesmal für immer. „Aber das weißt du doch. So in der ersten Dezemberwoche. Und glaub‘ mir, das wird bestimmt lustig“, erzählte ich ihr. „Weil du so krank warst, darfst du die ganze Zeit im Sessel sitzen und die Plätzchen verkosten. Und ich – ich bin schwanger. Also brauch ich auch nichts zu tun und darf deshalb auch ganz viel naschen. Jetzt ist es ja auch egal, wie dick ich noch werde. Mutti macht den Teig, und wir gucken bloß zu und probieren, ob die Plätzchen richtig lecker sind.“ Stefanie seufzte. „Bestimmt werden sie schön.“
„Ja, ganz bestimmt.“
„Mit Zuckerguss und Streuseln?“
„Ja, und auf manche streuen wir gehackte Mandeln und Kokosraspeln. Freust du dich drauf?“ Ein leises: „Ja, doll.“ „Wenn du möchtest“, schlug ich vor, in der Hoffnung ihr eine Freude zu machen, „also, wenn du möchtest, dann backen wir schon mal ein paar Bleche im voraus und schicken dir eine ganze Kiste voller Plätzchen!“ Das sollte lustig klingen, aber das Mädchen lachte nicht. „Ich kann sie ja doch nicht mehr essen“, sagte sie nach einer Weile Schweigens leise, „aber ich hätte sie doch so gern noch gesehen. Die ganz bunten, die mit Zuckerguss,

und die mit den Schokoladenstreuseln." Betroffen lauschte ich in den Hörer. „Ich kann gar nichts mehr essen. Überall ist Blut", flüsterte sie traurig weiter, „mein ganzer Mund ist kaputt. Kauen und schlucken, das tut alles so weh. Die Schleimhaut, das ist alles offen. Sogar wenn ich pullern muss, ist alles blutig. Ich glaub', jetzt ist alles in mir kaputt." Diese verfluchte Chemotherapie, dachte ich, und fühlte mich so verdammt hilflos. Alles hatte sie zerstört und alles, was in diesem leidgeprüften Körper noch halbwegs funktionierte – kaputtgemacht.
„Ich komm' hier wieder raus", hörte ich ihre leise Stimme und ich biss mir auf die Fingerknöchel, um nicht laut loszuheulen. „Ich komm' hier raus! Und wenn ich erst wieder zu Hause bin, dann möchte ich, dass wir alle das Haus schmücken. Mutti, Papa, Mirko und ich. So mit Nussknackern auf den Fensterbrettern und ganz viel buntem Weihnachtsschmuck. Mutti hat so viel schöne Sachen zum Schmücken. Und im Wohnzimmer soll ein ganz großer Weihnachtsbaum stehen, mit Kugeln und Kerzen, genauso schön wie letztes Jahr!"
Wie viel Sehnsucht klang da in ihrer Stimme. Mir liefen die Tränen hemmungslos übers Gesicht. „Warum willst du denn jetzt – im Oktober – Weihnachten feiern?", fragte ich und wollte die Antwort doch eigentlich gar nicht hören. „Ich möchte es einfach", antwortete das Mädchen Stefanie schlicht. „Ich möchte es einfach."

Wir redeten noch eine Weile miteinander, nicht viel, denn dazu war sie zu erschöpft. Das Sprechen kostete Kraft und die besaß sie nicht mehr.
„Ich ruf' dich morgen Abend wieder an", versprach ich, „Du wirst sehen, morgen ist es bestimmt schon besser."
Ein ganz leises und mutloses Flüstern. „Morgen? Ja, vielleicht morgen."
„Gute Nacht, Stefanie."
„Ja, gute Nacht, Oda. Mach's mal gut."
Ich horchte auf das Klicken, das aus dem Hörer an mein Ohr drang. Sie hatte aufgelegt. Ich stand noch eine ganze Weile mit dem Telefon in der Hand da. Eine unerklärliche Traurigkeit stieg in mir hoch. „Gute Nacht, Stefanie", sagte ich noch einmal ganz leise und wie zu mir selbst.
Vielleicht spürte ich ja, dass wir uns soeben verabschiedet hatten.

Mutter und Tochter

Petras Anruf am folgenden Abend schlug ein wie ein Hammer. „Stefanie liegt auf der Intensivstation", und an ihrer Stimme hörte ich, dass sie geweint hatte. Alles was sie erzählte klang erdrückend. Stefanie war nicht mehr bei Bewusstsein, wurde beatmet, und mit allen möglichen und unmöglichen Mitteln am Leben gehalten. Das Schizophrene war, dass das Knochenmark des Spenders tatsächlich vom Körper angenommen worden war, und nun versagten die Organe! Ich stellte mir vor, wie sie da lag, die tapfere Stefanie, in einem weißen Intensivbett, ihr zerstörter Körper an unzählige Apparaturen geschlossen, und das Gesicht fast unkenntlich unter der Beatmung. Ich sah ihre Mutter vor mir, verhüllt in Kittel und Mundschutz, der den wahren Ausdruck in ihrem Gesicht verdeckte. Sah sie auf einem Stuhl neben dem Bett sitzen, ganz dicht bei ihrem Kind, helfend und doch hilflos, schützend und doch schutzlos. Was tat eine Mutter, der man alle Fäden aus der Hand genommen hatte? Stefanie war in die Maschinerie der Medizin geraten, in der man die Eltern außen vorließ. Hatten die bis jetzt zusammen mit ihrem Kind an das Leben geglaubt, auf das Wunder gehofft, das doch noch kommen musste, so begannen sie jetzt zu zweifeln. Das war nicht das Leben von dem Stefanie geträumt hatte, nein, das war überhaupt kein Leben mehr. Jeden Tag wurde die Hoffnung kleiner und die Medikamente, die man in das Kind hineinpumpte, immer mehr. Sollte die Mutter jetzt den Ärzten entgegentreten und sagen: „Schluss! Bis hierher und nicht weiter! So eine Quälerei hat mein Kind nicht verdient!“ Und auch wenn sie das getan hätte, was hätte es geändert? Auf die Bitte einer verzweifelten Mutter, die den letzten Wunsch ihrer stummen Tochter äußerte, würde wohl kaum jemand Rücksicht nehmen.

Mir fiel ein, was Stefanie mal in einer tieftraurigen Phase gesagt hatte: „Elisa war klüger als ich. Wenn man gar nichts mehr macht, nicht mehr kämpft und einfach aufgibt – dann stirbt man ganz schnell. Und wenn man ganz doll kämpft, so wie ich, dann...“ Sie hatte den Satz nicht vollendet, aber ich wusste, was sie damit sagen wollte. Dann stirbt man eben später. Und wenn es doch noch Hoffnung gab? Was, wenn Stefanie aus ihrem tödlichen Schlaf erwachen würde? Was, wenn ja doch noch alles gut werden würde? Der Gewissenskonflikt war unerträglich. War es so verkehrt zu hoffen, wider aller Hoffnungslosigkeit? Die Eltern wollten doch nur ihr Kind behalten, ihr Kind, das sie liebten, ihre Stefanie! Wie sollten sie weiterleben, ohne ihr Lachen, ihre Fröhlichkeit, ihre Stärke und ihren Mut! Wie sollten sie weiterleben?
Plötzlich musste ich an das Gespräch denken, das ich vor Monaten mit der alten Frau in der Kapelle geführt hatte. Was hatte sie damals beim Abschied gesagt? Gott würde entscheiden; und auch wenn ich seine Entscheidung nicht verstehen würde, so würde der Tag kommen, an dem ich ihm dafür dankbar war. Genauso hatte sie es gesagt. Und jetzt war ich dankbar! Dankbar, das Elisa ein so langer Leidensweg erspart geblieben war.

Stefanie konnte sich zu all den Dingen, die da um sie herum vor sich gingen, nicht mehr äußern. Aber konnte sie das wirklich nicht? Was war in den Momenten, wenn die beiden nicht von Ärzten und Schwestern umgeben waren, in den stillen Momenten, in denen sich Mutter und Tochter so nahe waren wie früher? Wer will wissen, ob sie nicht doch auch bis in ihr Schattenreich, in dem sie jetzt gefangen schien, die leisen Signale aufnahm, die ihre Mutti ihr sandte? Was war mit der Liebe, mit der tiefen und ehrlichen Liebe, die sie verband und auf immer verbinden würde? Loslassen tat weh, aber Stefanie wusste, dass ihre Mutti, ihre kluge, ihre wunderschöne, tapfere Mutti irgendwann die Kraft dazu haben würde. Ich weiß nicht, wer von beiden in diesen letzten Tagen die Stärkere gewesen ist. Die Mutter oder die Tochter.

Ich glaube, sie haben sich ihre Kraft geteilt.

Der dritte Stern

Der Tag war so trübe und wolkenverhangen, dass man am liebsten im Bett bleiben wollte. So ein richtiger Faulseintag, mit Frühstück im Bett, Fernsehgucken, und vor Langeweile wieder einschlafen. Und das beste daran war, ich konnte mir das ganze ohne schlechtes Gewissen leisten. Mein Paulbauch hatte sich inzwischen zu einem vorzeigewürdigen Blickfang entwickelt. Der Zeiger der Personenwaage zeigte bedenklich in Richtung siebzig Kilo, und langsam wuchs der Verdacht, ob ich nicht vielleicht doch zuviel des Guten tat. Trotz des Schmuddelwetters hatte ich einen ausgiebigen Spaziergang zum Friedhof gemacht. Jetzt tat mir der Rücken weh. Ein bisschen die Füße hochlegen und ausruhen. Später am Abend wollte ich Petra anrufen. Vielleicht gab es ja heute bereits bessere Nachrichten. Im Wohnzimmer machte ich es mir auf dem Sofa gemütlich und legte eine CD ein. Vivaldis „Vier Jahreszeiten“. Klassik sollte angeblich gut für Ungeborene sein. Irgendwo hatte ich das mal gelesen. Leider schien Paul mein Wissen nicht zu teilen. Er hopste in mir auf und nieder, und dem Schmerz nach zu urteilen, sprang er höchstwahrscheinlich rhythmisch auf meinem Ischiasnerv herum. Ich schloss die Augen und träumte mich zum Paulchen, der seine Fruchtwassergymnastik mit Eifer fortsetzte. Oh Gott, was würde das für ein Kind werden! Im Zimmer war es so kuschelig warm, die Musik wirkte beruhigend – zumindest auf mich – und ich hoffte, dass sich der Springbock in mir von meiner Schläfrigkeit anstecken ließ.
Das Telefon klingelte. Oh, nein. Ich zog mir die Wolldecke über den Kopf. Keiner zu Hause. Das Telefon klingelte und klingelte. Meine Güte, wer war da so hartnäckig? Mühsam rappelte ich mich vom Sofa. Immer langsam, eine Schwangere ist kein D-Zug. Ungehalten hob ich den Hörer ab. „Ja?“ Am anderen Ende hörte ich jemanden schluchzen. „Hallo, wer ist denn da?“, fragte ich und ahnte im selben Moment, dass etwas ganz Schreckliches passiert sein musste. „Stefanie“, weinte die Stimme, und obwohl sie so verzerrt klang, hörte ich, dass es eine Freundin war, die mit uns um Stefanie gebangt hatte. „Sie stirbt“,

schluchzte sie immer wieder, „Stefanie stirbt!“ Der Schreck fuhr mir bis in den Bauch. „Wer sagt das?!!“ Diese Behauptung war so ungeheuerlich, dass ich die Unglückliche fast anschrie. „Wer sagt das?!!“ „Ich hab‘ eben in Jena angerufen“; sie weinte so sehr, dass ich sie kaum verstand, „und da war Petras Mann am Telefon, und dann... dann war Petra dran... und sie hat gesagt... jetzt... jetzt nicht. Und dann hat sie aufgelegt.“ Die restlichen Worte gingen in ihrem Heulen unter. „Na und?“, fragte ich, und hätte sie am liebsten durchs Telefon geschüttelt. „Das hat doch überhaupt nichts zu sagen! Es kann tausend Gründe geben, warum sie den Vater geholt haben. Vielleicht ist sie ja aufgewacht? Ja, stell dir vor, sie ist wieder aufgewacht! Das kann doch sein? Oder? Oder.“ Für einen Moment war es still am anderen Ende der Leitung. „Sag‘ mal, bist du jetzt so doof oder tust du nur so?“ Die Freundin hatte aufgehört zu weinen und ihre Stimme klang seltsam gefasst. Was sollte ich darauf entgegnen? Ich wollte doof sein! Ich wollte naiv sein! Stefanie durfte nicht sterben! Nicht auch noch sie, sie, die doch nichts weiter wollte als leben.

In der Nacht konnte ich die Dunkelheit auf einmal nicht mehr ertragen. Ich zündete auf Elisas Schreibtisch eine Kerze an, zog die Vorhänge zu und verschloss meinen Blick vor dem nachtblauen Himmel. Und so konnte ich auch nicht sehen, dass sich zu den zwei kleinen Sternchen da oben ein dritter gesellte. Ganz vorsichtig, fast abwartend ob er auch willkommen war. Die beiden Sterne rückten ein Stückchen auseinander, machten bereitwillig Platz und nahmen den Dritten in ihre Mitte.

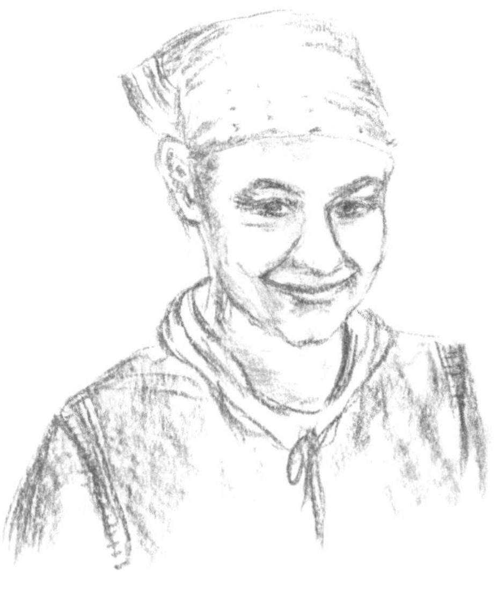

Am nächsten Morgen erfuhr ich die ganze Wahrheit. Das Mädchen Stefanie war tot.
Während ich in der Nacht Kerzen angezündet und ruhelos durch die Wohnung gelaufen war, hatte ihr tapferes kleines Herz aufgehört zu schlagen. Ich versuchte es zu begreifen, aber das einzige woran ich denken konnte war, dass ihre Mutter jetzt genau wie ich tagtäglich über einen Friedhof gehen würde, vorbei an Grabsteinen und Kreuzen, um das Grab ihrer Tochter zu suchen.

Ich ließ die Erinnerung Revue laufen, sah die Bilder, die sich unauslöschlich in meinem Kopf eingebrannt hatten. Ich sah mich in dem kleinen Zimmer auf der Onkologie stehen, sah Stefanie und ihre Mutter, wie sie mir und Elisa an jenem ersten Tag begegnet waren. Ich hörte ihr Lachen, sah ihre strahlenden Augen, diese Sonnenpünktchenaugen, die mich so beeindruckt hatten, und mir war, als wenn ich ihre Stimme hören konnte. Leben wollte sie, ganz, ganz doll leben. Und sie war sich so sicher gewesen, dass sie gesund werden würde. Wenn man ganz doll kämpft, dann ist man stärker als die Krankheit. Das hatte sie gesagt. Wie viel Mut muss man haben, um gegen den Tod in den Krieg zu ziehen? Und wann war wohl der Zeitpunkt gewesen, an dem sie erkannt hatte, dass ihre Kraft nicht ausreichen würde? Und trotzdem hatte sie weitergekämpft, verbissen und unablässig. Ein Kampf für das Wunder „Leben“, das doch in immer weitere Ferne rückte.
Elisa hatte sanft sterben dürfen, voller Würde, in meinem Arm, an der Seite das Kaninchen Emilie; und niemand hatte unser Sterben gestört. Sie hatten uns sterben lassen, wie wir gelebt hatten. Zusammen. Stefanie war so ein Ende nicht vergönnt. Sie konnte nicht einfach so fortgehen, als ihre Kraft zu Ende ging. Gefesselt an Infusionen und unzählige Apparaturen, angeschlossen an Geräte, die ihr jeden Herzschlag diktierten und sie zum Leben zwangen. Irgendwann hatte eine Schwester wohl Mitleid bekommen und der verzweifelten Mutter geraten, ihren Mann anzurufen. Der Vater hatte sich ins Auto gestürzt, war losgefahren, voller Angst und von dem großen Wunsch getrieben, noch rechtzeitig zu kommen. Und er kam rechtzeitig. Und Stefanie? Hat sie ihre Eltern gesehen, wie sie da am Bett standen, sich aneinander festhaltend, zerbrechend und doch gleichzeitig so stark, so mutig, und ihr – der sterbenden Tochter – ihre ganze Liebe signalisierten. Und da wusste das Mädchen, dass es gehen konnte. Mutti ist nicht allein, Papa ist bei ihr, und weil es da noch meinen Bruder gibt, müssen sie weitermachen, weiterleben. Für den Bruder, für Wonni, für sich selbst und nicht zuletzt für mich. Weil sie mich lieben, ja, weil sie mich lieben. Und in diesem Moment lässt das Mädchen los, schaut mit staunenden Augen zu, wie sich die Seele vom Körper trennt. Sie lässt die Seele fliegen, gibt ihr Raum zum Schweben, und streift die letzte Fessel ab, mit der sie an das Hier und Heute gebunden war. Alles ist warm. Alles ist weich. Nichts tut mehr weh. Sie läuft dem

gleißenden Licht entgegen, fasst nach den helfenden Händen, die sich ihr aus der Helligkeit entgegenstrecken und ihr über die Mauer helfen, von der sie doch geglaubt hat, sie nie überwinden zu können. Sie spürt die tröstenden Umarmungen, das liebevolle Willkommen, und merkwürdigerweise erscheinen ihr all die Lichtgestalten so wundersam vertraut. Und dann hat sie es geschafft. Sie ist angekommen.

Niemand weiß, was das Mädchen Stefanie in diesen letzten Momenten ihres Lebens, auf der Schwelle zwischen Leben und Tod, tatsächlich gesehen hat. Aber es ist ein tröstender Gedanke, dass es vielleicht so gewesen ist.
Ich hoffe, sie hat ihren Himmel gefunden.

Teil IV
Erdenbruder – Himmelsschwester
Ende und Anfang

Ein Brüderchen für Elisa

Die OP-Lampe über mir blendete. Die Hebammen lachten und machten kleine zarte Gestalt mit fließenden, hüftlangen Haaren. Mein Blick glitt über die sonnengebräunte Haut, „Schön durch die Nase atmen", trug mir die Anästhesistin auf, die sich neben mir postiert hatte. Aufmunternd lächelte sie mir zu. „Jetzt ist Ihr Baby gleich da, und wir machen uns derweil mal einen schönen Sternenhimmel." Ich hätte gern gefragt, was sie darunter verstand, aber dazu Späße. war irgendwie keine Gelegenheit mehr. In meinen Ohren war ein seltsames Brausen zu hören, so ein Rauschen, fast wie am Meer. Ich hörte von der Ferne Vogelgezwitscher, und ich sah den Baum vor mir, den ich vorhin vom Fenster des Kreißsaals aus gesehen hatte. Vögel hatte ich gesehen – Meisen, die dort zwischen den Zweigen umherflogen, zwitscherten und sangen, als ob sie sich verabredet hatten. Es wurde ganz dunkel um mich, ein tiefblauer Himmel, und ich sah tatsächlich Sterne über mir. Das Blau wechselt langsam in ein kräftiges Lila, ein Violett, Rot, Orange... Die Farben wurden immer heller und heller. Ich hatte das Gefühl zu fliegen, durch einen Tunnel auf dieses helle Licht zu, das mich wie ein Magnet anzog. Oh Gott, dachte ich. Dieses Fallen, dieses Schweben, das helle Licht und der Tunnel – davon haben doch all die berichtet, die schon einmal gestorben und durch Reanimation ins Leben zurückgeholt worden waren. Starb ich etwa jetzt? „Schön atmen", hörte ich die Stimme der Ärztin aus dem Hintergrund. „Prima, Sie machen das ganz prima." Der Satz beruhigte mich wieder. Wenn ich jetzt tatsächlich im Sterben lag, dann würde vermutlich kein Mensch sagen, dass ich das prima machte. Das Licht wurde immer heller. Ich kniff die Augen zusammen. Immer noch fallen, immer noch schweben. Und dann geschah das Unfassbare. Als ich die Augen wieder öffnete, sah ich ganz am Ende des Tunnels eine Gestalt. Eine schmale, das kurze schwarze Sommerkleidchen, das ihre langen Beine preisgab. Ich sah den sandfarbenen Häkelpullover, den wir einmal zusammen gekauft hatten – vor Jahren in einer anderen Welt. Und dann sah ich ihr Gesicht. Elisa? Elisa! Mir stockte der Atem. Da stand Elisa! Da stand mein Kind! „Atmen, schön ruhig atmen", rief die Anästhesistin. „Nicht das Luft holen vergessen." Aber wie sollte ich jetzt ruhig sein? Sah denn keiner, was da vor sich ging? Da stand mein Kind, mein Kind, genauso schön wie früher, unverändert schön. „Elisa! *...und wenn du tief in dich hineinschaust, dann wirst du mich sehen können.* Ach Elisa, ach meine Königin." Ich wollte sie so vieles fragen, aber sie stand einfach nur da und lächelte. „Das Baby", rief ich ihr zu, „siehst du, das Baby wird geboren! Ich hab' alles so gemacht, wie du gesagt hast.

Alles! Ich liebe dich, Lise." Wie gerne hätte ich sie jetzt berührt, ihr Haar gestreichelt und sie zu mir zurück auf diese Welt gezogen. Aber sie sah nicht so aus, als würde sie zurückkommen wollen. Sie war schön. Und sie sah glücklich aus. So glücklich! Noch einmal hob sie ihre Hand und winkte mir zu. Und noch ehe ich etwas sagen konnte, verschwand sie so geheimnisvoll wie sie gekommen war.

Ich spürte etwas kaltes auf meinem Gesicht und irgendwer klopfte unablässig auf meine Hände. „Hallo, machen Sie mal wieder die Augen auf! Schauen Sie doch mal, wer hier ist!" Über mir sah ich verschwommen das lächelnde Gesicht der Hebamme. „Ihr Sohn, nun gucken Sie sich doch erst einmal Ihren Sohn an." Strahlend hielt sie mir das krebsrote Bündel entgegen, das so markerschütternd brüllte, dass ich mich fragte, woher so ein kleiner Mensch bereits so eine Stimme haben konnte. Die Anästhesistin setzte sich zu mir ans Bett und sah zu, wie die Hebamme das Baby versorgte. „Wie soll er denn heißen, der kleine Mann?", fragte sie lächelnd. „Elias", sagte ich, und konnte das plötzliche Zittern in meiner Stimme nicht unterdrücken. „Er soll Jannik Elias heißen." – „Jannik Elias", wiederholte die Ärztin und sah zu dem Baby hinüber. „Ein schöner Name." Dabei war es viel mehr als nur ein Name. Elias – Gottes Fürsorge. So hatte ich es bei meiner Suche nach einem Vornamen gelesen. Gottes Fürsorge. Es tat gut, sich dieser Fürsorge gewiss zu sein. Aber dieser Elias hatte noch einen ganz anderen Grund. Wenn man die letzten beiden Buchstaben vertauschte, das S vor das A setzte, dann hieß es nicht mehr E L I A S sondern E L I S A. Aber davon konnte die nette Ärztin an meinem Bett nichts ahnen. „Sie waren so unruhig", meinte sie besorgt. Ich erzählte ihr von dem Sternenhimmel und dem Licht. „Ja, das höre ich häufig von den Muttis", stimmte sie mir zu. „Das liegt an der Anästhesie. Manche hören sogar bestimmte Töne oder Musik."
Ja, dachte ich. Und manche finden ihr verlorenes Kind wieder.

Die Hebamme brachte mir meinen Sohn. Das Baby hatte die Augen weit geöffnet und sah mich aufmerksam an. Komisch, dass ein so kleiner Mensch schon so klug gucken kann. Wir schauten uns an, irgendwie vertraut und bekannt, so als ob wir uns irgendwann schon einmal begegnet waren. Und wer wollte schon wissen, dass es nicht tatsächlich so war? „Willkommen Paulchen", sagte ich leise und streichelte über das geballte Fäustchen, das sich fuchtelnd in die Luft streckte. Meine Gedanken wanderten zu Elisa. Ich war dankbar und traurig zugleich. Ich hatte Elisa gesehen. Endlich, nach vierzehn Monaten Ungewissheit, hatte ich sie wieder gefunden. Sie hatte ihren Platz gefunden, ein Zuhause dort im Land Nirgendwo. Jetzt wusste ich, dass sie angekommen war. Sie war jetzt glücklich, war unsterblich geworden und lebte – auch ohne mich.

Die Hebamme zog die Jalousie ein Stückchen zur Seite. Tausend flirrende Sonnenstrahlen drängten ins Zimmer, tanzten über Wände und Fußboden, und tauchten Raum und Babybett in warmes, goldenes Licht. *Ich werde die Sonne sein...* Mir kamen die Tränen. Die Hebamme sah es und schüttelte leicht den Kopf. „Nicht weinen", sagte sie leise. „Es ist doch so ein schöner Junge." Ein schöner Junge, das war er wirklich. Nun war die versprochene Schwester tatsächlich ein Bruder. Ein Brüderchen für Elisa.
Von überallher kamen plötzlich Leute – Ärzte, Schwestern, so viele Menschen, die sich mit uns freuten. Sie alle kannten Elisas Geschichte. Und vielleicht ahnten sie, welch große Bedeutung dieser Augenblick für uns hatte. Für diesen Tag hatte sie so lange gelitten, und erst als sie sich ganz sicher war, dass er wahr werden würde, hatte sie gehen können. Und ich wusste mit aller Bestimmtheit, dass sie auch jetzt ganz in der Nähe war, bei mir und ihrem Brüderchen. Niemand konnte sie sehen, niemand konnte sie hören, aber sie war da. Genau, wie wir es uns versprochen hatten. Unsere Geschichte hatte kein Ende gefunden, weder ein gutes noch ein schlechtes. Es gab kein Ende, es würde nie eines geben. Elisa lebte, auch wenn sie nicht mehr bei mir war. Mein Blick wanderte von ihrem Bruder hinweg zum Fenster. Ein kleines, übrig gebliebenes Kastanienblatt tanzte ziellos durch den blauen Wintertag. Der Baum stand still und verlassen. Die Meisen waren fort. Ihre Mission war erfüllt.

Comeback der Traurigkeit

Nach fast zwei Wochen verließen Jannik und ich die Klinik. Wir waren in dieser Zeit grenzenlos verwöhnt worden. Die Schwestern hatten mir jeden Wunsch von den Augen abgelesen und waren einfach rührend um uns besorgt. Und ich konnte mit ihnen über Elisa reden. Egal, wie viel die Schwestern auch zu tun hatten, für mich hatten sie immer Zeit. Und wieder war es mehr als seltsam. Jeder normale Mensch im Krankenhaus strebt seine Entlassung an. Ich tat genau das Gegenteil – ich zögerte sie sogar hinaus. Schon in der Klinik war sie wieder aufgetaucht – die Angst, die Unsicherheit und die unerklärliche Furcht vor dem Draußen. Aber ich konnte doch nicht den Rest meines Lebens in irgendwelchen Krankenhäusern verbringen! Dabei wollte ich doch nichts weiter, als ein neues Leben beginnen. Warum also schien mir das erneut nicht zu gelingen? Was stimmte nicht in meinem Kopf, dass ich vor der Welt da draußen solche Panik hatte?
Meine anfängliche Hoffnung wich einer tiefen Depression. Sie wurde riesiggroß, erdrückend, und lag wie ein schwerer, dunkler Schatten auf meiner Brust. Manchmal konnte ich kaum atmen. Diese Angst zerfaserte meine Seele, ließ mir keinen Raum, um mich an dem Baby zu freuen. Sie machte mich schlichtweg verrückt! Fast fühlte ich mich wie in den Wochen, nachdem Elisa gestorben war.

Ich konnte nicht mehr essen, nicht mehr schlafen, gar nichts mehr. Wenn ich das Baby badete, hatte ich Angst, es könne mir aus den Händen rutschen und ertrinken. Nach dem Füttern hielt ich es ewig lange auf dem Arm, weil ich befürchtete, es könne, wenn ich es zu früh hinlegte, an der aufgestoßenen Milch ersticken. Stundenlang saß ich da, bewachte das Kindchen und hatte nichts als Angst. Eine verdrängte Angst, die jetzt wieder hochkam. Was, wenn es so krank werden würde wie die Schwester? Wer wollte mir denn garantieren, dass sich dieser Albtraum nicht wiederholte? Und was war mit dem plötzlichen Kindstod? Was, wenn uns so etwas ereilte? Der Tod hatte so viele Möglichkeiten, mir das Baby wieder wegzunehmen. Die Angst ließ mir keinen Spielraum für Normalität. Es wurde schlimmer und schlimmer, und schließlich bekam ich Angst vor mir selbst. Ich brauche Hilfe, ganz klar! Aber wer würde mir helfen können? Wem kann ich mich anvertrauen?

Mit meinem Verhalten geriet ich erneut ins Kreuzfeuer der Kritik. „Was willst du denn jetzt noch?", fragten die Menschen kopfschüttelnd. „Du hast doch jetzt ein neues Kind. Also, wo ist da das Problem?" Ich konnte es nicht fassen. Die sagten tatsächlich: Ein neues Kind. So, als wenn man mit einem zweiten Kind die Vergangenheit ungeschehen machen könnte.

Irgendwann fand ich den Mut, mich meiner Gynäkologin anzuvertrauen. Und zu solch einem Schritt gehört Mut! Welche frischgebackene Mutter gibt denn schon offen zu, dass sie todunglücklich ist. Man hatte ein gesundes Kind geboren – was gab es da für einen Grund für Depressionen? Eine Mutter hatte anders auszusehen. Stolz, glücklich und strahlend, so wollte die Gesellschaft das gern haben. Eine Mutter, die vor irgendwas Angst hatte und nur heulte, die gehörte in die Klapse. Das war auch so eine vorgefertigte Meinung.

Meine Ärztin hörte mir lange zu und tat dann das, was ihr in meiner Situation am hilfreichsten erschien. Sie überwies mich zu einer Nervenfachärztin. Im ersten Moment war ich total erleichtert. Ich hatte soviel gelesen über Wochenbettpsychosen und Babyblues. Diese Nervenärztin würde mir helfen, die würde schon wissen, warum ich so durchgedreht war. Das dachte ich jedenfalls. Aber leider entpuppte sich dieser Arztbesuch als totaler Flop und wäre beinahe ziemlich böse für mich geendet. Nachdem ich Ewigkeiten in einem überfüllten Wartezimmer gehockt hatte, ein EEG über mich ergehen lassen musste – dessen Sinn mir keiner erklären konnte oder wollte – saß ich endlich der Frau gegenüber, die mir helfen sollte. Mit unbewegter Miene ließ sie sich meine Geschichte erzählen, und ihrem gelangweilten Gesichtsausdruck nach zu schließen, dachte sie vermutlich darüber nach, was sie nach Feierabend einkaufen würde. „Wie lange ist Ihre Tochter schon tot?", fragte sie mich irgendwann ziemlich emotionslos, und als ich antwortete, schüttelte sie abweisend den Kopf. „Nein, nach vierzehn Monaten kann Ihr augenblicklicher Zustand nicht mit dem Tod des Mädchens zu tun haben! Nach so langer Zeit halte ich das für unwahrscheinlich." Mir blieb der Mund offen stehen. Vierzehn Monate waren für die eine lange Zeit? Gab es überhaupt so etwas wie „lange", wenn es um den Verlust eines Kindes ging? Die Ärztin wartete schon mit dem nächsten Kaliber auf: „Haben Sie Selbstmordgedanken?" Und ehe ich überhaupt etwas sagen konnte, fügte sie ziemlich unbeteiligt hinzu: „Ich möchte Sie in die Psychiatrie einweisen. Da sind Sie momentan wohl am besten aufgehoben."

Toll, genauso hatte ich mir das vorgestellt! Weggeschlossen, mit Psychopharmaka ruhig gestellt und irgendwann vollends kaputt. Es war traurig, aber ich kannte genug Leute, denen es so ergangen war.
In Panik verließ ich dieses Irrenhaus von Praxis und fragte mich allen Ernstes, wer von uns eigentlich der Verrücktere gewesen war. Nach dieser Erfahrung war mein Bedarf an Nervenärzten erst mal gedeckt. Mit Hilfe von Freunden fand ich letztendlich doch noch einen verständnisvolleren Vertreter dieser Berufsgruppe, aber ein Termin alle sechs Wochen half mir auch nicht weiter. So entschloss ich mich, langfristig professionellen Rat einzuholen.
Und damit begann das Desaster. Hatte ich auf Hilfe gehofft, um endlich Antworten auf die vielen ungeklärten Fragen zu bekommen, die Elisas Tod offen gelassen hatte, so musste ich jetzt feststellen, dass sich anscheinend kein Mensch für Elisa und mich als Einheit interessierte. „Ihr Kind ist tot!", erklärte man mir ernsthaft. „Und es geht jetzt nicht mehr um Ihre Tochter, sondern nur noch um Sie."
Zu meiner Verwunderung erlebte ich beim Nächsten das Gleiche. Wieder spielte Elisa nur eine untergeordnete Rolle. „Sie müssen akzeptieren, dass Ihre Tochter gestorben ist!", eröffnete mir mein Gegenüber sachlich. „Es ist schwer, ich weiß das, aber Sie müssen sich damit abfinden!" Ach, tatsächlich. Musste ich das wirklich? Wer konnte überhaupt nachvollziehen, wie es einer Mutter ging, die ihr Kind hatte sterben sehen? Lernte man so etwas im Laufe eines Studiums? Oder konnte man es wohl möglich in irgendeinem schlauen Fachbuch nachlesen? Richtiges Trauern von A bis Z? Mein Blick fiel auf das Bild auf dem Schreibtisch, das ein fröhlich lachendes Kindergesicht zeigte. „Ist das Ihres?", fragte ich und zeigte auf das Kind auf dem Foto. Ein stolzes Nicken. Meine Stimme bekam diesen gehässigen Unterton, der mich oftmals selbst erschreckte. „Und, lebt Ihr Kind noch?", fragte ich böse. Damit war das Gespräch beendet und ich erneut auf der Suche nach Antworten.

Aber ich brauchte Hilfe, und so startete ich einen letzten Versuch. Diesmal bei einer Psychotherapeutin. Die Wartelisten für eine Therapie sind lang und so bekam ich erst mal ein paar Probesitzungen. Ich dachte immer, dass Frauen in solchen Fällen die besseren Ratgeber seien, aber auch dies erwies sich als

Trugschluss. Die Therapeutin hörte mir aufmerksam zu, als ich von Elisa erzählte, aber im Endeffekt war ihr Urteil auch nur vernichtend. Alles, was ich mir aufgebaut hatte, um mich mit dem Tod einigermaßen zu arrangieren, war in ihren Augen schlichtweg falsch. Nichts in der Wohnung hatte sich seit Elisas Weggang verändert. Ihre Sachen lagen in den Schränken, dort, wo sie immer gelegen hatten. Ihr Zimmer war unverändert – die gleiche Bettwäsche, die letzte Englischarbeit und die nicht mehr erledigten Mathe-Hausaufgaben auf dem Schreibtisch, die Jacke an der Garderobe und der Rucksack neben dem Schuhschrank, ihr Parfum neben dem Telefon. Alles war so, als würde sie jeden Moment zurückkommen. Mit wie viel Liebe hatte Elisa jedes einzelne Poster an die Wände gepinnt. Und ihre Klamotten! Wie gern hatte sie sich schön gemacht. Jedes Kleidungsstück hatte sie sorgsam ausgewählt, ja, mit welchem Stolz hatte sie sich die Jeans ausgesucht, die jetzt verlassen auf der kleinen Truhe lag. Jedes auch noch so kleine und unwesentlich anmutende Teil war etwas von ihr. Wie konnte ich auch nur annähernd daran denken, etwas aus ihrem Reich zu verbannen. Elisa lebte in diesen Räumen und ich dachte nicht im Traum daran, daran etwas zu ändern. Und war es denn wirklich so verkehrt, wenn man an ein Wiedersehen glaubte?
Die Therapeutin sah das anders. „Sie haben sich eine Scheinwelt errichtet", erklärte sie mir ernst. „Und Sie wollen anscheinend nicht begreifen, dass Ihre Tochter nicht mehr da ist! Sie klammern sich an Dinge, die Ihnen das Loslassen nur noch schwerer machen. Ihre Tochter ist tot, aber Sie leben noch! Das ist der Unterschied. Und haben Sie mal an Ihren Sohn gedacht? Glauben Sie etwa, dass es gut für ihn ist, so aufzuwachsen? Immer im Schatten des toten Geschwisterkindes? Vielleicht erzählen Sie ihm, wenn er einmal erwachsen ist, dass Sie früher noch ein anderes Kind hatten. Aber jetzt müssen Sie endlich loslassen! Und dann ist da noch Ihr Kontakt zu den Freundinnen der Tochter. Das halte ich auch für nachteilig. Nach alldem, was Sie mir erzählt haben, erwächst in mir der Eindruck, dass Sie sich einfach nicht lösen wollen. Und Sie verhindern, dass sich auch die anderen lösen können. Das Leben muss doch weitergehen! Räumen Sie das Zimmer aus, stellen Sie sich von mir aus ein Foto auf, mit Blumen, einer Kerze – ganz wie Sie wollen, aber hören Sie auf in der Vergangenheit zu leben!"
Ich sah aus dem Fenster und hörte ihr nicht mehr zu. Prima, nun war ich genauso schlau wie vorher. Warum verstand mich denn keiner? Konnte es denn wirklich sein, dass Leute der festen Meinung waren, es würde sich etwas ändern, wenn man alle Besitztümer des Verstorbenen wegwarf? An der Tatsache, dass das Kind gestorben war, änderten auch ein paar neue Tapeten und die Umwandlung eines Kinderzimmers zum Computerraum nicht viel. Außerdem war dieses Zimmer, mit all seinen Erinnerungen, das Leben meines Kindes – das Letzte, was mir greifbar von ihr geblieben war. All das sollte ich jetzt übertünchen und vergessen

machen?! Und was war, wenn sie von ihrem Stern zu mir auf die Erde sah und feststellen musste, dass ich alles weggetan hatte, was ihr einmal wichtig war? Aber das sagte ich nicht laut, und die Therapeutin da hinter ihrem Schreibtisch sah auch nicht so aus, als würde sie an Kinder glauben, die auf Sternen wohnten und in die Wohnzimmer ihrer Eltern guckten. Mein Bedarf an therapeutischer Hilfe war somit erst einmal gedeckt, aber viel weiter hatte mich das ganze auch nicht gebracht.

Die Kreise schließen sich

In meiner Verzweiflung suchte ich mit dem Baby die kleine Kirche auf, in der ich vor langer Zeit der alten Frau begegnet war. Ich konnte nicht mit Bestimmtheit sagen, warum ich an diesem Tag mit solcher Zielsicherheit dorthin ging, aber ich hatte das tiefe Empfinden, hier erneut eine Antwort zu finden. In der Kirche war derselbe Geruch wie damals. Holz, Weihrauch und diesmal roch es nach Äpfeln. Erst dachte ich, ich sei allein, aber dann sah ich sie sitzen, die alte Frau, die auf mich gewartet zu haben schien. Mir war, als wäre zwischen unserem letzten Treffen und dem heutigen kaum Zeit vergangen.
„Da sind Sie ja, mein Kind“, sagte sie und wies einladend auf den freien Platz neben sich. Eine Weile saßen wir schweigend nebeneinander. „Ich wusste, dass Sie hierher zurückkommen“, sagte die Frau leise und sah mich abwartend an. Ich starrte an ihr vorbei, auf die hölzerne Jesusfigur.
„Elisa ist gestorben.“ Die Alte strich sacht über meine Hand. „Ich weiß, Kind. Ich weiß.“
Überrascht hob ich den Kopf. „Aber woher“... – „Was spielt das für eine Rolle? Viel wichtiger erscheint mir das Wohin. Und wenn ich mir Sie so anschaue, dann glaube ich, dass Sie im Moment nicht wissen, wohin Sie gehören. Sie haben sich verlaufen, und nun wissen Sie nicht, welcher Weg der Richtige ist.“ Mit einer nachdenklichen Geste strich sie sich das ergraute Haar aus der Stirn. „Erinnern Sie sich noch, was ich Ihnen gesagt habe?“ Ich nickte. „Natürlich. Ich hab‘ es nie vergessen. Aus dem Dunkel wird Licht und aus dem Tod erwächst ein neues Leben. Und genauso ist es ja auch gekommen. Erst hab‘ ich es ja nicht verstanden, aber Elisa, ich glaube, Elisa hat das alles viel früher begriffen als ich.“ Die alte Frau schaute mich abschätzend an. „Sicher hat sie das! Meinen Sie nicht, dass es jetzt an der Zeit ist, dass Sie endlich Ihren Frieden finden?“ Mir traten Tränen in die Augen. „Aber ich hab‘ doch alles genauso gemacht, wie Elisa es wollte.“ Mit der freien Hand zog ich den Kinderwagen ein Stück näher zu mir heran. „Jetzt hat sie ihr Geschwisterchen – keine Schwester, sondern einen Bruder. Aber das ist ja auch egal. Und wissen Sie“, aufgeregt zupfte ich am Ärmel meiner Nachbarin, „ich hab‘ sie gesehen, am Tag als Jannik geboren

wurde, während der Narkose. Sie hat da gestanden, ganz nah, und sie hat gelächelt. Und sie hat schön ausgesehen und glücklich. Ich glaub', sie ist glücklich dort, aber..." – „...aber sie ist nicht zu Ihnen zurückgekommen", vollendete die Frau meinen Satz. Wieder konnte ich meine Verwunderung schlecht verbergen. Woher wusste sie Dinge, die ich doch nicht ausgesprochen hatte. Die Alte schüttelte weise lächelnd den Kopf. „Elisa ist ein kluges Mädchen", sagte sie und betrachtete das schlafende Baby. „Sie hat sich dieses Kind gewünscht, nicht für sich sondern für Sie, weil sie ganz genau gewusst hat, dass Sie allein nicht überleben. Sie hat Ihnen Aufgaben gegeben, eine Hinterlassenschaft, an der Sie bis an Ihr Lebensende zu tun haben. Aber Sie haben diese Botschaft falsch verstanden. Und nun sind Sie unglücklich, weil Sie geglaubt haben, dass Elisa – wenn Sie all ihre Wünsche erfüllen, zu Ihnen zurückkommt. Und das hat sie am Ende nicht getan." Meine Hände sanken in meinen Schoß. „Nein, das hat sie nicht." Die Frau beugte sich soweit vor, dass sie mir ins Gesicht sehen konnte. „Glauben Sie noch an Gott?" Sie wartete meine Antwort nicht ab und sprach hastig weiter. „Vielleicht hat er Ihnen Elisa ja längst zurückgegeben. Nur Sie, Sie scheinen das nicht zu sehen! Sie warten auf Elisa, so wie sie Sie verlassen hat – Elisa mit den blauen Augen – Elisa mit den langen Haaren – Elisa mit dem fröhlichen Lachen. Aber so werden Sie sie nicht wiederfinden. Und solange Sie das nicht akzeptieren, werden Sie unglücklich sein! Dann haben Sie ja doch nicht alle Wünsche erfüllt, um die Elisa gebeten hat."

Betroffen hatte ich ihren Worten gelauscht. Was sollte ich nun tun? Zugeben, dass ich einer Illusion nachgehangen war? – meinem Tagtraum, das Licht ausknipsen? Beim Verabschieden streichelten die furchigen Hände liebevoll das Babygesicht. „Vergessen Sie nie, dass Sie jetzt zwei Kinder haben!", sagte die leise Stimme. „Und denken Sie daran, dass jedes Kind ein Recht auf ein eigenes Leben hat! Elisa genau wie ihr Bruder. Vielleicht dauert es seine Zeit, aber irgendwann werden Sie erfahren, dass Elisa viel näher bei Ihnen ist, als es im Augenblick den Anschein hat." Sie nahm ihre Tasche auf und ging mit kleinen, trippelnden Schritten davon.

„Bitte warten Sie!", rief ich ihr nach, weil ich noch immer nicht verstand, woher sie soviel von mir und meinen Gefühlen wusste. „Sagen Sie mir wenigstens, wer Sie sind! Und wieso Sie mich so gut kennen? Vielleicht sind Sie ja ein Engel, oder so etwas...?" Lächelnd wand die Frau ihren Kopf. „Oder so etwas..." Die Kirchentür fiel hinter ihr ins Schloss.

Ich habe die kleine Kirche noch etliche Male aufgesucht, in der Hoffnung, meine weise Ratgeberin zu treffen, aber ich bin ihr nie wieder begegnet. Und so weiß ich bis heute nicht, wer sie tatsächlich gewesen ist.

In all diesem Seelenchaos kam ich endlich doch noch da an, wo ich eigentlich schon vor Monaten hätte ankommen sollen – in einer Beratungsstelle der Stadtmission. Es war fast wie ein Wunder. Endlich fand ich jemanden, dem ich mich vorbehaltlos anvertrauen konnte, mit dem ich reden konnte, und der mich, zu meiner großen Überraschung auch noch zu verstehen schien. Die Frau, der ich jetzt wöchentlich einmal gegenüber saß, schien mir der Himmel geschickt zu haben. Hier hatte ich endlich das Gefühl, dass es nicht nur um mich ging, sondern auch um Elisa. Manchmal redete ich stundenlang fast ununterbrochen von ihr, von mir, von Stefanie und ihrer Mutter – und mein Gegenüber hörte mir zu. Es war so befreiend, so wohltuend. Diese Beraterin konnte mir mein Kind auch nicht zurückgeben, aber zum ersten Mal hatte ich das Gefühl, verstanden und ernst genommen zu werden. Hier belächelte niemand meine Träume vom Wiederfinden oder kritisierte meine Art zu trauern. Ganz im Gegenteil, ich fand sogar Ermutigung, meinen geheimen Wünschen ein Gesicht zu geben. Mit Hilfe dieser Gespräche fand ich langsam, ganz langsam aber stetig zu mir zurück. Meine Trauer wurde nicht kleiner, der Schmerz um Elisas Tod nicht geringer, aber ich lernte, damit zu leben. Und ich verstand endlich, warum es mir nach der Geburt meines Sohnes so schlecht gegangen war. Ich hatte tatsächlich geglaubt, unseren Lebensfaden dort knüpfen zu können, wo er zerrissen war. In den ganzen Monaten der Schwangerschaft hatte ich Elisas Tod und ihr Sterben verdrängt, weil ich das Baby schützen und einfach nicht wahrhaben wollte, was geschehen war. Ich hatte mir das Schlimmste angetan, was man sich nur antun kann: Ich hatte nicht getrauert! Ja, ich hatte der Trauer gar keinen Raum gelassen, ich hatte sie ausgegrenzt, als könne ich sie damit ungeschehen machen. Ich hatte mich an diesen letzten Satz meiner Tochter geklammert – kein trauriges Ende – und an die Erfüllung ihrer drei Wünsche. Dabei hatte sie nie von mir verlangt, nicht traurig zu sein. Ich hatte diese Worte nur völlig falsch verstanden. Mit diesem Wunsch nach dem Kaninchengeburtstag, dem Weiterleben und der Schwester, damit hatte sie mir das Leben gerettet. Und ich? Ich hatte durch meine Blindheit fast alles zerstört!

Trauerarbeit ist seelische Schwerstarbeit. Die Trauer ist etwas, das einen den Rest seines Lebens begleitet, das Leben verdunkelt und überschattet, mal mehr oder weniger, aber sie ist immer da. Es gibt Tage, an denen man glaubt, einigermaßen zurechtzukommen, und dann sind da die Tage, von denen man meint, sie nicht zu überstehen. Trauer ist veränderbar. Sie wird im Laufe der Jahre milder, erträglicher, aber sie bleibt immer ein Teil des Lebens. Wer da von „Trauerbewältigung" redet, der weiß nicht, wovon er spricht. Man kann Trauer nicht bewältigen, man kann sie auch nicht verarbeiten, aber man kann lernen mit ihr umzugehen.

Engel sterben nicht

Das Jahr trägt seine Erinnerung. Da kommt Weihnachten, die Ferienzeit, der Geburtstag mit all seinen unauslöschbaren Momenten, der Tag, vor dessen Einsamkeit man sich nun fürchtet. Aber die Menschen haben uns nicht vergessen. „Du hast an diesem Tag ein Kind geboren", sagt meine moldawische Freundin Tatjana. „Und egal, was geschehen ist, dieser Tag ist ein besonderer. Für dich und Elisa." Sie erzählt mir von einem Brauch aus ihrer Heimat, bei der zu Geburts- und Sterbetagen arme Menschen im Namen des Verstorbenen ein Geschenk bekommen. Eine warme Jacke, Spielzeug, Schuhe. Freunde und Familie rücken enger zusammen, bei einem gemeinsamen Essen an einem Tisch, wo ein Platz leer bleibt. Gläser klingen. Man trauert und erinnert sich an Vergangenes. Gutes wie Böses.
Eine schöne Tradition, die ich gern übernehme. Zu Elisas Geburtstagen verwandelt sich ihre Grabstelle in ein Blütenmeer, die Freunde und Freundinnen suchen unsere Nähe, mit Blumen, Wein, Kerzen, CDs, Klamotten und Geschenken. Elisa bekommt einen Gabentisch, wie sie ihn zu Lebzeiten nicht schöner hätte haben können. Geburtstagskerzen leuchten in den Himmel.
Sie ist nicht vergessen. Sie wird niemals vergessen sein! Und wenn sich manchmal Besucher in meiner Wohnung verstohlen umschauen und dann sagen: „Ich hab' hier immer das Gefühl, dass Elisa jeden Augenblick zur Tür hereinkommt", dann weiß ich, dass ich es richtig gemacht habe.

Es gibt kein Patentrezept, wie man nach dem Tod eines Kindes weiterlebt. Trauer ist ein langer Weg, ein anscheinend endloser. Wichtig erscheint mir, dass man irgendwann, egal wie viel Zeit es braucht, zurück in ein lebenswertes Leben findet.
Ich lebe wieder! Für mich, für Jannik Elias und für Elisa. Und ich habe gelernt, nur auf das zu hören, was mir mein eigenes „Ich" sagt. Das zu leben, von dem ich glaube, dass es das Richtige ist, und das zu sagen, wovon ich überzeugt bin, auch wenn mich andere nicht verstehen.
Heute weiß ich, dass das so genannte „Loslassen" , zu dem mir all die Therapeuten und Therapeutinnen geraten haben, an ganz anderer Stelle stattfindet. Loslassen muss man im Laufe der Sterbebegleitung, damit Eltern und Kind sich lösen können. Damit das Kind ohne Angst um die Menschen, die es zurücklassen muss, auf die andere Seite gehen kann. Von all den Dingen, die später zurückbleiben – die Kleidung, die Spielsachen, das Fahrrad im Flur – von all diesen Sachen kann man sich trennen, wenn man es selbst möchte, man selbst und nicht die Gesellschaft, die Trauer nicht akzeptiert. Und darum steht Elisas Name noch immer auf dem Klingelschild, neben dem Telefon liegt ihr Notenheft und im Bad steht ihre Wimperntusche. Der kleine Bruder teilt sich den Kleiderschrank

mit der großen Schwester, deren Sachen dort liegen und wovon ich jetzt manches anziehe. Die Lederjacke hängt an der Garderobe im Flur und die unerledigten Mathe-Hausaufgaben liegen noch immer auf dem Schreibtisch. Manches hat sich geändert. Vieles ist geblieben. Elisa ist ein unsichtbares Kind geworden, aber sie bleibt immer mein Kind.

Gewöhnlich sorge ich für Verwirrung, wenn zum Beispiel in Fragebögen und Antragsformularen die Frage auftaucht: Wie viele Kinder leben in Ihrem Haushalt? Oder wenn es heißt: Ist Ihr Sohn das erstgeborene Kind? Es bedarf einer umfassenden Erklärung, den meist furchtbar erschrockenen Fragestellern verständlich zu machen, dass auch ein verstorbenes Kind ein Kind seiner Eltern bleibt, das man nicht einfach so verschweigen möchte.
Dabei ist es ein so gutes Gefühl, wenn man nicht vergessen wird. Manchmal kommt noch Post für sie. Urlaubsgrüße von Freunden, die uns vom anderen Ende der Welt schreiben. „Grüße Elisa von uns", schreiben sie. „Bestimmt würde es ihr hier gefallen. Aber vielleicht war sie auch längst hier und wir haben sie nur nicht gesehen."

*****

Es gibt eine Menge Leute, die hinter meinem Rücken mitleidig den Kopf schütteln und mich und meine Art zu trauern schlichtweg für unnormal halten. Aber wie trauert man richtig? Steht es nicht jedem Menschen zu, mit seinem Schmerz so umzugehen, wie er es für richtig hält? Und vor allem, wie er damit weiterleben kann? Außerdem, wer wollte denn beurteilen, was falsch und was richtig war? Waren denn die Leute, die mir jetzt erzählen wollen wie ich zu trauern hatte, schon einmal selbst in so einer Situation? Dieses standardisierte Trauern muss endlich ein Ende haben! Niemand sollte sich anmaßen, über Trauerrituale zurückgelassener Eltern zu urteilen.
Ich kenne Eltern, die es ebenso oder ähnlich halten wie ich. Aber ich kenne auch die Geschichte einer Mutter, die nach dem Tod der Tochter nie wieder in die gemeinsame Wohnung zurückgekehrt ist und heute kein einziges Erinnerungsstück an ihr kleines Mädchen besitzt. Ich muss an den Vater denken, dessen Ehe nach dem Unfalltod des Kindes zerbrach, und dessen Leben sich für lange Zeit nicht mehr auf dieser Welt abspielte. Und ich denke an eine Mutter, die nach dem Tod ihres Sohnes zu trinken begann und sich vor einem Jahr das Leben nahm.
All das ist Trauer! Trauer, die, egal in welcher Form auch immer, Respekt verdient, denn sie birgt immer eine menschliche Tragödie. Es gibt nicht sehr viele Möglichkeiten, um mit dem Tod eines Kindes umzugehen: Entweder stellt man sich dem Leben erneut, man zerbricht daran – flüchtet in Alkohol und Tabletten –

oder man macht dem Leid von vorne herein ein Ende. Aber tut man dann nicht genau das, wovor das sterbende Kind solche Angst gehabt hat? Unsere toten Kinder haben es verdient, dass wir weiterleben. Trotzdem sollte sich niemand anmaßen, die Eltern, die sich anders entscheiden, zu verurteilen. Vielmehr sollten wir ihnen helfen, den Kreis der Trauer zu durchbrechen, ihnen zeigen, dass auch außerhalb der dunklen Grenzen Licht ist, und dass es sich zu leben lohnt. Trotz alledem.

Das Trauer auch etwas Tröstliches, ja, etwas Anrührendes sein kann, habe ich erlebt, als ich im Sommer nach Stefanies Tod endlich mein Versprechen einlöste und zu ihrem Geburtstag fuhr. Es war ein schwerer Gang. Ich wusste, wie sehr sich das Mädchen auf meinen Besuch gefreut hatte. Nun hatte ich mich auf den Weg gemacht und sie war nicht mehr da. Aber als ich das Haus ihrer Eltern betrat, wurde ich eines Besseren belehrt. Überall in diesen Räumen war sie irgendwie anwesend. Sei es durch Fotos auf dem kleinen Schränkchen, sei es durch die wunderschönen Wachsbilder und Zeichnungen, die sie noch in Jena angefertigt hatte und die ihre Eltern liebevoll als Wandschmuck drapiert hatten, oder sei es durch den fröhlichen kleinen Hund Wonni, der mir entgegensprang und mich ankläffte, als ob wir alte Freunde wären. Wir saßen alle zusammen am Tisch – Petra, ihr Mann, Stefanies großer Bruder und ich, und aßen die Geburtstagserdbeertorte, von der Stefanie einmal gesagt hatte, dass es die beste Torte auf der ganzen Welt sei, die ihre Mutti jedes Jahr für sie gebacken hatte. Unsere Gedanken wanderten davon, und es war irgendwie eine schöne Vorstellung, dass es vielleicht auch über den Wolken Erdbeerkuchen gab.
Und auch in dieser Familie fand ich eine ganz besondere, eine eigene Art von Trauer. Jeder der drei trägt seinen Schmerz auf seine Weise, aber alle drei tun es mit einer so bewundernswerten Stärke, die mich zutiefst beeindruckt hat.
Stefanies Zimmer ist bis heute unverändert. Die Liege mit den Kuscheltieren, der Schrank mit ihren Sachen, die kleine Frisiertoilette, auf der ihre Hautcreme steht, das Shampoo, ihr Make-up und ihr Schmuck liegen.
Für einen Moment stelle ich mir vor, dass sie vielleicht manchmal heimlich, unsichtbar für alle anderen und leise in dieses Zimmer zurückkehrt, hier sitzt, sich erinnert – vielleicht ein bisschen wehmütig, vielleicht ein bisschen traurig. Aber wenn sie dann ihre Mutter sah, da bin ich mir ganz sicher, dann wird sie verdammt stolz auf sie sein.

In der Zwischenzeit wächst der kleine Bruder heran: Jannik Elias. Ein wildes Kind, ein fröhliches, eines, das gerne lacht und der Schwester mit jedem Tag ähnlicher wird. Immer, wenn ich meinen Sohn betrachte, dann bin ich so dankbar, dass ich es nicht in Worte fassen kann. Elisa hat mir mit ihrem letzten Wunsch das Leben gerettet, und sie hat ihrem Bruder in gewisser Weise das Leben

geschenkt. Wie sagte unsere Pfarrerin in ihrer Taufpredigt für meinen Sohn? „...ohne das Leid Elisas hätte es Jannik Elias vielleicht nie gegeben."
Der kleine Bruder, der dem Leben neugierig gegenübersteht, der die Welt entdecken möchte und ein Recht auf eine fröhliche Familie hat. Ein Recht auf Lachen, Frohsinn und Unbeschwertheit. Aus dem hilflosen Menschlein entwickelt sich eine kleine, eigenständige Persönlichkeit, die sich ganz selbstbewusst ihren Platz im Leben sucht. Bravo – Hefte und Englischbücher weichen Bummiheften und Malblöcken. Im Regal stapeln sich Bagger und Baufahrzeuge, und an der Wand hängen selbst gebastelte Collagen. Die Kellyposter liegen sorgsam verstaut im Schreibtisch. Wer weiß, vielleicht kommt ihre Zeit ja noch mal.
Aber auch ein kleiner Bruder, der beginnt, die Spur der Schwester zu verfolgen, der Fragen stellt, und somit Licht ins Dunkel bringt „Warum ist Elisa gestorben?", fragt er und wartet auf eine Antwort. Ich versuche ihm zu erklären, dass seine Schwester sehr krank gewesen ist, und dass sie auf dieser Welt nicht wieder gesund werden konnte. „Und da ist der liebe Gott gekommen und hat sie mit zu sich nach Hause genommen", meint das Kind. Und nach einer Weile: „Das ist doch eigentlich ziemlich nett von dem Gott." Eine Erklärung, der ich, nach dem was ich heute über die Krankheit Leukämie weiß, nur zustimmen kann.

An Elisas achtzehnten Geburtstag fahren wir zusammen zum Friedhof. Am Vortag hat der kleine Bruder die Geburtstagsblumen besorgt. Stolz trägt er in seinen Armen den riesigen Strauß. „Du hast ja schöne Blümchen", meint eine Oma wohlwollend, als wir an der Ampel warten müssen. Das Kind lächelt und verkündet strahlend: „Meine Schwester hat doch morgen Geburtstag. Sie wird achtzehn Jahre alt. Und sie hat so lange Haare", die kleine Hand zeigt bis über den Po. „Und sie kann tanzen und Gitarre spielen. Und jetzt ist sie ein ganz schöner Engel beim lieben Gott."
Der Oma gefriert das Lächeln im Gesicht. „Gütiger Himmel", sagt sie, und dann ziemlich verständnislos zu mir: „Wie kann man denn so etwas einem Kind erzählen?!"
Am Nachmittag stehen wir auf dem Dach unseres Sechzehngeschossers. Alle, die sich Elisa nahe fühlen, sind gekommen. Nachdenklich, wehmütig und doch hoffnungsvoll. Der Geburtstagssekt schäumt in den Gläsern. Die Kinder halten einen bunten Gasballon in den Händen, an den sie ein Bild gebunden haben. „Flieg!", ruft der kleine Bruder und gebannt sehen wir zu, wie der Ballon in den Himmel steigt. Höher und höher, wie von unsichtbarer Hand geführt, bis er irgendwann hinter den Wolken verschwindet. Wir bleiben hier oben bis zum Einbruch der Dunkelheit. Der Abend senkt sich über die Stadt. Und da steht er nun, der kleine Erdenbruder, hält Ausschau nach dem Stern der fernen Himmelsschwester, und wenn man genau hinschaut, dann kann man ihn jetzt leuchten sehen.

Lasst uns von unseren Kindern sprechen! Lasst sie nicht sterben an einer Gesellschaft, die den Umgang mit Tod und Trauer erst wieder lernen muss. Lasst sie weiterleben, in euren Erinnerungen, in eurem Herzen und in den Geschichten, die ihr den Menschen über sie erzählt. Und lasst sie weiterleben in der großen Hoffnung, die uns alle verbindet – dass es eines Tages ein Wiedersehen gibt.
In dem Buch eines für mich sehr beeindruckenden Sterbeforschers habe ich folgenden Ausspruch gelesen: „Es gibt keinen Tod. Er ist nur eine andere Form des Seins."
Oder, um es mit den Worten eines kleinen Mädchens zu sagen, das mir vom Tod der Oma erzählt hat und nun hofft, beide Großeltern wieder vereint zu wissen: „Sterben ist ein bisschen wie Umziehen."

Entgegen meinen vorherigen Aussagen, wünsche ich mir noch ein bisschen Zeit auf dieser Welt. Nicht, weil ich mich jetzt getröstet fühle, nein, der Schmerz um Elisa verliert nicht an Heftigkeit. Aber dank meiner klugen und weitsichtigen Tochter habe ich einen neuen Sinn und eine der wundervollsten Aufgaben bekommen, die das Leben einem schenken kann. Die Entscheidung für ein nachgeborenes Kind ist gerade nach einer solchen Vorgeschichte immer die Richtige. Allen Eltern ist es zu wünschen, dieses große Glück noch einmal erleben zu dürfen. Trotzdem ist es wichtig zu wissen, dass der neue kleine Mensch, den wir in unserem Leben willkommen heißen, ein Mensch ist, der um seiner selbst willen geboren wurde und nicht, um eine Lücke zu schließen, die sich niemals wieder schließen lässt. Man kann die Zeit nicht zurückdrehen, aber man kann neue Wege beschreiten. Neue Wege in ein neues Leben.

Und Elisa? Elisa braucht meine Fürsorge nicht mehr, dort im Land Nirgendwo. Jetzt ist sie es, die mich beschützt und berät. Wir sind wie Zwillingsseelen, die man einfach nicht trennen kann. Vor meinem eigenen Tod habe ich keine Angst mehr, weil es der Zeitpunkt sein wird, an dem ich Elisa wiedersehen werde. Vom Himmel wird es Sterne regnen, ein Feuerwerk aus Farben, die Luft voller Blüten, duftend, weich, wie ein unvergänglicher Sommertag. Ein Kornfeld, vielleicht wird da ein Kornfeld sein, eines mit überreifen Getreideähren, Mohnblumen und am Horizont ein Regenbogen. Ein Sonnenuntergang, weißt du noch Elisa, Sonnenuntergänge haben wir immer so geliebt. Vielleicht wirst du meine Hand nehmen und sagen: „Ach Mutti, da bist du ja endlich! Ich hab‘ so auf dich gewartet. All die vielen Jahre. Aber es ist okay, dass du jetzt erst kommst."

Hier endet unsere Geschichte, die eigentlich gar kein Ende hat. Wie könnte etwas enden, was so großartig und so bewundernswert gewesen ist? Und was könnte großartiger und bewundernswerter sein, als die Liebe einer Mutter zu ihrem Kind und die Liebe eines Kindes zu seiner Mutter?

Diese Geschichte beruht auf einer wahren Begebenheit. Alles, was hier niedergeschrieben ist, hat sich tatsächlich so zugetragen. Es ist nichts hinzugefügt und es ist nichts vergessen worden. Dieses Buch ist meiner Tochter Elisa und ihrem Bruder Jannik Elias gewidmet, und es ist geschrieben in Erinnerung an das Mädchen Stefanie. Es ist die Geschichte zweier mutiger Kinder, die auszogen, um gesund zu werden, und letztendlich das Land Nirgendwo fanden. Und es ist die Geschichte ihrer Mütter, die sie auf ihrem langen, schweren Weg begleiten durften. Es wird erzählt von tiefer Liebe und großer Freundschaft, vom Anfang, vom Ende und doch vom Wiederfinden. Es ist eine Geschichte vom Sterben, und doch, so wünsche ich mir, wird deutlich, dass der Tod längst nicht das Ende ist.
Und wer jetzt dieses Buch zuklappt und sich sagt: Ja, das ist schon traurig, was da geschehen ist, um dann nicht weiter darüber nachzudenken, der soll sich nur für einen Moment vorstellen, eines der beiden Mädchen wäre sein Kind gewesen. Erst dann machen diese Zeilen wirklich Sinn.

Rückblick

Und was ist aus allen anderen geworden?
Iris ist nach wie vor meine gute und verlässliche Freundin , die sie immer war – und hoffentlich auch noch lange bleibt.
Einen tröstenden Halt finde ich nach wie vor in den Gesprächen mit der Pfarrerin, die soviel für uns getan hat und eigentlich noch immer tut.
Elisas Freundinnen haben mittlerweile die Schule beendet, sind in verschiedene Ausbildungsstätten und weiterführende Schulen gewechselt – überall verteilt in Deutschland ,aber vergessen haben sie Elisa nie.
Von einigen der wirklich großartigen Schwestern der Kinderonkologie weiß ich, dass sie noch immer dort arbeiten – Marie, Tanja und einige, die hier nicht namentlich genannt sind. Die weniger Guten gibt es leider auch noch.
Anke habe ich leider aus den Augen verloren, aber ich hoffe und wünsche, dass es ihr gut geht und dass sie glücklich geworden ist.
Das Kaninchen Emilie lebt heute – liebevoll gepflegt und vor den wilden Zärtlichkeitsbekundungen Janniks beschützt – bei der Oma.
Und Petra, die Steffimutter? Mit ihr verbindet mich etwas ganz Besonderes. Wir trauern beide um unsere Himmelskinder, wir lachen zusammen und wir schweigen zusammen. Wir haben einen gemeinsamen, unsagbar schweren Weg beschritten, der uns zwischenzeitlich in verschiedene Richtungen geführt und am Ende doch wieder vereint hat. Petra führt das Vermächtnis ihrer Tochter weiter, mit unendlicher Stärke und Kraft, und dafür bewundere ich sie. In Stefanies Namen hat sie die Patenschaft für meinen Sohn übernommen. Unabhängig von unseren regelmäßigen Begegnungen, finden wir uns an den Geburtstagen und den

Sterbetagen unserer Töchter zusammen. Eine schöne Tradition, die Elisa und Stefanie sicherlich gefällt. Ansonsten treffen wir uns einmal im Monat. Die Patentante freut sich über ihr aufgewecktes Patenkind, wir trinken Kaffee, reden über unsere Kinder oder schweigen einfach.
Und einmal sagte Petra, kurz nachdem Stefanie fortgegangen war: „Hast du schon gehört? Erik ist gestorben!“ Und ein halbes Jahr später: „Ich hab Nachricht aus Jena. Das Mädchen, mit dem Stefanie vor der Transplantation zusammenlag, lebt nicht mehr.“ Und in diesem Jahr, kurz vor Ostern, war ich es, die ihr erzählen musste: „Annika ist tot!“
Und dann fragen wir uns, wo sie wohl sind, die fünfzig Prozent der Kinder, die da wieder gesund werden?? ELISA, STEFANIE, ERIK, ANNIKA... Man kann diese Liste endlos weiterführen. Hinter all diesen Namen steht ein unbeschreiblicher Leidensweg, und ich denke, diese Kinder haben es verdient, nicht vergessen zu werden. Sie leben nicht mehr bei uns, aber sie leben trotz allem mit uns.
Einen Brief, den ich kurz nach Elisas Tod von „unserem Doktor Hannes“ erhielt, endet mit den für mich tröstenden Worten: „Sie sind nicht so allein, wie Sie manchmal glauben. Elisa ist einfach schon ein Stück vorausgegangen.“

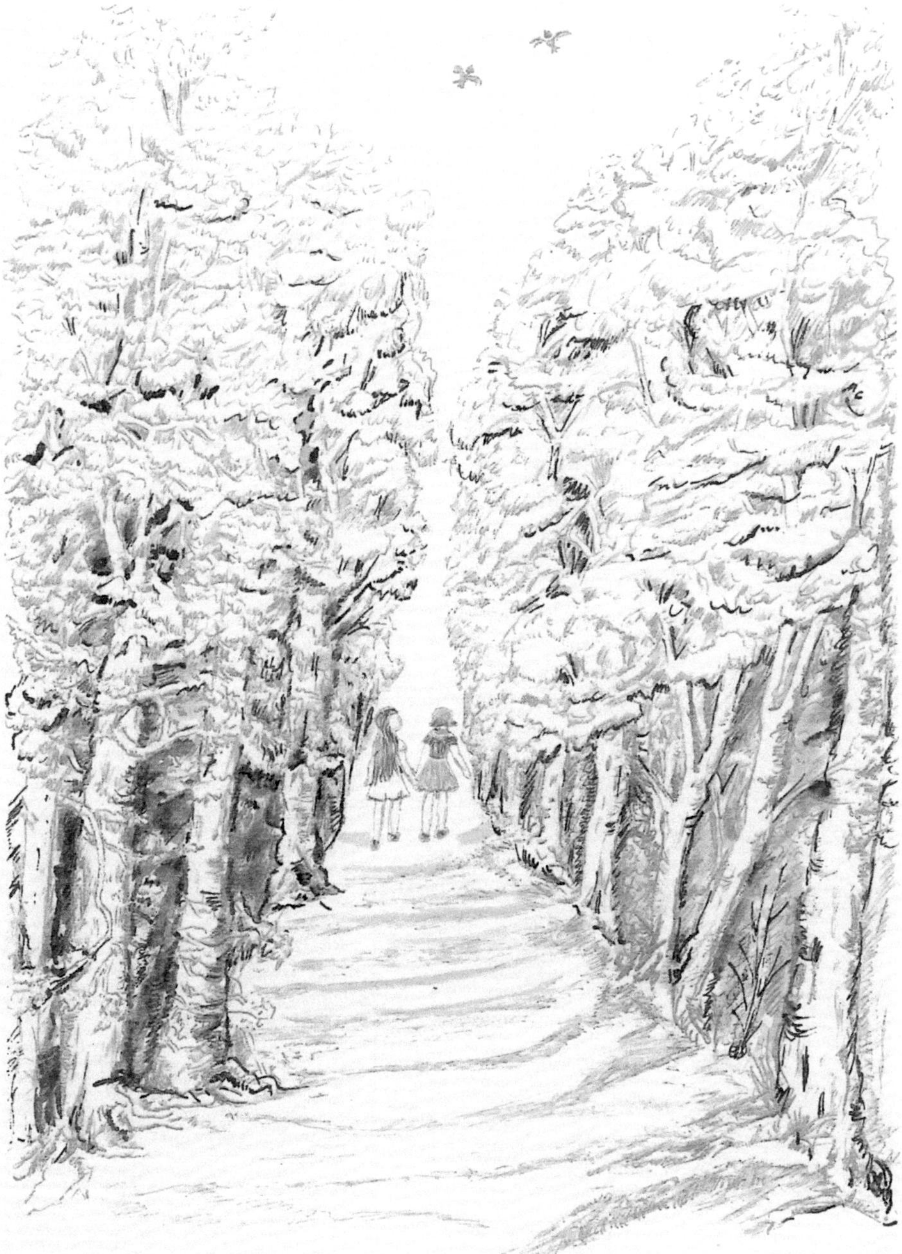

Epilog

Die kleinen Schäfchenwolken am Himmel versprechen einen heißen Tag. Trotz der frühen Stunde sind auf dem Friedhof schon etliche Besucher zu Gange. Mein Sohn hüpft in seinem komisch hopsenden Gang den Weg herunter. In der Hand trägt er einen bunten Sommerstrauß, der schon ganz gerupft ausschaut, so wild fuchtelt das Kind mit den mitgebrachten Blumen. „Elisa! Wir kommen!", ruft er fröhlich und laut, lange bevor das Grab der Schwester überhaupt zu sehen ist. Die Leute drehen sich lächelnd nach dem kleinen Kerl um und winken ihm zu. Soviel geballte Fröhlichkeit ist selten an diesem Ort. Am Grab angekommen, sehe ich zu, wie das Kind eifrig die Blumen in eine freie Vase stopft und dann zacklige Harkenstriche darum zieht. Als nächstes fällt ihm die Gießkanne ins Auge. Einen Schwapp Wasser für die Blumen, einen Schwapp auf die Füße. Zum Schluss rückt er die Kuscheltiere zurecht und wischt sich mit den schmutzignassen Händchen die Nase. „Schön?", fragt er die unsichtbare Schwester, an deren Stelle ich antworten muss. „Ja, wunderschön. Bestimmt freut sie sich, wenn sie sieht, wie toll du das gemacht hast." Der kleine Bruder klopft die Schmutzfinger an der Hose ab. „Sie sieht uns?", fragt er und schaut mich abwartend an. Und als ich nicht gleich antworte, fragt er weiter: „Kommt sie wieder?" Die Schrift auf Elisas Grabstein verschwimmt vor meinen Augen. Da ist sie, die Frage, die ich doch immer gefürchtet habe. „Mama? Elisa kommt wieder, ja?" Das Kind zupft ungeduldig an meiner Hand und schweigt erschrocken, als es die Tränen auf meinem Gesicht sieht. Kaum merklich schüttele ich den Kopf. „Nein." Und zum ersten Mal in all den Jahren kann ich den Schmerz über die Tatsache, dass sie nicht zurückkommen wird, in mir ertragen. „Sie kommt nicht wieder. Jedenfalls nicht so, wie ich es die ganze Zeit geglaubt habe." Auf dem schmutzverschmierten Kindergesicht breitet sich eine tiefe Enttäuschung aus. „Kommt nicht wieder?", fragt das zaghafte Stimmchen neben mir erneut. Auf einmal ist mir, als sehe ich meinen Sohn mit ganz anderen Augen. Die blonden Locken, die Stauneaugen und den fragenden Mund. Ich hocke mich zu ihm auf den Boden und fasse seine kleinen Hände. „Sie lebt in uns, Elias", sage ich leise, und bin mir so sicher wie nie zuvor, dass doch in jedem Ende ein Anfang liegt. „Sie lebt in uns. Alles, was deine Schwester je in diesem Leben gewesen ist, das lebt in uns weiter. Ihr Lachen, ihre Träume, und vielleicht eines Tages sogar ihre Musik. Und egal, was auch geschehen ist, Elisa bleibt immer unsere Elisa. Und weil wir sie lieben und an sie denken, darum wird sie nie wirklich fort sein." Jannik hat mir mit staunenden Augen zugehört. Nachdenklich blickt er auf das Blütenmeer zu seinen Füßen, befreit sich dann sanft aus meiner Umarmung und stapft quer durch die Blumenpracht. „Ich hab' dich lieb", sagt der kleine Bruder und legt sein Gesicht an den hellen, kühlen Grabstein.

Verwendete Literatur:

Bonhoeffer, Dietrich: Von guten Mächten. Gütersloh. 2000

Jakoby, Bernhard: Geheimnis Sterben/Was wir heute über den Sterbeprozess wissen. München. 2004

McBratney, Sam/Jevam, Anita: Weißt du eigentlich, wie lieb ich dich hab? Verlag Sauerländer Aarau, Frankfurt am Main, Salzburg. 1994

Van Veen, Herman: Gemischte Gefühle. Reinbek bei Hamburg. 1992

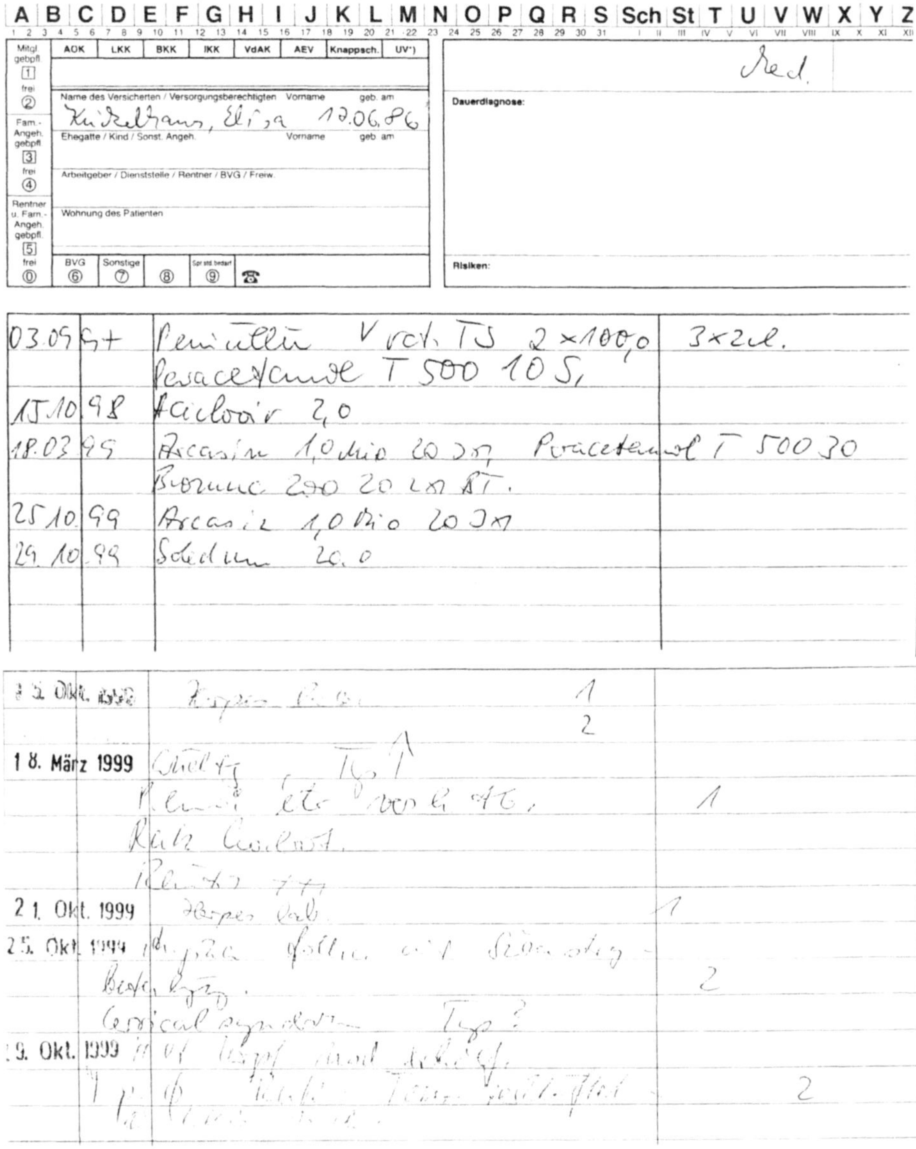
A B C D E F G H I J K L M N O P Q R S Sch St T U V W X Y Z

Mitgl. gebpfl. 1 · frei 2 · Fam.-Angeh. gebpfl. 3 · frei 4 · Rentner u. Fam.-Angeh. gebpfl. 5 · frei 0

AOK · LKK · BKK · IKK · VdAK · AEV · Knappsch. · UV*)

Name des Versicherten / Versorgungsberechtigten Vorname geb. am

Kinkelhans, Elisa 12.06.86

Ehegatte / Kind / Sonst. Angeh. Vorname geb. am

Arbeitgeber / Dienststelle / Rentner / BVG / Freiw.

Wohnung des Patienten

BVG 6 · Sonstige 7 · 8 · 9

Dauerdiagnose:

Risiken:

03.09	St+	Penicillin V ... TS 2×100,0	3×2cl.
		Paracetamol T 500 10 S,	
15.10.	98	Aciclovir 2,0	
18.03.	99	Arcasin 1,0 Mio 20 Stk, Paracetamol T 500 30	
		Bromuc 200 20 ... RT.	
25.10.	99	Arcasin 1,0 Mio 20 Stk	
29.10.	99	Soledum 20,0	

15. Okt. 1998	Herpes ...	1
		2
18. März 1999	...	
	...	1
21. Okt. 1999	Herpes ...	1
25. Okt. 1999	...	
	...	2
	Cervicalsyndrom ...	
29. Okt. 1999	...	
	...	2

Anmerkung: Karteikarten der Hausärztin

2

H-Arzt-Bericht

Bericht des an der besonderen Heilbehandlung beteiligten Arztes

Für den Eigenbedarf

499 / 99

Unfallversicherungsträger: [redacted]

Eingetroffen am: 21.10.99 Uhrzeit: 08:37

Name, Vorname des/der Versicherten: Kuckelhaus, Elisa — Geburtsdatum: 17.06.1986

Krankenkasse (bei Fam.-Vers. Name des Mitglieds; in diesem Falle keine Durchschrift an die Krankenkasse): [redacted]

Beschäftigt als: Schülerin — Seit wann:

Bei Pflegeunfall Pflegekasse des/der Pflegebedürftigen:

Unfallbetrieb (Bezeichnung bzw. Name und Anschrift des Arbeitgebers, der Kindertageseinrichtung, der Schule oder Hochschule, des/der Pflegebedürftigen): Johann-Gutenberg-Schule Weitlingstraße, 39104 Magdeburg

Wohnung des/der Versicherten, Straße, Postleitzahl, Ort: [redacted], [redacted] Magdeburg

Telefon des/der Versicherten: — Staatsangehörigkeit: D — Geschlecht: männlich / weiblich

Bei Platzmangel bitte freien Raum auf der Rückseite benutzen.

1. Unfalltag: 18.10.99 — Uhrzeit: 13:30 — Beginn d. Arbeitszeit: 07:45 Uhr — Unfallort[1]: sporthalle

2. Hergang des Unfalls[1] und Beschäftigung, bei der der Unfall eingetreten ist[2]:
Am 18.10.1999 hatte die Vers. im Rahmen des Schulsportunterrichtes Hochsprung zu absolvieren. Dabei kein plötzliches Ereignis, erst am nächsten Morgen vermehrt schmerzhafte Nackenverspannungen, die zugenommen haben.

3. Verhalten des/der Versicherten nach dem Unfall: Ging weiter zur Schule.

4. a) Erstmalig behandelt am 21.10.99 durch mich

4. b) Art der ärztl. Versorgung:

5. Befund[3]) — Alkoholeinfluß? [X] nein [ ] ja Welche Anzeichen? — Blutentnahme? [X] nein [ ] ja

Dreh -u. Flexionsschmerz im paravertebralem HWS - Bereich li.
mit muskularem Hartspann,
HWS allseits frei beweglich,
keine neurologischen Ausfälle

6. Röntgenergebnis: HWS 2x (Steilstellung) : keine knöcherne Verletzung

7. Diagnose (wenn schon einwandfrei zu stellen): Schulter-Nacken-Myalgie li.

8. Art meiner Erstversorgung: Voltaren - Verband, kühlen

9 9 | 9

9. Vom Unfall unabhängige krankhafte Veränderungen, die für die Beurteilung des Versicherungsfalls von Bedeutung sein können: tastbarer, gut erbsengroßer, druckdolenter Lymphknoten li. Halsseite

10. a) Bestehen Bedenken gegen die Richtigkeit der Angaben des/der Versicherten, ggf. welche? [X] nein [ ] ja

10. b) Sprechen Hergang und Befund gegen die Entstehung oder Verschlimmerung durch den unter 2 geschilderten Unfall, ggf. warum? [ ] nein [X] ja kein akutes, äußeres Ereignis

11. Arbeitsunfähig ab — Voraussichtliche Dauer der AU — Dem/der Versicherten mitgeteilt: [ ] arbeitsfähig [ ] wieder arbeitsfähig ab

12. Besondere Heilbehandlung erforderlich[4]) [ ] ambulant [ ] stationär — Sie wird von mir durchgeführt, weil eine Verletzung nach Nr. ____ des Kataloges der Ltnr. 58 Abkommen Ärzte/UV-Tr. vorliegt (siehe Rückseite „Zur Beachtung")

13. Allgemeine Heilbehandlung[4]) (bitte genaue Anschrift angeben) [X] nein [ ] ja, durch

Datum: 21.10.99 — Unterschrift des H-Arztes

[redacted]
FA für Chirurgie / H-Arzt
[redacted] Magdeburg

Rechte Randspalte: Mitgliedsnummer; GAA-Bezirk; Betriebsnummer des AA; Unfallart; Meldejahr; Vers.-Träger; Gefahrtarif; Unfallnummer; Geburtsdatum Tag Monat Jahr; Geschl.; Staatsang.; tätig seit Monat Jahr; tätig als; verletzte Körperteile; Art der Verletzung; Tod; Unfallzeitpunkt Tag Monat Jahr Stunde Minute; Arbeitsbeginn Stunde Minute; Arbeitsbereich; unfallauslös. Gegenst.; Bewegungd. Gegenst.; Tätigkeit d. Versicherten; Beweg. d. Versicherten

1) Besonders genaue Angaben bei Wegeunfällen. 2) Art und Zweck der Beschäftigung kurz angeben. 3) Bei Gelenkpunktionen erforderlichenfalls bakteriologische, bei Meniskusoperationen histologische Untersuchung veranlassen und Befund nachreichen; bei Kopfverletzungen mit Gehirnbeteiligung oder Verdacht auf Gehirnbeteiligung zusätzlich Vordruck D(H) 13a (Kopf) ausfüllen. 4) vgl. Ltnr. 6, 21 Abs. 2 Abkommen Ärzte/UV-Tr.

H 13 (H-Arztbericht) — 09.99 Ausgabe Januar 1997 — Bitte wenden

Dr. med. [redacted] * [redacted]
FÄ f. Orthopädie / Chirotherapie
[redacted] Magdeburg * [redacted]
Telefon: 0391-[redacted] Fax: [redacted]

Dr. med. [redacted]
[redacted] Magdeburg

Frau
Kückelhaus
[redacted]

[redacted] Magdeburg

Magdeburg, den 23.04.2005

Sehr geehrte Frau Kückelhaus,

wunschgemäß erhalten sie hiermit die in unserer Praxis vorliegenden Befunde ihrer Tochter Elisa Kückelhaus, geb. 17.06.1986

Diagnosen

M43.6 akuter Schiefhals(
M99.0 Blockierung C3

Verordnung 02.11.99
hm: 1 Halskrawatte nach Maß
Diagnose(n): akuter Schiefhals(M43.6)
Blockierung(M99.0) C3 links

Anamnese 02.11.99
seit 3 Wochen Steifigkeit der HWS mit Ausstrahlung in die rechte Schulter,
letzte RÖ- Aufnahme der HWS vor 3 Wochen Tränsberg Dr. Böttcher;
am 25. - 31.10.99 Angina mit Penicillin behandelt

klinischer Befund 02.11.2005
Kopf wird geneigt und nach links gedreht gehalten, C3- Blockierung,
Seitneige nach links 20° möglich, sonst nur Wackelbewegung möglich , ZNS regelrecht

Therapie:
lokale Injektion C3 links mit 2 ml Xylocitin 0,5%, Schanzscher Verband
Paracetamol - Rezept

Befund 04.11.99
Rö.-Zus.:Fremdaufnahmen vom 10/99
Radiologische Praxis Dr. Wiedmann
HWS in 2 Ebenen: regelrechter Knochenbefund

klinischer Befund 04.11.99
starke Gesichtsblässe, Schwindel beim Sitzen und Gehen,
50% Besserung, aber noch deutliche Fehlhaltung

Therapie:
lokale Injektion C3 links mit 2 ml Xylocitin 0,5%

Verordnung

02.11.99 Paracetamol 500 mg 2x1 Ha

Unterschrift des Arztes [redacted]

OTTO-VON-GUERICKE-UNIVERSITÄT MAGDEBURG
Medizinische Fakultät

Zentrum für Kinderheilkunde

Klinik für Pädiatrische Hämatologie und Onkologie
Direktor: Prof. Dr. med. Uwe Mittler

Universitätsklinikum • Zentrum für Kinderheilkunde
Halberstädter Straße 13 • D-39112 Magdeburg

Frau
[redacted]
Kinderarztpraxis
[redacted]

39104 Magdeburg

Ihre Zeichen, Ihre Nachricht vom	Unsere Zeichen	Hausapparat	Datum
	OA Kl /sch	☎ 0391-6717217 🖷 0391-6717204	31. Januar 2000

Sehr geehrte Frau Kollegin,

wir berichten über die Patientin **K ü c k e l h a u s, Elisa**
geb. 17. 06. 1986
wh. Große Münzstraße 3
39104 Magdeburg
Diagnose: Akute myeloische Leukämie (FAB M_4),

die ab 04. 11. 99 stationär von uns behandelt wurde und am 14. 12. 99 leider verstorben ist.

Anamnestisch war nach einer Sprungrolle am 18. 10. 99 eine Zerrung der Halsmuskulatur aufgetreten, die mit Voltaren und Injektionen beim Orthopäden behandelt wurde, ohne dass es zur Besserung kam. Im weiteren Verlauf wurde eine zunehmende Schlappheit, Inappetenz und Schwindel beobachtet, so das über den Kinderarzt die stationäre Aufnahme veranlaßt wurde.

Elisa war bei der klinischen Untersuchung deutlich beeinträchtigt und sehr blass. Lymphknotenschwellungen bestanden nicht. Leber und Milz waren 1,5 bzw. 2 cm unterhalb des Rippenbogens tastbar. Die Halsbeweglichkeit war bds. deutlich eingeschränkt.

Folgende Befunde wurden erhoben: Hb 5,2 mmol/l, HK 0,19, L. 130,2 Gpt/l mit 0,87 Paramyeloblasten, Th. 42 Gpt/l.
CrP 120 mg/l, LDH 134,39 µmol/s·l, Ferritin 2807 ng/ml
BKS: 94 % atypische Zellen, zytochemisch M_4, Eo negativ

Wegen der hyperleukozytären Verlaufsform der AML wurde zunächst mit einer Vorphase mit Alexan und Thioguanin begonnen. Wegen Fieber bis 39,8°C erfolgte eine antibiotische Therapie mit Fortum, Gentamycin und Vancomycin, später Meronem, Diflucan und Ambisome.

...

Da es durch die Vorphase nicht zum Leukozytenabfall kam, wurde am 08. 11. 99 mit dem Induktionsprotokoll nach AML-BFM 98 begonnen.
Das CrP stieg trotz Antibiose weiter an, und Elisa entfieberte auch nicht. Es entwickelte sich eine linksseitige abszedierende Pneumonie mit vollständiger Verschattung der linken Lunge, später folgte eine Eintrübung und Ergussbildung auch rechts.

Wegen einer bedrohlichen Allgemeinzustands-Verschlechterung erfolgte am 14. 11. 99 die Verlegung zur ITS. Am gleichen Tag kam es abends zum Herzstillstand mit erfolgreicher Reanimation. Unter Ausschöpfung aller Intensivmaßnahmen konnte der Zustand stabilisiert werden (s. gesonderten Bericht der ITS). Die Induktion mußte am 5. Tag abgebrochen werden. Eine Kontrollpunktion auf der ITS am 23. 11. 99 zeigte trotzdem keine Leukämiezellen mehr im Knochenmark.

Am 05. 12. 99 erfolgte die Rückverlegung auf unsere Station unter noch breiter antibiotischer und antimykotischer Therapie, Morphindauertherapie sowie Prednison 100 mg tgl. und parenteraler Ernährung. Elisa war noch schwer beeinträchtigt, völlig hypoton und konnte nicht sicher fixieren. Die am 07. 12. 99 durchgeführte Knochenmarkuntersuchung ergab bereits wieder > 25 % Leukämiezellen im Knochenmark.

In den Folgetagen konnte der klinische Zustand nicht wesentlich verbessert werden, da es sehr rasch zum Fortschreiten des 1. hämatologischen Rezidivs mit Ausschwemmung von Blasten ins periphere Blut kam. In Absprache mit der Mutter wurde auf eine erneute zytostatische Therapie bei insgesamt infauster Prognose verzichtet. Am 14. 12. 99 trat der Exitus letalis ein.

Wir bedauern, Ihnen diese Mitteilung machen zu müssen.

Mit freundlichen Grüßen

Prof. U. Mittler
Klinikdirektor

Dr. U. Kluba
Oberärztin

Krankengeschichte von Elisa Kückelhaus

Diagnose: Akute myeloische Leukämie

Bei dem Mädchen waren nach einer Sprungübung Schmerzen im Schulter-Hals-Bereich aufgetreten, die sich unter einem Voltaren-Verband und lokalen Injektionen in die Halsmuskulatur durch den Orthopäden nicht besserten. Ein Blutbild wurde nicht untersucht.

Im weiteren Verlauf verschlechterte sich der Allgemeinzustand des Mädchens sehr schnell. Elisa fühlte sich schwach, klagte über Schwindelerscheinungen und wollte nicht mehr essen. Über ihre ambulant behandelnde Kinderärztin erfolgte die stationäre Aufnahme am 04.11.1999 in unserer Klinik.
Hier wirkte Elisa in ihrem Allgemeinbefinden stark beeinträchtigt. Besonders auffallend waren eine ausgeprägte Blässe der Haut und der Schleimhäute. Die Beweglichkeit des Halses war deutlich eingeschränkt. Leber und Milz ließen sich vergrößert unterhalb des Rippenbogens tasten.
Im Blutbild fiel - neben einer Anämie und einer Verminderung der Thrombozyten (Blutplättchen) - eine starke Vermehrung der Leukozyten (weiße Blutkörperchen) auf, bei denen es sich in 87 % um Leukämiezellen handelte. Durch die Knochenmarkuntersuchung konnte eine akute myeloische Leukämie diagnostiziert werden.
Wegen der hohen Leukozytenzahl im Blut wurde mit einer niedrig dosierten Zytostatikabehandlung begonnen und die intravenöse Gabe von großen Mengen Infusionsflüssigkeit veranlasst, um die Nieren vor den Zerfallsprodukten der Leukämiezellen zu schützen. Wegen hohen Fiebers erhielt Elisa Breitbandantibiotika, später zusätzlich auch Mittel gegen Pilzinfektionen.
Die Leukämiezellen zeigten jedoch kein Ansprechen auf die eingeleitete Behandlung der Vorphase, so dass die zytostatische Therapie intensiviert wurde. Erst unter dieser Behandlung kam es zu einem allmählichen Absinken der Leukämiezellen im Blut.
Elisa fieberte aber weiterhin, und es entwickelte sich eine abszedierende Lungenentzündung links, später auch rechts, mit der Ausbildung von Pleuraergüssen. Wegen der weiteren Verschlechterung des Allgemeinzustandes von Elisa erfolgte ihre Verlegung auf die Kinderintensivstation. Dort trat ein Herzstillstand auf. Die Reanimation war jedoch erfolgreich. Elisas Allgemeinzustand konnte wieder stabilisiert werden.
Bei einer Kontrolluntersuchung des Knochenmarkes ließen sich keine Leukämiezellen mehr nachweisen. Elisa konnte wieder auf unsere Station verlegt werden. Sie war jedoch noch stark beeinträchtigt. Wegen der Schmerzen erhielt sie Morphin.

Die Leukämiezellen vermehrten sich jedoch trotz der durchgeführten zytostatischen Therapie sehr schnell wieder im Knochenmark und waren bald auch im Blut nachweisbar.
Der Zustand von Elisa verschlechterte sich zusehends. Sie erlag ihrem Grundleiden am 14.12.1999.

Mittler

Prof. Dr. U. Mittler
Klinikdirektor

Nachwort des Verlages

Als ich im Dezember 2005 das Manuskript von Oda Kückelhaus gelesen habe, war ich tief betroffen. Auch die Probeleser*innen waren berührt und es sind Tränen geflossen.

Begleitwort

Es gab auch Meinungen, dieses Buch abzulehnen, weil die Auseinandersetzung mit Krankheit, dem Tod und der Trauer für viele Menschen ein Tabuthema ist. Aus meinen persönlichen familiären Erfahrungen zum Thema Krankheit und Tod, sind mir Odas beschriebene Empfindungen und die ihrer Tochter Elisa, ihre Verzweiflung, ihre Ohnmacht sehr nahe. Auch deshalb habe ich mich entschieden, dieses Manuskript anzunehmen.

2006 wurde das Buch veröffentlicht. Sein Inhalt hat die LeserInnen bewegt und schockiert. Aber es hat auch Hoffnung erzeugt.

Ich wünsche mir, dass das Buch betroffenen Eltern und deren Angehörigen helfen kann, Ängste und Verlusterfahrungen besser zu verarbeiten. Es soll Trost spenden und zeigen, dass das Leben weitergeht, auch wenn nichts mehr so ist, wie es einmal war.

Die Beschreibung der unterschiedlichen Krankheitsverläufe von Elisa und Stefanie stellt uns Fragen. Wir sind aufgefordert, über die Schönheit des Lebens, aber auch über das Abschiednehmen, den Tod und den Umgang mit Trauer nachzudenken.

Ich hoffe, das Schicksal von Elisa und Stefanie und ihren Eltern trägt dazu bei, Menschen – Gesunde, Kranke, Trauernde, Angehörige, Psychologen*innen, Pfleger*innen, Ärzte*innen – zu sensibilisieren, zu bestätigen, Mut zu machen.

Mein herzlicher Dank gilt Oda Kückelhaus und allen am Buch Beteiligten für ihr Engagement sowie die angenehme Zusammenarbeit.

Vielen Dank an die Entscheidungsträger des Universitätsklinikums Magdeburg, für die Zusage, die Arztberichte uneingeschränkt veröffentlichen zu dürfen und an Prof. Dr. Uwe Mittler für seine Unterstützung.

Nach der Veröffentlichung haben wir viele Zuschriften erhalten. Das ZDF, der mdr, Radiosender haben Oda Kückelhaus eingeladen, um die Geschichte ihrer Tochter Elisa zu erzählen.

Oda hat unzählige Lesungen durchgeführt, die ich begleiten durfte. Intensive Gespräche im Anschluss der Lesungen zeigen, wie wichtig die Themen Sterben, Trauer und Verlust in unserer Gesellschaft sind. Nachhaltig bis heute bleibt, wie schwer es ist, Angst, Unsicherheit und Wut – die ersten Reaktionen auf schwere Schicksalschläge – zu bewältigen und wie sehr jeder Mensch in dieser Zeit Vertraute braucht.

Aus diesen Erfahrungen, und weil der "Vogel nun fliegt", sollte 2008 ein zweites Buch veröffentlicht mit weiteren Hintergründen der Geschichten von Elisa und Stefanie.

Leider bleibt es wohl für immer bei der Manuskriptvorlage. Die Gründe liegen darin, dass den beschriebenen Wahrheiten dann doch Grenzen gesetzt wurden. Aber Elisa und Stefanie sind kein Einzelfall.

Inzwischen sind diese Themen in der Mitte der Gesellschaft angekommen. Viel öfter werden jetzt Tod und Trauer sowie Ethik in der Medizin angesprochen. Mit der unveränderten Nachauflage des Buches „Blauer Vogel wird fliegen" von Oda Kückelhaus verknüpfe ich die Hoffnung, dass die Diskussion zu den genannten Themen nicht abreißt. Dazu gehört auch, dass in unserer reichen Gesellschaft vergleichsweise wenig finanzielle Mittel für KinderHospize und für die Palliativmedizin bereitgestellt werden. Das vor dem Hintergrund, dass die Krebserkrankungen bei Kindern jährlich ein Prozent in Europa zunehmen. Noch immer gibt es gesetzliche Möglichkeiten, die es erlauben, entgegen dem Willen von Betroffenen medizinische Maßnahmen durchzusetzen.

Wolfgang Sich
Magdeburg, Januar 2016

Weitere Info finden Sie hier:

http://www.leukaemie-hilfe.de/index.php?id=wir_ueber_uns

http://www.krebshilfe.de/nc/startseite.html